Vitamine

Vitamine erfüllen vielfältige lebenswichtige Funktionen im Stoffwechsel.

- **Vitamin A (Retinol)** gibt es in zwei Formen: einmal als »fertiges Vitamin«, das in tierischen Lebensmitteln vorkommt, und als dessen Vorstufe β-Carotin in pflanzlichen Lebensmitteln. Bezüglich seiner Vitamin-A-Wirksamkeit ist das β-Carotin nicht so effizient wie das fertige Vitamin A. Deshalb werden die Gehalte in »Retinoläquivalente« (RÄ) umgerechnet.
  1 µg Retinoläquivalent entspricht 1 µg Retinol beziehungsweise 6 µg β-Carotin.
- Die Bezeichnung **Vitamin E** umfasst sehr ähnlich aufgebaute Verbindungen, die Tocopherole. Die einzelnen Varianten sind im Organismus nicht alle gleich wirksam, deshalb berechnet man ihre jeweilige biologische Aktivität im Vergleich zur wirksamsten Verbindung, dem α-Tocopherol, und gibt den Gehalt in den Lebensmitteln als »mg-Tocopherol-Äquivalent« (TÄ) an.
- Neben seiner Wirkung als Antioxidans stärkt **Vitamin C** unter anderem das Immunsystem. Man sollte etwa 100 mg Vitamin C pro Tag aufnehmen.
- **Folsäure** ist eines der empfindlichsten Vitamine und wird sehr schnell durch Licht und Hitze zerstört. Neben einer vitaminschonenden Zubereitung sollten wir deshalb besonders auf gute Folsäurelieferanten wie grünes Gemüse, Vollkornprodukte, einige Obstsorten, Fleisch und Milchprodukte achten, um etwa 300 µg Folsäure pro Tag mit der Nahrung aufzunehmen.

Mineralstoffe

Mineralstoffe sind anorganische Nährstoffe, die wie Vitamine lebensnotwendige Aufgaben ausüben und die uns unsere Nahrung liefern muss.

- **Natrium** kommt in unseren Lebensmitteln größtenteils zusammen mit Chlorid als **Kochsalz** (Natriumchlorid) vor, sodass natriumreiche Lebensmittel gleichzeitig salzreiche Lebensmittel sind. Da wir häufig zu salzreich essen, wählen Sie überwiegend Nahrungsmittel mit einem geringen Natriumgehalt aus.
- **Kalium** wirkt bei vielen Aufgaben praktisch als Gegenspieler zum Natrium. Und im Gegensatz zum Natrium ist der Kaliumgehalt vor allem bei unverarbeiteten Lebensmitteln hoch. Bei gesunden Menschen ist ein hoher Kaliumgehalt der Lebensmittel wünschenswert.
- **Kalzium**: Den **Kalziumbedarf** kann man am effektivsten mit Milch und Milchprodukte decken. Doch auch einige Gemüsesorten sowie Nüsse und Hülsenfrüchte sind gute Kalziumquellen.
- Unsere Versorgung mit **Magnesium** ist im Allgemeinen nicht problematisch, da es in den meisten Lebensmitteln enthalten ist.
- **Eisen**: Vor allem bei Frauen ist die **Eisenzufuhr** häufig nicht ausreichend. Achten Sie gezielt auf einen hohen Eisengehalt der Lebensmittel, wobei der Körper Eisen aus tierischen Lebensmitteln besser verwerten kann als aus pflanzlichen Quellen.

Weitere **Symbole und Abkürzungen** in der Nährwerttabelle:

i. D.	im Durchschnitt
i. Tr.	in der Trockenmasse (bei Fettangaben von Käse)
µg	Mikrogramm
mg	Milligramm
g	Gramm
TK	Tiefkühlerzeugnis
TL	Teelöffel
EL	Esslöffel
Vol%	Volumenprozent (bei alkoholischen Getränken)
Ø	keine Angabe, weil es hier keine oder keine zuverlässigen Daten gibt.
✓	Der Inhaltsstoff ist nur in Spuren vorhanden, das heißt in einer sehr geringen und ernährungsphysiologisch unbedeutenden Menge.
0	Null. Sie bedeutet, der Nährstoff ist in dem betreffenden Lebensmittel gar nicht enthalten.

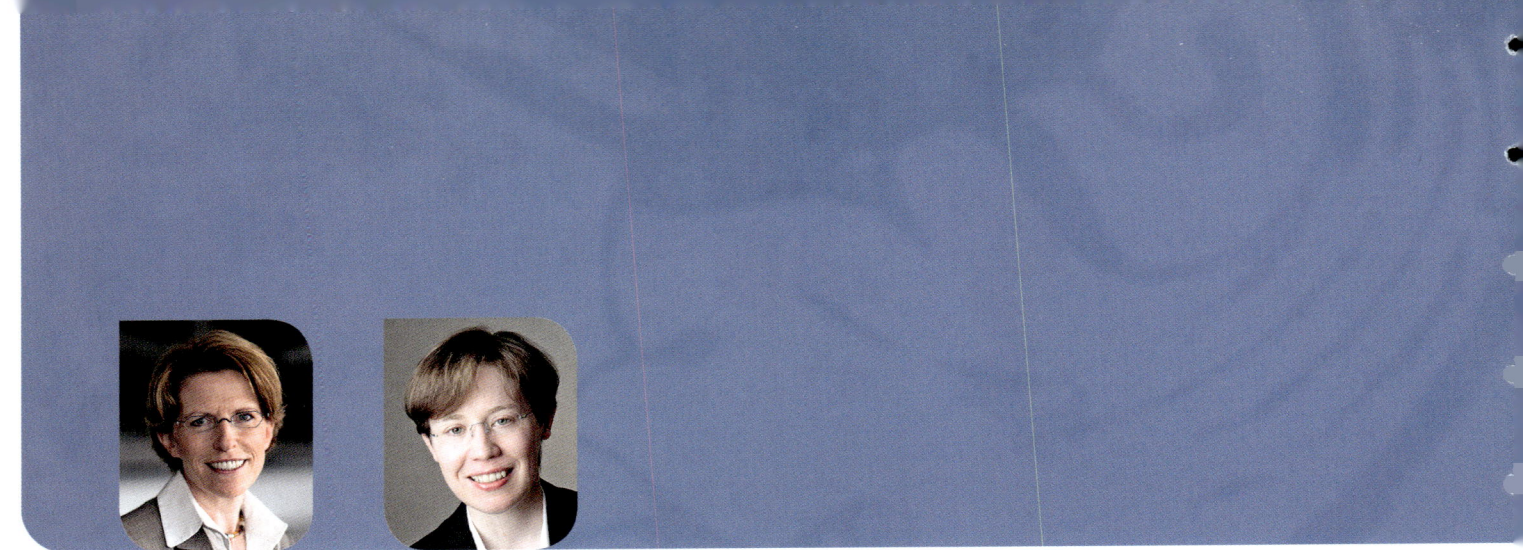

Prof. Dr. troph. Ursel Wahrburg (Foto links) und
PD Dr. oec. troph. Sarah Egert (Foto rechts) begleiten
die Themen Nährwerte von Lebensmitteln und
Nährwertdatenbanken und -tabellen während ihrer
gesamten bisherigen beruflichen Tätigkeit, auch durch
viele gemeinsame Forschungsprojekte. Dabei stießen
beide immer wieder auf Unzulänglichkeiten: fehlende
Werte, mangelnde Aktualität, Unübersichtlichkeit.
So entstand vor einigen Jahren die Idee, gemeinsam
eine ganz neue Nährwerttabelle zu konzipieren.

Ursel Wahrburg ist Professorin für Ernährungswissenschaft
am Fachbereich Oecotrophologie · Facility Management
der Fachhochschule Münster. Sarah Egert ist Privat-Dozentin
am Institut für Ernährungs- und Lebensmittelwissenschaften
der Universität Bonn.

Prof. Dr. troph. Ursel Wahrburg, PD Dr. oec. troph. Sarah Egert

Die große Wahrburg / Egert Kalorien- & Nährwerttabelle

Nährwerte pro Portion & pro 100 g

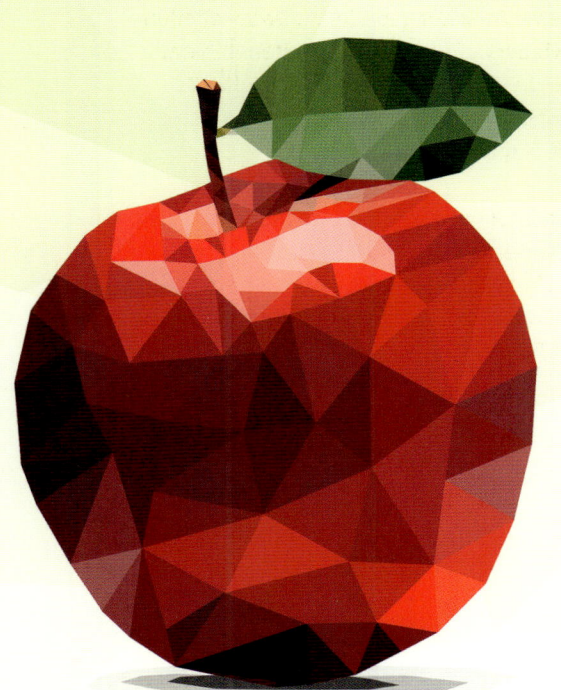

TRIAS

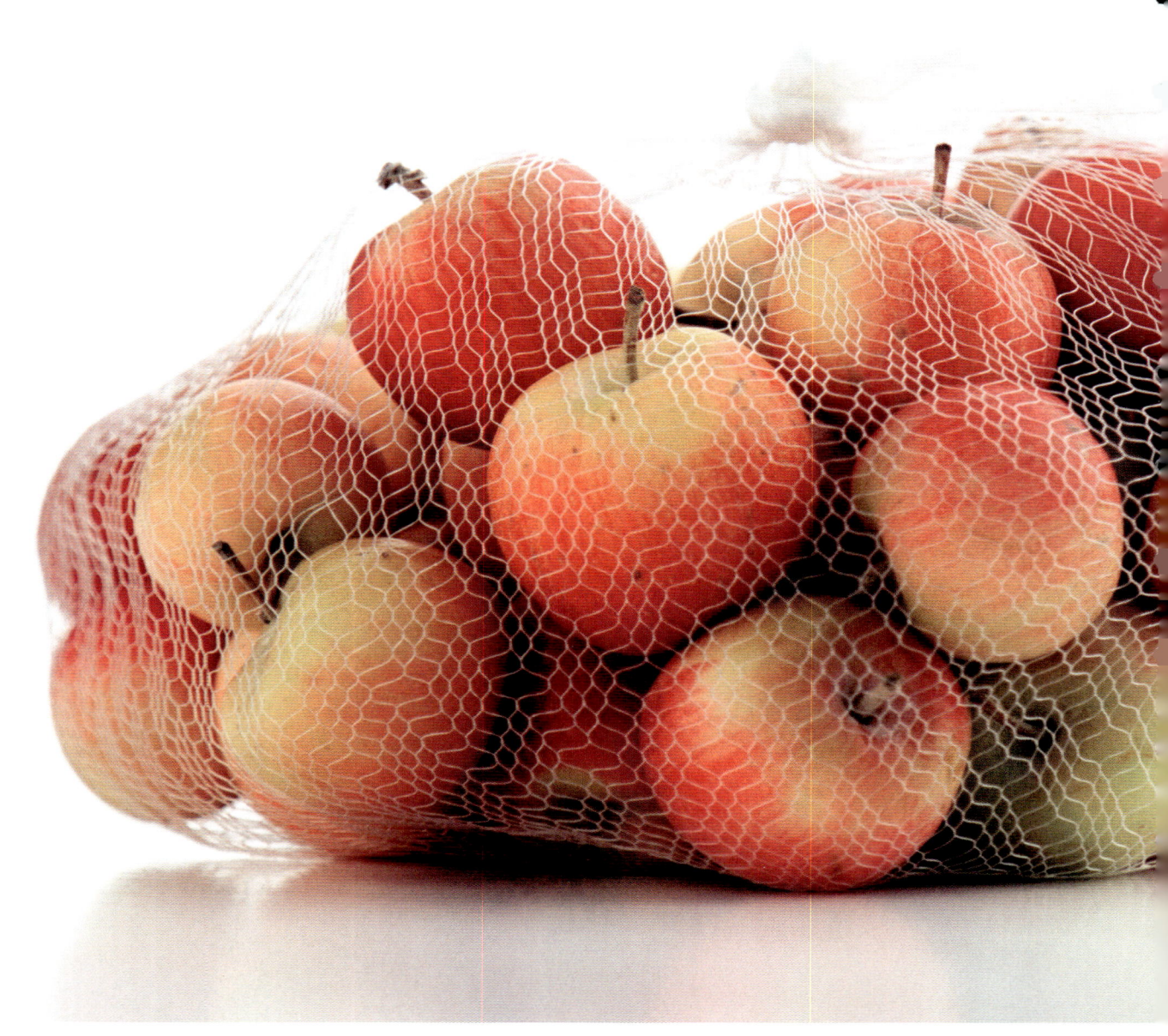

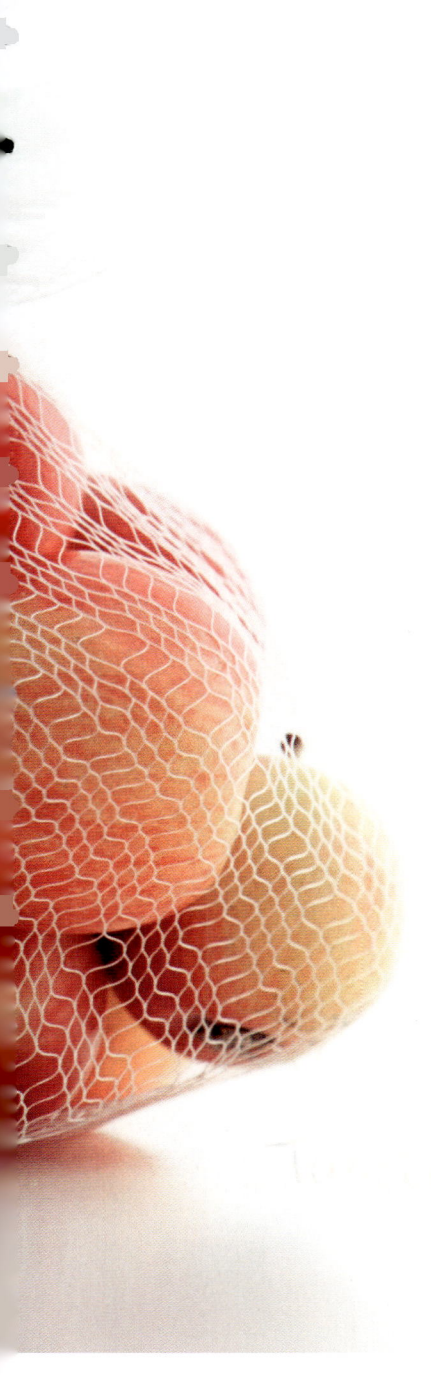

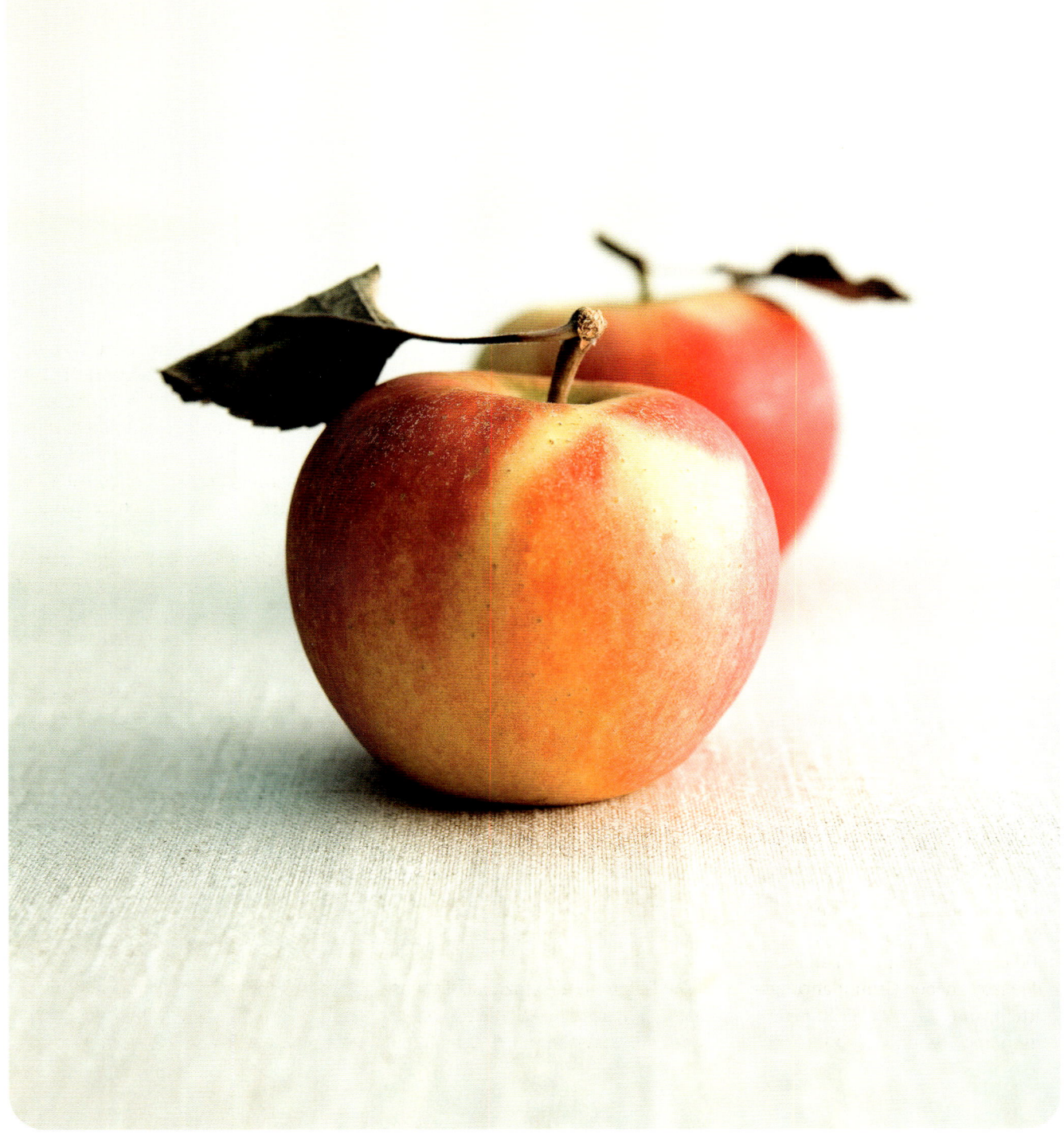

Ein Wort vorab

Jeden Tag essen wir etwa 1,5 kg Lebensmittel. Hinzu kommen rund 2 l Getränke. Was wir aus dem vielfältigen, fast unüberschaubaren Angebot täglich aufs Neue auswählen, hängt davon ab, was uns schmeckt, was wir aus Gewohnheit immer essen, was gerade frisch und günstig auf dem Markt oder im Supermarkt angeboten wird und von vielen anderen Gründen. Vielleicht suchen Sie aber auch ganz gezielt nach bestimmten Lebensmitteln, weil Sie kalorienbewusst essen und auf die Fettmenge achten möchten, weil Ihr Arzt Ihnen geraten hat, sich kalziumreich zu ernähren oder weil Sie wegen Ihrer hohen Blutfettwerte wenig gesättigte Fettsäuren zu sich nehmen sollten.

Hier hilft Ihnen unsere Nährwerttabelle weiter. Sie finden rund 1500 Lebensmittel mit Inhaltsstoffen aufgelistet: neben Grundnahrungsmitteln vom Apfel über Schweinefleisch und Toastbrot bis zur Zwiebel viele neu in Mode gekommene Lebensmittel wie Cranberrys, Kokosmilch und Straußenfleisch ebenso wie vegetarische und vegane Produkte, außerdem zahlreiche zubereitete Speisen und Gerichte wie Rahmgemüse, Thunfischpizza und Tiramisu.

Welche Angaben enthält die Tabelle?

Die Nährwerttabelle enthält Angaben zum **Energiegehalt** der Lebensmittel, wobei wir ja meist einfach vom Kaloriengehalt sprechen, und zu ausgewählten Inhaltsstoffen, die gesundheitlich bedeutsam sind. Sie gibt den Gehalt an **Eiweiß**, **Kohlenhydraten** und **Ballaststoffen**, an **Fett**, **Fettsäuren** und **Cholesterin** sowie einigen **Vitaminen** und **Mineralstoffen** an.

Die Daten für die einzelnen Lebensmittel in unserer Tabelle stammen aus den aktuellen wissenschaftlichen Standard-Nährwerttabellen und -Datenbanken (Seite 188). Für die vielen zubereiteten Gerichte haben wir zunächst die gängigsten Standardrezepte ermittelt und anschließend die Nährstoffgehalte anhand der Rezeptzutaten berechnet.

Bei einigen Nährstoffen, insbesondere bei Vitaminen und Mineralstoffen, können wir allerdings manchmal keine Werte angeben, und zwar deshalb, weil dazu entweder gar keine oder keine zuverlässigen Daten vorliegen. Diese Fälle haben wir mit dem Hinweis »keine Angabe« (∅) gekennzeichnet. Dies bedeutet aber nicht unbedingt, dass der Nährstoff in dem betreffenden Lebensmittel nicht enthalten ist.

Wie genau sind die Werte?

Der **Nährstoffgehalt** in unseren Lebensmitteln schwankt immer ein wenig, teilweise sogar erheblich.

Deshalb können Angaben in Nährwerttabellen nie ganz genau sein. Dazu zwei Beispiele:

- Sie haben gerade einen Apfel gegessen und würden gern wissen, wie viel Vitamin C er Ihnen geliefert hat. Welche Apfelsorte haben Sie gegessen? Einen Boskop, Elstar oder Braeburn? War es ein Apfel aus »neuer Ernte« oder einer, der schon den Winter über eingelagert wurde? Je nach Sorte gibt es große Unterschiede im Vitamin-C-Gehalt, der außerdem abhängig von den Anbaubedingungen, vom Klima und von der Lagerung ist. Diese Schwankungen sind ganz natürlich und besonders ausgeprägt bei Vitaminen in Obst und Gemüse. In einer Nährwerttabelle kann man aber immer nur einen Durchschnittsgehalt eines Durchschnittsapfels angeben. Bei tierischen Lebensmitteln sind in erster Linie die Rasse sowie Fütterung und Haltung für schwankende Nährstoffgehalte verantwortlich.
- Sie haben eine Thunfischpizza gegessen und möchten erfahren, wie viele Kalorien in ihr steckten. Wir haben für diese Pizza die Nährwerte auf der Basis eines Standard-Pizzarezeptes errechnet. Aber die Zutaten, die für Ihre spezielle Pizza verwendet wurden, können natürlich von diesem Durchschnittsrezept abweichen. Zum Beispiel

kann der Boden dicker sein oder die Thunfischmenge größer. Bei verarbeiteten und zubereiteten Lebensmitteln und Gerichten ergeben sich aufgrund unterschiedlicher Rezepturen und Herstellungsverfahren Schwankungen im Nährstoffgehalt, die zwar unvermeidbar sind, in einer Tabelle jedoch nicht erfasst werden können.

Aus diesem Grunde haben wir darauf verzichtet, die Nährstoffgehalte »aufs Komma genau« anzugeben, denn das würde Ihnen eine Genauigkeit vorspiegeln, die nicht den Tatsachen entspricht. Mit wenigen Ausnahmen dort, wo es nur sehr kleine Zahlen gibt, haben wir die Werte auf ganze Zahlen auf- oder abgerundet. Und da die einzelnen Werte eben oft nicht so genau sind, wie sie erscheinen, sollten auch Sie bei ihrer Bewertung nicht allzu pedantisch sein!

Bei allen unvermeidbaren Schwankungen ist die Nährwerttabelle dennoch unverzichtbar, wenn Sie beispielsweise vitamin- oder ballaststoffreiche Lebensmittel suchen, auf den Fettgehalt in Ihrer Ernährung achten, den Kaloriengehalt verschiedener Produkte miteinander vergleichen oder einfach mehr über die Zusammensetzung unserer Lebensmittel erfahren möchten.

»Essbarer Anteil« und »Portion«

In Nährwerttabellen wird üblicherweise angegeben, wie viel eines Nährstoffs jeweils in 100 g eines Lebensmittels steckt. Viele Lebensmittel jedoch, allen voran Obst und Gemüse, haben nicht essbare Abfallanteile wie Schalen, Stiele oder Kerne. Interessant für uns ist natürlich nur der Nährstoffgehalt der Anteile, die wir tatsächlich essen, beispielsweise das Fruchtfleisch einer Apfelsine, nicht aber deren Schale. Wenn wir also unsere Angaben »pro 100 g essbarem Anteil« machen, so gelten die Werte für 100 g Apfelsinenfruchtfleisch, auch wenn es nur »Apfelsine« heißt.

Wir essen allerings nur in den seltensten Fällen von einem Lebensmittel exakt 100 g. Und um Ihnen allzu viel Rechnerei zu ersparen, haben wir für jedes Lebensmittel die Nährwerte nicht nur pro 100 g aufgeführt, sondern gleichzeitig für eine übliche, durchschnittlich große Verzehrsportion. Im Fall der Apfelsine ist das eine mittelgroße Frucht. Auch hier beziehen wir uns wieder auf den essbaren Anteil. Die Angabe für »1 Apfelsine, 145 g« meint somit 145 g Fruchtfleisch. Ihre eingekaufte Apfelsine hat mit ihrer Schale natürlich mehr gewogen.

Auch bei den Portionen, die wir je nach Lebensmittel in Stück, Scheibe, Esslöffel usw. angeben, kann es nur jeweils eine durchschnittliche Größe bzw. Menge sein. Das wiederum kann natürlich zu Abweichungen von Ihrer tatsächlich gegessenen Menge führen. Schließlich kann Ihre Scheibe Brot dicker oder dünner, Ihr Stück Kuchen größer oder kleiner als unser Durchschnitt sein. Zur Orientierung und für die meisten Durchschnittsberechnungen reicht diese praktische Angabe aber meistens aus.

Wenn Sie es ganz genau wissen möchten, müssen Sie Ihr Lebensmittel vor dem Verzehr abwiegen (aber bitte erst, nachdem Sie den Abfall entfernt haben) und dann für diese Menge die Nährstoffe berechnen. Hier zwei Beispiele:
- 100 g Banane enthalten 95 kcal. Ihre Banane wiegt ohne Schale 140 g. Der Kaloriengehalt beträgt $95 \times 1{,}4 = 133$ kcal.
- 100 g Mehrkornbrot enthalten 5 g Ballaststoffe. Ihre Scheibe wiegt 55 g, enthält also $5 \times 0{,}55 = 2{,}75$ g (aufgerundet 3 g) Ballaststoffe.

Angaben zu Markenprodukten

In unserer Nährwerttabelle finden Sie auch eine Reihe von Markenprodukten verschiedenster Lebensmittelhersteller. Angesichts des riesigen Angebots unterschiedlicher Produkte, aber ebenso vieler ähnlicher Erzeugnisse mehrerer Hersteller konnten wir hier nur beispielhaft einige wenige Produkte herausgreifen. Diese willkürliche Auswahl bedeutet nicht, dass wir ein bestimmtes Markenprodukt besser bewerten als etwa ein vergleichbares nicht aufgeführtes Konkurrenzprodukt.

Die Nährwertdaten der Markenprodukte stammen von den jeweiligen Herstellern, ebenso wie die Angaben zu den Portionsgrößen, sofern sie ausgewiesen werden. Wie Ihnen auffallen wird, gibt es bei den Markenprodukten besonders viele Lücken durch fehlende Daten (»∅«, keine Angabe). Das liegt daran, dass die Hersteller selbst selten über vollständige Daten zur Nährstoffzusammensetzung ihrer Produkte verfügen.

Viele Lebensmittelproduzenten weisen ausdrücklich darauf hin, dass aufgrund häufig veränderter Rezepturen sich sowohl die Zusammensetzung als auch damit einhergehend der Nährstoffgehalt ihrer Produkte jederzeit ändern kann. Daher können wir Ihnen die dauerhafte Aktualität der von uns verwendeten Herstellerdaten leider nicht garantieren. Wenn Sie ganz sichergehen möchten, schauen Sie auf die Verpackung, auf der immer mehr Hersteller Angaben zumindest zu den Hauptnährstoffen ihrer Produkte machen.

Trotz der lückenhaften Daten und Unsicherheiten hoffen wir, Ihnen mit unserer Auswahl von Markenprodukten doch zumindest eine Orientierungshilfe zu geben, um die ernährungsphysiologischen Vorzüge oder auch Nachteile der Produkte einschätzen zu können. Ergänzend empfehlen wir Ihnen unsere Kategorie »Gerichte« (siehe unter den verschiedenen Lebensmittelgruppen), wo Sie durchschnittliche und vollständige Nährwerte beispielsweise für eine Pizza oder einen Hamburger finden.

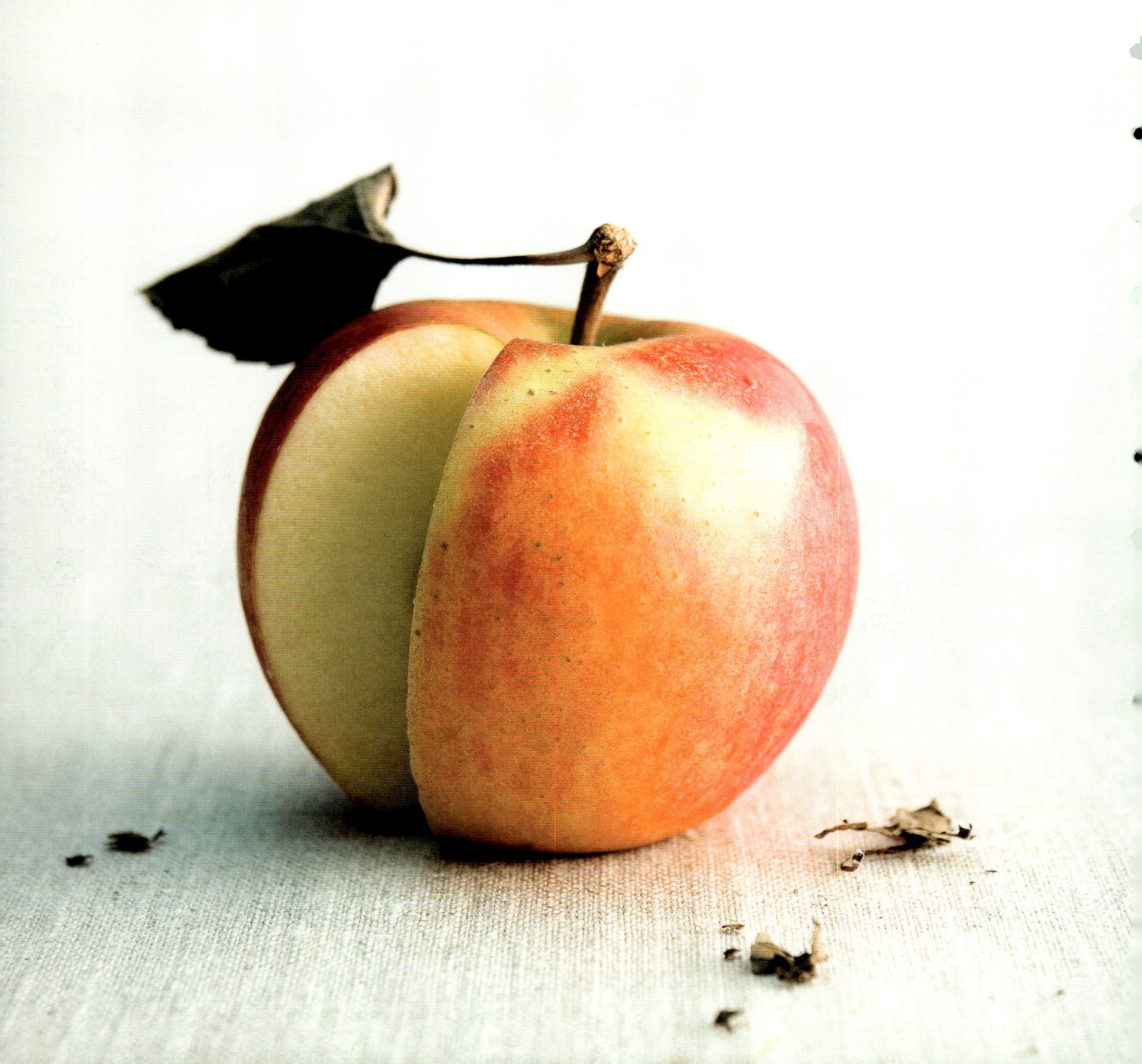

Gesund essen und trinken

Was und wie viel braucht unser Körper, um gesund und leistungsfähig zu sein? Wovon essen wir häufig zu viel und wovon zu wenig? Welche Lebensmittel liefern wertvolle Vitamine, Mineralstoffe und sekundäre Pflanzenstoffe?

Gesunde Ernährung: Die Abwechslung macht's

Unsere Lebensmittel versorgen uns mit Energie und allen Nährstoffen, die wir zum Leben brauchen. Dabei können wir aus einer übergroßen Vielfalt schöpfen. Nutzen Sie sie! Essen Sie möglichst abwechslungsreich.

Je gemischter und vielseitiger wir unsere Lebensmittel wählen, desto größer ist die Wahrscheinlichkeit, dass wir alle notwendigen Inhaltsstoffe in ausreichender Menge erhalten, und desto geringer ist gleichzeitig das Risiko, von einem einzelnen Bestandteil vielleicht zu viel aufzunehmen. Ideal ist es, wenn wir hauptsächlich pflanzliche Lebensmittel essen, also reichlich Gemüse und Obst, Getreideprodukte und Kartoffeln. Als Ergänzung gehören tierische Lebensmittel wie Milchprodukte, Fleisch und Fisch ebenfalls zu einer ausgewogenen Ernährung. Mit zucker- und fettreichen Lebensmitteln sowie mit Salz und Alkohol sollten wir jedoch sparsamer umgehen, als wir es derzeit tun.

Energie: Ohne Brennstoffe läuft nichts

Damit unser Körper überhaupt funktionieren und arbeiten kann, braucht er zunächst mal Energie. Und die können ihm nur unsere Lebensmittel liefern. Sie steckt in den Nährstoffen Eiweiß, Kohlenhydrate und Fett, die wiederum in unterschiedlichen Anteilen in den Nahrungsmitteln enthalten sind.

Die offizielle Einheit für die Energie ist seit einiger Zeit »Kilojoule« (kJ), aber alle Welt spricht noch immer wie früher von »Kilokalorien« (kcal) oder ganz einfach von »Kalorien«. Eine Kilokalorie entspricht etwa vier Kilojoule (1 kcal = 4,2 kJ).

In unserer Nährwerttabelle gibt es beide Einheiten. Zusätzlich finden Sie in der Rubrik »Energie« noch die Angabe »Energiedichte«. Sie drückt den Energiegehalt in Kalorien pro Gramm (kcal/g) eines Lebensmittels aus. Die Energiedichte hilft insbesondere im Zusammenhang mit Übergewicht beziehungsweise dem Abnehmen (Seite 171), Lebensmittel richtig einzuschätzen.

Energiebedarf

Unser Bedarf an Energie setzt sich zusammen aus dem **Ruheenergieumsatz** (Grundumsatz) und dem **Arbeitsumsatz**. Unter **Grundumsatz** verstehen wir die Energie, die der Körper im Ruhezustand verbraucht,

und zwar für so lebenswichtige Aufgaben wie Herztätigkeit, biochemische Reaktionen, Atmung oder Wärmeregulation. Männer haben einen höheren Grundumsatz als Frauen, jüngere einen höheren als ältere Menschen. Der **Arbeitsumsatz** entsteht durch Muskelarbeit, also körperliche Tätigkeiten aller Art. Je mehr Muskeln bewegt werden und je länger und intensiver wir sie beanspruchen, desto mehr Energie benötigen wir. Nur wenn sich der Energiebedarf auf der einen und die Energiezufuhr auf der anderen Seite die Waage halten, ist die **Energiebilanz** ausgeglichen. Dann bleibt unser Gewicht stabil. Immer, wenn wir längerfristig mehr Kalorien aufnehmen, als wir verbrauchen, speichert der Körper diesen Überschuss im Fettgewebe: Wir nehmen zu. Im umgekehrten Fall – wenn also mehr verbraucht als zugeführt wird – wird die fehlende Energie aus den Reserven bereitgestellt, und wir nehmen ab.

Energieumsatz

Der **Energieumsatz** kann im Labor mit sehr aufwendigen Methoden exakt ermittelt werden, was aber für den Alltag kaum infrage kommt. Ihn mithilfe von Berechnungsformeln abzuschätzen, um damit die passende Kalorienzufuhr festlegen zu können, ist im Einzelfall sehr ungenau. Doch das ist auch nicht notwendig, wenn Sie sich an dem einfachen, aber unumstößlichen »Energiegesetz« (siehe oben) orientieren: Wenn nämlich Ihr Gewicht über längere Zeit unverändert bleibt, dann können Sie sicher sein, dass Ihre Energiebilanz ausgeglichen ist, Sie also nicht mehr, aber auch nicht weniger Kalorien aufnehmen, als Sie benötigen. Das Kalorienzählen ist überflüssig.

Zufuhrempfehlung

Aus den genannten Gründen kann man keine allgemeinen Empfehlungen zur richtigen Energiezufuhr geben, sondern lediglich Anhaltspunkte zur Orientierung nennen. Diese lauten für Personen mit einer nur geringen körperlichen Tätigkeit (zum Beispiel eine sitzende Bürotätigkeit und keinerlei Freizeitsport):

- für Frauen 1700 – 1900 kcal/Tag,
- für Männer 2100 – 2400 kcal/Tag.

Bei höherer körperlicher Aktivität in Beruf oder Freizeit erhöht sich der Bedarf.

Eiweiß (Protein): zum Verheizen zu schade

Jedes Gramm Eiweiß liefert uns eine Energiemenge von rund 4 kcal (17 kJ). Aber Eiweiß ist normalerweise zu schade, um einfach als Brennstoff genutzt zu werden. Es ist ein lebenswichtiger Baustoff des Körpers für den Aufbau der Muskeln und Organe, für Haut und Haare, für viele Funktionen als Biokatalysator (Enzyme), als Transporter im Blut und vieles mehr. Bei der Verdauung wird jedes Nahrungseiweiß zunächst in seine Bausteine, die **Aminosäuren**, zerlegt. Aus den verschiedenen Aminosäuren kann dann neues körpereigenes Eiweiß aufgebaut werden.

Eiweiß aus tierischen Lebensmitteln – aus Milch, Fleisch, Fisch und Eiern – ist für den Körper besonders gut nutzbar, denn sein Aminosäuremuster ist dem des menschlichen Eiweißes sehr ähnlich. Getreide, Kartoffeln und Hülsenfrüchte sind für uns ebenfalls wichtige Eiweißlieferanten. Dieses pflanzliche Eiweiß kann unser Körper besser für seine Zwecke nutzen, wenn wir es in einer Mahlzeit oder einem Gericht mit tierischem Eiweiß kombinieren, wenn wir also zum Beispiel eine Folienkartoffel mit Kräuterquark oder ein Müsli mit Milch essen.

Zufuhrempfehlung

Wir sollten etwa 0,8 g Eiweiß pro Kilogramm Körpergewicht aufnehmen. Bei einem Gewicht von 55 kg bedeutet das rund 44 g, bei 85 kg etwa 68 g Eiweiß pro Tag. Die Eiweißaufnahme ist im Allgemeinen bei uns nicht problematisch; im Gegenteil, sie ist fast immer mehr als ausreichend. Wenn Sie anhand unserer Tabelle überschlagen, wie Ihre tägliche Eiweißration ausfällt, werden Sie vermutlich ebenfalls feststellen, dass Sie über den Empfehlungen liegen. Das ist aber kein Grund zur Beunruhigung. Gesunden Menschen schadet etwas mehr Eiweiß nicht.

Kohlenhydrate: unser wichtigster Brennstoff

Kohlenhydrate liefern wie Eiweiß pro Gramm etwa 4 kcal (17 kJ). Im Unterschied zu diesem werden sie jedoch zum allergrößten Teil als Brennstoff zur Energieversorgung genutzt.

Die Kohlenhydrate sind aus sogenannten **Einfachzuckern (Monosaccharide)** aufgebaut, deren wichtigste Vertreter **Traubenzucker (Glukose)** und **Fruchtzucker (Fruktose)** sind. **Haushaltszucker (Saccharose)** und **Milchzucker (Laktose)** bestehen aus jeweils zwei miteinander verbundenen Zuckerbausteinen **(Disaccharide)**. Eine lange Kette von Zuckermolekülen wird zu **Stärke**, man spricht von **komplexen Kohlenhydraten (Polysaccharide)**. Im Gegensatz zu den vorgenannten schmecken sie nicht süß. Während der Verdauung werden die Ketten ebenso wie die Zweierverbindungen in Einfachzucker gespalten, die dann aus dem Darm ins Blut aufgenommen werden können.

In den meisten Lebensmitteln sind verschiedene Kohlenhydrate gleichzeitig enthalten. Unsere Tabelle weist den **Gesamtkohlenhydratgehalt** aus, also die Summe aus allen Zuckern und Stärke. Manche Menschen können entweder Laktose oder Fruktose schlecht oder gar nicht vertragen. Für sie ist es wichtig, den Gehalt der Lebensmittel speziell an diesen Zuckern zu kennen. Im hinteren Buchteil finden Sie umfangreiche Sondertabellen mit dem Fruktosegehalt (siehe Tabelle Seite 185) von Lebensmitteln sowie praktische Tipps zur richtigen Ernährung bei Fruk-

toseunverträglichkeit sowie Tabellen mit dem Laktosegehalt (siehe Tabelle Seite 183) von Lebensmitteln und Ernährungstipps bei Laktoseunverträglichkeit.

Unter der Rubrik Kohlenhydrate haben wir noch die »**Kohlenhydratportionen**« (KH-Port.) angegeben. Sie sind für Patienten mit Diabetes (siehe Seite 176), die Insulin spritzen, eine wertvolle Hilfe für den Alltag, um die Menge an blutzuckerwirksamen Kohlenhydraten und die dafür richtige Insulindosis abschätzen zu können. Für gesunde Menschen haben sie keine Bedeutung.

Zufuhrempfehlung

Rund die Hälfte unserer Kalorien sollte aus Kohlenhydraten stammen. Auch dies gilt wieder lediglich als grobe Richtschnur, allzu genau muss man nicht sein. Wichtiger als die genaue Menge an Kohlenhydraten ist es, darauf zu achten, mit welchen Lebensmitteln sie geliefert werden. Empfehlenswert sind besonders diejenigen, die zusammen mit Ballaststoffen daherkommen (siehe unten). Hier muss man nicht auf die Menge achten. Wohl aber bei den kohlenhydratreichen Lebensmitteln, bei denen Ballaststoffe weitgehend oder ganz fehlen. Das sind – wie ein Blick in die Tabelle zeigt – vor allem

Süßigkeiten und süße Getränke. Sie liefern uns durch ihre Kohlenhydrate zwar reichlich Energie, ansonsten aber nicht viel Nützliches.

Ballaststoffe bringen den Darm in Schwung

Ballaststoffe kommen ausschließlich in pflanzlichen Lebensmitteln vor. Sie sind unverdaulich für uns und liefern praktisch keine Kalorien. Dennoch erfüllen sie wichtige Aufgaben. Sie sorgen insbesondere für eine geregelte **Darmfunktion** und damit für eine regelmäßige **Verdauung**. Gleichzeitig beugen sie Übergewicht (siehe Seite 170) vor, denn ballaststoffreiche Lebensmittel füllen den Magen mit wenigen Kalorien und machen gut und lange satt.

Wenn Kohlenhydrate in Lebensmitteln mit Ballaststoffen vergesellschaftet sind, werden die Ersteren langsamer verdaut und gehen nur langsam ins Blut über. Dadurch schwankt der **Blutzuckerspiegel** nicht so stark. Auch das hilft, länger satt zu bleiben. Kohlenhydratreiche Lebensmittel, die gleichzeitig Ballaststoffe enthalten, sind in erster Linie Getreideprodukte, Gemüse, Obst und Hülsenfrüchte. Also wieder einmal die altbekannten Lebensmittel, ohne die es nun einmal bei einer gesunden Ernährung nicht geht und die uns ja mit vielen lebensnotwendigen Nährstoffen versorgen.

Ein Blick in die Tabelle zeigt, dass es bei Getreideprodukten große Unterschiede im Ballaststoffgehalt gibt, je nachdem, ob es sich um Vollkornprodukte oder solche aus hellen Mehlen handelt. Die Ersteren haben deutlich mehr zu bieten. Auch die verschiedenen Gemüse- und Obstsorten unterscheiden sich in ihrem Ballaststoffgehalt teilweise beträchtlich. Damit Sie nicht jeden Wert nachschauen müssen, für den Alltag der einfache Tipp: Reich an Ballaststoffen sind immer solche Lebensmittel, die Sie gut kauen müssen, beispielsweise Vollkornbrot mehr als Weißbrot, Müsli mehr als Cornflakes und Möhren mehr als Gurken.

Zufuhrempfehlung
Es wird empfohlen, rund 30 g Ballaststoffe pro Tag zu verzehren. Von dieser Menge sind wir als Durchschnittsesser weit entfernt, und wir dürfen uns über jede Steigerung freuen, selbst wenn die empfohlene Menge nicht ganz erreicht wird.

Fett: Energie in konzentrierter Form

In jedem Gramm Fett stecken etwa 9 kcal (37 kJ), gut das Doppelte von Eiweiß und Kohlenhydraten. Aber Fette liefern uns nicht nur konzentrierte Energie, sie sind unter anderem auch Bestandteil aller Zellwände und schützen die inneren Organe vor Verletzungen.

Bausteine der Fette sind die **Fettsäuren**. Je nach ihrem chemischen Aufbau unterscheidet man drei Gruppen: gesättigte, einfach und mehrfach ungesättigte Fettsäuren. Sie alle sind für uns von Bedeutung, allerdings in ganz unterschiedlicher Hinsicht. Deshalb geben wir Ihnen in unserer Tabelle neben dem Gesamtfett zusätzlich den Gehalt der Lebensmittel an den verschiedenen Fettsäuren an.

Gesättigte Fettsäuren
Über **gesättigte Fettsäuren** müssen wir hauptsächlich reden, weil wir von ihnen zumeist weit mehr aufnehmen, als uns guttut. Da unser Körper sie selbst aufbauen kann, sind sie für uns nicht lebensnotwendig, sondern liefern uns viele überflüssige Kalorien. Darüber hinaus sind sie ungünstig für Herz und Kreislauf, denn sie erhöhen die Blutfette, vor

allem das schädliche LDL-Cholesterin (siehe Seite 175). Bei ihnen kommen wir ums Einsparen nicht herum. Sie können anhand der Tabellen sehen, dass reichlich gesättigte Fettsäuren in fettreichen tierischen Lebensmitteln (zum Beispiel Wurstwaren, sahnehaltigen Milchprodukten) stecken, aber ebenso in Kokosfett, Backwaren und fettreichen Süßigkeiten wie Schokolade.

Ungesättigte Fettsäuren

Einfach ungesättigte Fettsäuren (Monoensäuren) wirken im Gegensatz zu den gesättigten positiv auf unsere Gesundheit. Sie senken das LDL-Cholesterin und halten die Blutgefäße gesund. Besonders gute Quellen für einfach ungesättigte Fettsäuren sind Olivenöl und Rapsöl sowie einige Nusssorten.

Mehrfach ungesättigte Fettsäuren (Polyensäuren) haben lebenswichtige Aufgaben im Körper und müssen mit der Nahrung aufgenommen werden. Sie werden daher als essenzielle Fettsäuren bezeichnet. Es gibt zwei verschiedene Bauarten: die Omega-3- und die Omega-6-Fettsäuren. Letztere machen in der Durchschnittskost den weitaus größten Teil an Polyensäuren aus. Das Verhältnis von Omega-6- zu Omega-3-Fettsäuren beträgt etwa

zehn zu eins. Gerade die **Omega-3-Fettsäuren haben jedoch** viele gesundheitsfördernde Wirkungen. Sie hemmen Entzündungsprozesse im Körper, schützen Herz und Kreislauf, sind bedeutsam für die geistige Leistungsfähigkeit und beugen möglicherweise Demenzerkrankungen vor. Eine höhere Aufnahme an Omega-3-Fettsäuren wäre daher wünschenswert.

Omega-3-Fettsäuren

Fettreiche Fische wie Hering, Makrele und Lachs haben einen hohen Omega-3-Fettsäure-Gehalt, und zwar vor allem zwei Vertreter der Familie, die besonders wirksam sind: **Eicosapentaensäure (EPA)** und **Docosahexaensäure (DHA)**. Im Allgemeinen essen wir aber zu wenig Fisch, um damit ausreichend Omega-3-Fettsäuren aufzunehmen. Deshalb sollten wir unsere Versorgung mit α-**Linolensäure (ALA)** ergänzen, eine Omega-3-Fettsäure, die sich in einigen pflanzlichen Lebensmitteln findet. Wenngleich sie nicht so wirkungsvoll wie EPA und DHA ist, so können wir damit doch einen wichtigen Beitrag zur Verbesserung unserer Versorgung leisten.

Die Tabelle auf Seite 17 zeigt Ihnen die wichtigsten Lebensmittel, die gute Quellen für die verschiedenen Omega-3-Fettsäuren sind.

Zufuhrempfehlung

Etwa 30 – 35 % der täglichen Nahrungsenergie sollten in Form von Fett aufgenommen werden. Wie bei den Kohlenhydraten kommt es mehr auf die richtige Fettqualität als auf die Menge an: Aus gesättigten Fettsäuren sollten nicht mehr als 10 % der gesamten Kalorien stammen. Bei 2000 kcal pro Tag heißt das weniger als 200 kcal. Da 1 g Fett 9 kcal liefert, entsprechen diese 200 kcal ca. 22 g gesättigten Fettsäuren (200 : 9 = 22,2 g). Diese Menge steckt übrigens bereits in einer Currywurst plus Pommes frites mit Ketchup.

Etwa die Hälfte unseres Nahrungsfetts sollten die einfach ungesättigten Fettsäuren liefern. Neben Olivenöl, Rapsöl und Nüssen enthalten auch viele tierische Lebensmittel nennenswerte Mengen an einfach ungesättigten Fettsäuren. Hier sind sie aber mit gesättigten Fettsäuren vergesellschaftet, welche die vorteilhaften Wirkungen der Ersteren praktisch wieder aufheben, sodass tierische Lebensmittel als Lieferanten für Monoensäuren nicht empfehlenswert sind.

Bei den mehrfach ungesättigten Fettsäuren gilt es wie erläutert, insbesondere den Anteil der Omega-3-Fettsäuren zu steigern. Dazu wird

Gute Quellen für die Omega-3-Fettsäuren ALA, EPA und DHA

Lebensmittel	ALA-Gehalt (mg/100 g)	EPA- und DHA-Gehalt (mg/100 g)
Fette und Öle		
Leinöl	52 800	–
Walnussöl	12 200	–
Rapsöl	9600	–
Weizenkeimöl	7800	–
Sojaöl	7700	–
andere Speiseöle i. D.	500 – 1000	–
Margarine i. D.	1900 – 2900	–
Butter	370 – 940	–
Nüsse und Samen		
Leinsamen	16 700	–
Walnüsse	7800	–
Pekannüsse	760	–
Sesamsaat	670	–
Erdnüsse	530	–
Mandeln	260	–

Lebensmittel	ALA-Gehalt (mg/100 g)	EPA- und DHA-Gehalt (mg/100 g)
Fisch und Fischwaren		
Hering	60	2600
Makrele	250	1780
Lachs	360	2610
Sardine	40	1390
Sardellen	30	500
Thunfisch	Ø	1200
Rotbarsch	50	410
Bückling	200	1930
Makrele geräuchert	220	2920
Schillerlocke	150	4840
angereicherte Lebensmittel		
Omega-3-Brot/Brötchen	420	75 – 90
Omega-3-Pflanzen-margarine	3 000 – 5 000	0 – 240
Omega-3-Wurst	Ø	bis 250

i. D. = im Durchschnitt

empfohlen, ein- bis zweimal pro Woche fettreichen Fisch sowie regelmäßig omega-3-fettsäurereiche pflanzliche Lebensmittel zu essen. Mit monoensäure- und omega-3-reichen Lebensmitteln nehmen wir im Allgemeinen gleichzeitig ausreichend Omega-6-Fettsäuren auf, sodass wir darauf nicht mehr zusätzlich achten müssen.

Cholesterin

Cholesterin ist ein unentbehrlicher **Bestandteil aller Körperzellen**. Außerdem werden daraus wichtige **Hormo**ne und die **Gallensäuren** aufgebaut. Unser Körper kann Cholesterin in ausreichender Menge selbst bilden, sodass wir nicht auf eine Zufuhr mit der Nahrung angewiesen sind. Im Gegenteil, problematisch kann eher eine zu hohe Aufnahme werden, trägt sie doch zu einer Erhöhung der

Blutfette (siehe Seite 175) bei, wenngleich längst nicht so ausgeprägt, wie man noch vor einigen Jahren meinte.

Cholesterin findet sich nur in tierischen Lebensmitteln. Pflanzliche Produkte sind cholesterinfrei oder enthalten allenfalls winzige Mengen, die wir dann als »Spuren« (✓) in der Tabelle kenntlich gemacht haben, und die für Sie wirklich völlig bedeutungslos sind.

Vitamine: unentbehrlich und gesundheitsfördernd

Vitamine erfüllen vielfältige lebenswichtige Funktionen im Stoffwechsel. Bis auf wenige Ausnahmen können wir sie nicht selbst herstellen, sondern sind auf die Nahrungslieferanten angewiesen. Wir benötigen lediglich kleine Mengen von ihnen, entweder einige Milligramm (mg) oder gar nur Mikrogramm (1 µg = 1/1 000 mg). Es gibt 13 Vitamine, die man in zwei Gruppen einteilt: fettlösliche und wasserlösliche. Zu den fettlöslichen gehören die Vitamine A, D, E und K, zu den wasserlöslichen die verschiedenen B-Vitamine und Vitamin C. Von den fettlöslichen Vitaminen können wir einen gewissen Vorrat anlegen, von dem wir zur Not einige Zeit zehren können. Sie

kann der Körper nur in Verbindung mit Fett aufnehmen und verwerten. Die wasserlöslichen Vitamine können wir nicht speichern, umso wichtiger ist die regelmäßige Aufnahme mit der Nahrung. Eine gemischte, abwechslungsreiche Kost versorgt uns in der Regel ausreichend mit allen Vitaminen. Je einseitiger die Ernährung aber wird, desto eher gibt es Engpässe bei der Versorgung.

Die tabellarische Übersicht (Seite 19) zeigt Ihnen die wichtigsten Aufgaben der einzelnen Vitamine und welche Lebensmittel uns gut damit versorgen.

Einige Vitamine tun uns zusätzlich noch Gutes, indem sie uns vor bestimmten Krankheiten, insbesondere Herz-Kreislauf-Erkrankungen, aber auch Krebs schützen können. Dies sind vor allem die Vitamine A, E und C, die die Körperzellen vor aggressiven Angreifern schützen, sowie Folsäure. Aus diesem Grunde haben wir ihre Gehalte in den Lebensmitteln in unsere Nährwerttabelle aufgenommen.

Vitamin A, genauer gesagt seine Vorstufe, das β-Carotin, Vitamin E und Vitamin C wirken als **Antioxidanzien**. Sie fangen sogenannte freie Radikale im Körper ab und machen sie unschädlich. Diese aggressiven

Verbindungen schädigen sonst Körperzellen und Zellwände und können so die Entstehung vieler Krankheiten beschleunigen.

Vitamin A und β-Carotin

Vitamin A (Retinol) gibt es in zwei Ausführungen: einmal als »fertiges Vitamin«, das in tierischen Lebensmitteln wie Eigelb, Butter und Leber vorkommt, und als β-Carotin in pflanzlichen Lebensmitteln, wobei insbesondere gelbe und orangerote Früchte und Gemüse wie Aprikosen, Möhren, Paprika sowie grünblättriges Gemüse (Spinat, Feldsalat) viel davon enthalten. Das β-Carotin seinerseits kann zwei Wege einschlagen. Es kann, je nach Bedarf, als Vorstufe des Vitamin A dienen und zu diesem aufgebaut werden, oder es ist selbst als Antioxidans wirksam.

Zufuhrempfehlung: Man sollte etwa 0,8 – 1 mg Retinoläquivalente pro Tag zu sich nehmen. Bezüglich seiner Vitamin-A-Wirksamkeit ist das β-Carotin nicht so effizient wie das fertige Vitamin A. Deshalb werden die Gehalte in Retinoläquivalente (RÄ) umgerechnet, die auch in der Nährwerttabelle angegeben sind. Dabei entspricht 1 µg Retinoläquivalent 1 µg Retinol beziehungsweise 6 µg β-Carotin.

Funktionen und wichtige Nahrungsquellen der verschiedenen Vitamine

Vitamin	Aufgaben	gute Lieferanten
Vitamin A/ β-Carotin (siehe Seite 18)	• beteiligt am Sehvorgang sowie am Aufbau von Haut und Schleimhaut • wichtig für das Immunsystem • β-Carotin wirkt außerdem als Antioxidans	Vitamin A: Leber, Eier, Butter β-Carotin: Obst und Gemüse (siehe Nährwerttabelle)
Vitamin D (siehe Seite 20)	• beteiligt am Aufbau von Knochen und Zähnen • fördert die Aufnahme von Kalzium in den Körper	Leber, Fettfische, Eier, Margarine, Butter (siehe Seite 20)
Vitamin E (siehe Seite 20)	• Bestandteil aller Zellwände der Körperzellen • Antioxidans	pflanzliche Öle, Nüsse, Samen (siehe Nährwerttabelle)
Vitamin K	• beteiligt an der Blutgerinnung	grüne Gemüse, Milchprodukte, Eier, Vollkornprodukte
Vitamin C (siehe Seite 20)	• stärkt das Immunsystem • beteiligt am Aufbau von Bindegewebe, Knochen und Zähnen • Antioxidans	Obst und Gemüse (siehe Nährwerttabelle)
B-Vitamine		
Vitamin B_1 (Thiamin)	• beteiligt am Stoffwechsel vor allem der Kohlenhydrate • Funktionen im Nervensystem	Schweinefleisch, Leber, Vollkornprodukte, v. a. Weizenkeime und Haferflocken, Hülsenfrüchte, Nüsse, Kartoffeln
Vitamin B_2 (Riboflavin)	• beteiligt am Stoffwechsel von Kohlenhydraten, Eiweiß und Fetten sowie an der Energiegewinnung	Milch und Milchprodukte, Fleisch, Fisch, Eier, Vollkornprodukte
Vitamin B_6 (Pyridoxin)	• beteiligt vor allem am Eiweißstoffwechsel und an der Bildung des roten Blutfarbstoffs	Kommt in fast allen Lebensmitteln vor, besonders in Fleisch, Fisch, Vollkornprodukten, Hülsenfrüchten
Vitamin B_{12} (Cobalamin)	• beteiligt an verschiedenen Reaktionen im Stoffwechsel, ebenso an der Blut- und Zellbildung	Kommt fast nur in tierischen Lebensmitteln vor, bes. in Leber, Fleisch, Fisch, Eiern, Milch und Milchprodukten
Folsäure (siehe Seite 20)	• beteiligt an der Neubildung von Zellen, an der Zellteilung und Blutbildung	grünes Gemüse, Orangen, Erdbeeren, Vollkornprodukte, Leber, Weizenkeime (siehe Nährwerttabelle)
Niacin	• beteiligt am Stoffwechsel von Kohlenhydraten, Eiweiß und Fetten	Fleisch, Fisch, Milch, Eier, Vollkornprodukte, Kartoffeln
Pantothensäure	• beteiligt vor allem am Auf- und Abbau von Fetten sowie am Kohlenhydratabbau	Kommt in fast allen Lebensmitteln vor, bes. in Leber, Fleisch, Fisch, Milch, Vollkornprodukten
Biotin	• beteiligt am Abbau bestimmter Fettsäuren und Aminosäuren • wichtig für Haut und Haare	Innereien, Eier, Milch, Nüsse, Hülsenfrüchte

Vitamin E (Tocopherole)

Unter Vitamin E versteht man sehr ähnlich aufgebaute Verbindungen, die Tocopherole genannt werden. Die einzelnen Varianten sind im Organismus nicht alle gleich wirksam, deshalb berechnet man ihre jeweilige biologische Aktivität im Vergleich zur wirksamsten Verbindung, dem α-Tocopherol, und gibt den Gehalt der Lebensmittel daran als »mg-Tocopherol-Äquivalent« (TÄ) an.

Zufuhrempfehlung: Die beste Vitamin-E-Quelle sind pflanzliche Öle. Nüsse und Saaten sind ebenfalls Vitamin-E-reich. Man sollte etwa 11 – 15 mg Tocopheroläquivalente pro Tag zu sich nehmen.

Vitamin C (Ascorbinsäure)

Neben seiner Wirkung als Antioxidans stärkt Vitamin C unter anderem das Immunsystem, unterstützt den Aufbau von Bindegewebe, Knochen und Zähnen und ist an vielen Reaktionen im Körper beteiligt.

Zufuhrempfehlung: Mit einer Vitamin-C-reichen Kost mit viel Obst und Gemüse als wichtigsten Lieferanten bringen Sie Ihr Immunsystem ebenso auf Vordermann wie Ihre antioxidative Abwehr. Dabei sollten Sie etwa 100 mg Vitamin C pro Tag aufnehmen.

Folsäure

Folsäure ist an der Neubildung von Körperzellen beteiligt. Außerdem schützt sie Herz und Kreislauf, indem sie **Homocystein** beseitigt. Diese im Körper gebildete Substanz würde sich ohne Folsäure im Blut ansammeln, die Blutgefäße schädigen und zu einem Herzinfarkt-Risikofaktor werden. Mit einer folsäurereichen Kost bleibt der Gehalt an schädigendem Homocystein niedrig.

Zufuhrempfehlung: Folsäure ist eines der empfindlichsten Vitamine und wird sehr schnell durch Licht und Hitze zerstört. Neben einer vitaminschonenden Zubereitung (siehe Seite 24) sollten wir deshalb besonders auf gute Folsäurelieferanten wie grünes Gemüse, Vollkornprodukte, einige Obstsorten, Fleisch und Milchprodukte achten, um etwa 300 µg Folsäure pro Tag mit der Nahrung aufzunehmen.

Vitamin D

Vitamin D wird zum Knochenaufbau benötigt. Außerdem werden seit einiger Zeit weitere, bisher nicht vollständig geklärte Funktionen von Vitamin D vermutet, unter anderem im Immunsystem und bei der Muskelentwicklung. Vitamin D hat unter den Vitaminen eine Ausnahmestellung, denn es kann von unserem Körper in der Haut mithilfe von Sonnenlicht zum Teil selbst gebildet werden. Bis heute ist allerdings nicht genau bekannt, wie hoch dieser Anteil ist. Bei starker Sonneneinstrahlung im Sommer wird mehr Vitamin D im Körper gebildet als im Winter. Bei Menschen, die kaum ins Freie

Gute Vitamin-D-Quellen

Vitamin-D-Gehalt	Lebensmittel
Lebensmittel mit mehr als 5 µg/100 g	• fettreiche Fische wie Makrele, Hering, Lachs, Sardine • Eigelb
Lebensmittel mit 1 – 5 µg/100 g	• Leber • Käse mit einem Fettgehalt von 45 % Fett i. Tr. oder mehr, z. B. Emmentaler, Gouda • Butter • mit Vitamin-D-angereicherte Margarine und andere Lebensmittel, z. B. Säfte • Pilze

kommen, ist die Eigenbildung nur sehr gering.

Zufuhrempfehlung: Um ohne nennenswerte Sonnenbestrahlung eine ausreichende Versorgung mit Vitamin D zu erreichen, wird eine Aufnahme von 20 µg pro Tag durch Vitamin-D-reiche Lebensmittel und gegebenenfalls durch Einnahme eines Vitamin-D-Präparats empfohlen.

Die vielfältigen Aufgaben der Mineralstoffe

Mineralstoffe sind anorganische Nährstoffe, die wie Vitamine lebensnotwendige Aufgaben erfüllen und die uns unsere Nahrung liefern muss. Von einigen Mineralstoffen benötigen wir bis zu einigen Gramm pro Tag, bei anderen reichen schon Milligramm oder Mikrogramm aus. Diese bezeichnet man als Spurenelemente. Hierzu zählen Eisen, Jod, Fluorid, Zink und Selen. Die folgende Übersicht zeigt Ihnen die wichtigsten Mineralstoffe, ihre Hauptaufgaben und gute Nahrungsquellen.

Natrium

Natrium kommt in unseren Lebensmitteln größtenteils zusammen mit Chlorid als **Kochsalz** (Natriumchlorid) vor, sodass natriumreiche Lebensmittel gleichzeitig salzreiche Lebensmittel sind; 1 g Natrium entspricht 2,5 g Kochsalz. Bei Natrium müssen wir uns keine Gedanken um eine ausreichende Zufuhr machen; im Gegenteil, wir nehmen eher zu viel auf, weil wir häufig zu salzreich essen.

Von Natur aus enthalten Lebensmittel wenig Natrium. Das können Sie feststellen, wenn Sie sich den Gehalt von unverarbeitetem Fleisch, Fisch, Getreide oder Gemüse ansehen. Erst bei der Verarbeitung wird durch Salzzugabe der Natriumgehalt hoch. Salz wird zahlreichen Produkten wie Wurst, Käse, Räucherfisch, Brot und Konserven zugesetzt, sei es wegen des Geschmacks, zur Konservierung oder aus herstellungstechnischen Gründen.

Zufuhrempfehlung: Schätzungsweise benötigen wir mindestens 550 mg Natrium pro Tag, was einer Menge von 1,4 g Kochsalz entspricht. Den genauen Natriumbedarf des Körpers kennen wir aber nicht. Beim Salz wird empfohlen, nicht mehr als 6 g pro Tag aufzunehmen; das entspricht etwa einem Teelöffel. Eine dauerhaft deutlich höhere Salzzufuhr kann zur Entstehung von Bluthochdruck (siehe Seite 176) beitragen.

Kalium

Kalium wirkt bei vielen Aufgaben praktisch als Gegenspieler des Natriums. Und im Gegensatz zum Natrium ist der Kaliumgehalt vor allem bei unverarbeiteten Lebensmitteln hoch, besonders bei Gemüse, Obst und Trockenfrüchten.

Zufuhrempfehlung: Auch hier gibt es lediglich Schätzwerte, wobei man annimmt, dass wir mindestens 2 000 mg pro Tag benötigen. Im Unterschied zum Natrium ist jedoch eine Kost mit einem höheren Kaliumgehalt kein Nachteil, im Gegenteil, sie kann helfen, einen erhöhten Blutdruck zu senken.

Kalzium

Wenn die Versorgung mit Kalzium unzureichend ist, bedient der Körper sich mit Kalzium aus den Knochen, um die Aufgaben im Blut und bei der Reizleitung optimal wahrnehmen zu können. Die Stabilität der Knochen leidet durch diesen Abbau. Im Alter kann es zu **Osteoporose** kommen. Zwar ist ein gewisses Maß an Knochenabbau mit dem Alter natürlich, aber durch ausreichenden Kalziumnachschub lässt sich der Verlust gering halten.

Milch und Milchprodukte sind die besten Kalziumquellen unserer

Funktionen und wichtige Nahrungsquellen der verschiedenen Mineralstoffe

Mineralstoff	Aufgaben	gute Lieferanten
Natrium (siehe Seite 21)	• regelt den Wasserhaushalt im Zusammenspiel mit Kalium • hält die Spannung in und zwischen den Zellen aufrecht • wichtig für die Übertragung und Weiterleitung von Muskel- und Nervenreizen	Kochsalz und salzreiche Lebensmittel (siehe Seite 177)
Kalium (siehe Seite 21)	• regelt den Wasserhaushalt im Zusammenspiel mit Natrium • hält die Spannung in und zwischen den Zellen aufrecht • wichtig für die Übertragung und Weiterleitung von Muskel- und Nervenreizen; Aktivator vieler Enzyme	Obst und Gemüse, Kartoffeln, Nüsse (siehe Nährwerttabelle)
Chlorid	• hält die Spannung in und zwischen den Zellen aufrecht • Bestandteil der Magensäure • beteiligt an der Regulation des Säure-Basen-Haushalts	wird größtenteils zusammen mit Natrium als Kochsalz (Natriumchlorid) aufgenommen
Kalzium (siehe Seite 21)	• Baustoff für Knochen und Zähne • wichtig für die Reizleitung in Nervenzellen und für die Muskelkontraktion • beteiligt an der Blutgerinnung	Milch und Milchprodukte; einige Gemüsesorten (siehe Nährwerttabelle)
Phosphor	• Baustoff für Knochen und Zähne • Bestandteil jeder Zelle; überträgt Energie • beteiligt an zahlreichen Stoffwechselreaktionen	ist in praktisch allen Lebensmitteln enthalten, besonders in eiweißreichen und industriell verarbeitete Produkte
Magnesium (siehe Seite 23)	• beteiligt an der Reizübertragung von Nerven auf die Muskeln und bei der Muskelkontraktion • aktiviert zahlreiche Enzyme	ist in den meisten Lebensmitteln enthalten (siehe Nährwerttabelle)
Eisen (siehe Seite 23)	• Baustein des Blut- und Muskelfarbstoffs; transportiert Sauerstoff • Bestandteil vieler Enzyme	Fleisch, Fisch, Vollkorn, Nüsse, Hülsenfrüchte (siehe Nährwerttabelle)
Jod (siehe Seite 23)	• Baustein der Schilddrüsenhormone; damit wichtig für den gesamten Stoffwechsel und den Energieumsatz	Seefisch, Milchprodukte, Jodsalz (siehe Seite 24)
Fluorid	• härtet den Zahnschmelz und macht ihn widerstandsfähig gegen Karies • wichtig für die Stabilität des Knochens	Fisch, schwarzer Tee, grüner Tee, fluoridiertes Jodsalz
Zink	• Aufgaben im Immunsystem • wichtig für die Insulinspeicherung • wichtig für Haut und Haare • Bestandteil bzw. Aktivator vieler Enzyme	Fleisch, Fisch, Schalentiere, Milch und Milchprodukte, Vollkornprodukte, Nüsse und Samen
Selen	• Antioxidans • aktiviert mehrere Enzyme	ist in vielen Lebensmitteln enthalten, allerdings in geringen Mengen

Nahrung. Zudem ist das Kalzium aus der Milch für den Körper besonders gut verwertbar. Zur Bedarfsdeckung können einige Gemüsesorten beitragen (unter anderem Brokkoli, Grünkohl, Porree) sowie Nüsse und Hülsenfrüchte. Auch Mineralwasser mit mindestens 150 mg Kalzium/l ist eine gute Quelle.

Zufuhrempfehlung: Man sollte etwa 1 000 mg Kalzium pro Tag zu sich nehmen.

Magnesium

Magnesium findet sich in den meisten Lebensmitteln, unter anderem in Vollkornprodukten, Milch und Milchprodukten, Geflügelfleisch, Fisch und vielen Gemüsearten. Deshalb ist unsere Versorgung mit Magnesium im Allgemeinen nicht problematisch, sofern die Ernährung nicht sehr einseitig ist.

Zufuhrempfehlung: Es wird empfohlen, etwa 300 – 400 mg Magnesium pro Tag aufzunehmen.

Eisen

Eisen wird zum größten Teil als Bestandteil des roten Blutfarbstoffs und Transporteur für Sauerstoff im Blut benötigt. Da Frauen im gebärfähigen Alter durch die Menstruation regelmäßig Blut verlieren, benötigen sie deutlich mehr Eisen als Männer. Bei ihnen ist die Versorgung nicht immer ausreichend.

Die beste Quelle für Eisen ist Fleisch. Es hat nicht nur einen hohen Eisengehalt, sondern lässt sich vom Körper am besten verwerten. Daneben tragen pflanzliche Lebensmittel wesentlich zur Eisenversorgung bei. Wichtige Lieferanten sind Vollkornprodukte, Hülsenfrüchte, Nüsse, manche Gemüsesorten. Allerdings kann Eisen aus pflanzlichen Lebensmitteln schlechter vom Körper genutzt werden. Seine Verwertbarkeit lässt sich erheblich verbessern, wenn das Eisen zusammen mit Vitamin C aufgenommen wird. Trinken Sie also beispielsweise zu Ihrem Frühstück – mit Brot oder Müsli – ein Glas Orangensaft oder essen Sie zum Reisgericht einen Salat oder Obstnachtisch.

Zufuhrempfehlung: Man sollte etwa 10 – 15 mg Eisen pro Tag aufnehmen.

Jod

Von dem Spurenelement Jod nehmen wir im Durchschnitt weniger auf als empfohlen, da der Jodgehalt der meisten Lebensmittel – mit Ausnahme von Seefischen – sehr gering ist. Aus diesem Grunde galt Deutschland lange Zeit als ausgesprochenes »Jodmangelland«. In den letzten Jahren jedoch zeichnet sich eine deutliche Verbesserung der Situation ab.

Sowohl zu Hause und in der Gemeinschaftsverpflegung als auch bei der Lebensmittelverarbeitung hat sich »Jodsalz« weitgehend durchgesetzt, ein Speisesalz, dem eine festgelegte Menge von 15 – 25 mg Jod/kg Salz zugefügt wird. Außerdem wird bei der Tierfütterung immer häufiger jodangereichertes Futter verwendet. Dadurch erhöht sich der Jodgehalt von Milch, Milchprodukten und Eiern erheblich. Auf den Jodgehalt von Fleisch wirkt sich dies allerdings kaum aus, er bleibt niedrig.

Und so sorgen Sie für eine ausreichende Jodzufuhr: Essen Sie möglichst ein- bis zweimal pro Woche Fisch aus dem Meer. Verwenden Sie zum Salzen nur Jodsalz. Aber gehen Sie auch damit sparsam um, denn schließlich ist Jodsalz in erster Linie Kochsalz. Fragen Sie beim Bäcker und Metzger, ob Brot und Wurstwaren mit Jodsalz hergestellt wurden. Schauen Sie bei verpackten Lebensmitteln auf die Zutatenliste. Wenn Jodsalz verwendet wurde, wird es immer angegeben.

Zufuhrempfehlung: Etwa 200 µg Jod pro Tag sind empfehlenswert.

Gute Jodquellen

Jodgehalt	Lebensmittel
Lebensmittel mit mehr als 100 µg/100 g	• besonders jodreiche Fische: Schellfisch, Kabeljau, Meeräsche
Lebensmittel mit mehr als 50 – 100 µg/100 g	• die meisten anderen Meeresfische, z. B. Scholle, Seelachs, Rotbarsch, Heilbutt, Hering • viele Fischerzeugnisse, z. B. Bismarckhering, Sardinen in Öl, Schillerlocken • Miesmuscheln, Hummer, Nordseegarnelen
Lebensmittel mit bis zu 50 µg/100 g	• Milch, Milchprodukte und Eier (bei Fütterung mit jodangereichertem Futter) • mit Jodsalz hergestellte Produkte: Brot, Käse, Wurstwaren

So bleiben Vitamine und Mineralstoffe erhalten

Vitamine sind sehr empfindlich und können auf dem Weg des Lebensmittels von der Erzeugung über den Handel bis auf Ihren Teller durch verschiedene Einflüsse schon teilweise zerstört werden. Je nach Vitamin wirkt sich vor allem **Licht, Hitze** oder **Sauerstoff** ungünstig aus. Wenngleich sich diese Verluste nicht ganz vermeiden lassen, so können Sie doch durch vorsichtigen Umgang mit Lebensmitteln dazu beitragen, dass der größte Teil der Vitamine erhalten bleibt und Ihnen zugute kommt. Bei den wasserlöslichen Vitaminen (also den B-Vitaminen und Vitamin C) kann zudem ein Teil durch Wasser aus den Lebensmitteln gelöst werden und auf diese Weise beim Kochen verloren gehen. Das kann ebenso bei einigen Mineralstoffen, zum Beispiel bei Kalium und Jod, passieren.

Hier die wichtigsten Tipps, um Vitamine und Mineralstoffe zu erhalten:

• Verwenden Sie die Lebensmittel möglichst frisch, das gilt insbesondere für Obst und Gemüse. Wenn Lebensmittel gelagert werden müssen, sollte es am besten kühl und dunkel sein und nicht länger als nötig.

• Waschen Sie Obst, Gemüse, Kartoffeln gründlich unter fließendem Wasser beziehungsweise lassen Sie sie nicht lange im Wasser liegen. Zerkleinern Sie die Lebensmittel erst nach dem Waschen, und zwar möglichst nur grob.

• Gemüse wird am besten mit wenig Wasser gegart (gedünstet), das dann mitgegessen oder als Grundlage für eine Soße mit verwendet werden kann. Garen Sie nicht länger als nötig. Gemüse sollte nicht völlig weich gekocht werden, sondern noch bissfest sein. Das erhält sowohl die Vitamine als auch Aroma und Eigengeschmack.

• Zubereitete Speisen nicht warm halten. Was nicht sofort gegessen wird, lieber rasch abkühlen und zum späteren Verzehr kurz wieder aufwärmen.

Sekundäre Pflanzenstoffe: als Mischung wertvoll

Unter dem Begriff »sekundäre Pflanzenstoffe« werden zahlreiche ganz unterschiedliche Inhaltsstoffe in pflanzlichen Lebensmitteln zusammengefasst, die den Pflanzen unter anderem Farbe und Geschmack geben. Zu ihnen gehören beispielsweise **Carotinoide** (unter anderem in Tomaten, Paprika, Aprikosen), **Polyphenole** (unter anderem in Äpfeln, Trauben und Tee) und **Glucosinolate** (unter anderem in Rotkohl, Wirsing, Rosenkohl). Den größten Gehalt an sekundären Pflanzenstoffen findet man in Gemüse und Obst.

Im Unterschied zu den Vitaminen sind sie für den Menschen nicht lebensnotwendig, aber sie haben viele gesundheitsfördernde Wirkungen. Unter anderem stimulieren sie das Immunsystem und regulieren den Stoffwechsel, wirken als Antioxidanzien oder verhindern die Vermehrung von Krankheitskeimen.

Bei den sekundären Pflanzenstoffen kommt es in erster Linie auf die Gesamtmischung an. Die positiven Wirkungen einzelner Substanzen sind meist sehr gering und kaum messbar. In einer gemischten Kost jedoch addieren sich all diese Einzeleffekte und werden in der Summe wirksam. Sie können sich das etwa wie bei einem Mauerbau vorstellen: Der einzelne Stein hat nur einen winzigen Anteil, aus vielen Steinen kann aber ein hochwirksamer Schutzwall werden.

Es macht also wenig Sinn, eine besonders hohe Aufnahme eines einzelnen Stoffes zu empfehlen. Das wäre in unserem Mauerbeispiel eine hohe Säule, die nicht viel Schutz bietet. Wir bieten Ihnen daher keine Tabellen mit dem Gehalt an Einzelstoffen an. Das wäre auch nicht zuletzt deshalb wenig hilfreich, weil es bis heute nur sehr wenig zuverlässige Daten über den Gehalt einzelner sekundärer Pflanzenstoffe in den Lebensmitteln gibt. Sie würden weit mehr Lücken als Daten finden.

Einen ganz praktischen Tipp aber geben wir Ihnen: Essen Sie Obst und Gemüse möglichst bunt. Sorgen Sie für eine Mischung aus gelben (wie Aprikosen, Möhren), roten (wie Paprika, Rotkohl) und grünen (wie Brokkoli, Spinat) Sorten. Damit haben Sie die beste Voraussetzung für einen wirkungsvollen Mix der verschiedenen sekundären Pflanzenstoffe.

Flüssigkeit: noch wichtiger als das tägliche Brot

Wasser ist für uns noch wichtiger als alle Nähr- und Inhaltsstoffe der Lebensmittel. Ohne Nahrung können wir immerhin bis zu einigen Wochen überleben, ohne Wasser dagegen lediglich wenige Tage. Wasser wird für praktisch alle Lebensvorgänge benötigt. Es transportiert die Nährstoffe zu den Organen und Körperzellen. Gleichzeitig werden mit Wasser beziehungsweise Harn die Abfallstoffe, die regelmäßig im Stoffwechsel anfallen, über die Niere ausgeschieden. Und mithilfe von Wasser wird schließlich auch die Körpertemperatur reguliert, indem wir durch Schwitzen vor einer Überhitzung geschützt werden.

Täglich benötigt unser Körper insgesamt etwa 2,5 l Flüssigkeit, um die Wasserverluste über Harn, Schweiß, Atemluft und Stuhl wieder auszugleichen. Von diesen 2,5 l nehmen wir etwa 1 l über die Nahrung auf, den Rest müssen wir durch Getränke nachfüllen, also etwa 1,5 l. Auch hier kann man nicht mehr als diesen Richtwert angeben. Wie bei allen Nährstoffen gibt es beim Wasser erhebliche individuelle Schwankungen beim Bedarf, und im Sommer brauchen wir mehr als im Winter.

Geeignete Getränke sind insbesondere Wasser, Kräuter- und Früchtetees sowie verdünnte Fruchtsäfte. Auch gegen einen maßvollen Konsum von Kaffee oder schwarzem Tee ist nichts einzuwenden. Zurückhalten sollten wir uns jedoch bei kalorienreichen Getränken mit viel Zucker oder Alkohol, wobei Alkohol mit 7 kcal/g sogar deutlich mehr Kalorien enthält als Zucker (4 kcal/g).

Schwangerschaft und Stillzeit

Die Empfehlungen für eine gesunde und abwechslungsreiche Ernährung, die auf den vorherigen Seiten beschrieben haben, gelten grundsätzlich auch in Schwangerschaft und Stillzeit. Es müssen nur wenige

Besonderheiten beachtet werden. Schwangere und stillende Frauen brauchen vor allem mehr Vitamine und Mineralstoffe. Der Kalorienverbrauch hingegen steigt nur leicht an. Es ist also in dieser Zeit besonders wichtig, nährstoffreiche Lebensmittel auszuwählen, um den erhöhten Vitamin- und Mineralstoffbedarf zu decken, ohne gleichzeitig zu viele Kalorien aufzunehmen.

Im ersten Drittel der Schwangerschaft wird keine zusätzliche Energie benötigt, im zweiten Drittel sind es etwa 250 kcal/Tag mehr, und im letzten Drittel steigt der Kalorienverbrauch um 500 kcal pro Tag. Auch für die Stillzeit werden rund 500 kcal täglich mehr veranschlagt. Für die Entwicklung des ungeborenen Kindes sowie später für die Milchbildung wird außerdem mehr Eiweiß benötigt. Dies wird jedoch bei einer ausgewogenen Ernährungsweise ausreichend geliefert.

DHA, Folsäure, Jod, Eisen

Der Bedarf an Vitaminen und Mineralstoffen steigt bereits mit Beginn der Schwangerschaft an. Eine bunt gemischte Kost mit viel Gemüse und Obst, Vollkornprodukten sowie Milchprodukten, magerem Fleisch und Fisch kann aber den erhöhten Bedarf zumeist gut decken. Hier gibt

es allerdings einige Ausnahmen, die Sie beachten sollten. So benötigen schwangere und stillende Frauen mehr von der **Omega-3-Fettsäure Docosahexaensäure (DHA)**. Um die erforderlichen 200 mg/Tag aufzunehmen, sollten Sie daher ein- bis zweimal in der Woche insbesondere fettreichen Seefisch essen. Wer gar keinen Fisch mag, kann entsprechende Nahrungsergänzungsmittel einnehmen. Allen Schwangeren wird empfohlen, so früh wie möglich und mindestens in den ersten zwölf Wochen **Folsäuretabletten** (meist 400 µg/Tag) einzunehmen, denn gerade in dieser Zeit ist besonders viel Folsäure für eine normale Entwicklung des Embryos notwendig. Des Weiteren kann die Versorgung mit **Jod** kritisch werden, das unerlässlich für eine normale körperliche und geistige Entwicklung des Fetus bzw. Neugeborenen ist. Deshalb werden Jodtabletten mit 100 – 150 µg Jod für schwangere und stillende Frauen empfohlen. Der vierte häufig kritische Nährstoff in der Schwangerschaft ist **Eisen**, dessen Bedarf sich verdoppelt. Dennoch benötigt nicht jede schwangere Frau Eisenpräparate. Der Arzt kann durch eine Blutuntersuchung feststellen, ob sie im Einzelfall notwendig sind. Auch die Einnahme des Folsäure- bzw. Jodpräparats sollten Sie mit Ihrem Arzt besprechen.

Gesund auch ohne Fleisch?

Immer mehr Menschen verzichten aus ganz unterschiedlichen Gründen auf Fleisch und Fisch und ernähren sich vegetarisch. Ein Teil von ihnen verzichtet vollständig auf tierische Produkte, also auch auf Milch und Eier. Dann spricht man von veganer Ernährung. Diesem Trend entsprechend ist in den letzten Jahren eine Vielzahl von sogenannten Fleischersatzprodukten und anderen vegetarischen bzw. veganen Lebensmitteln auf den Markt gekommen. Um Ihnen die Suche nach solchen Erzeugnissen zu erleichtern, haben wir in unserer Nährwerttabelle vegetarische und vegane Produkte vom Haferdrink über die Sojasahne bis zum Grünkernaufstrich und der veganen Falafel in einer eigenen Kategorie zusammengefasst.

Während man früher bei Vegetariern vor allem Probleme mit der Nährstoffversorgung sah, weiß man heute, dass bei einer abwechslungsreichen Lebensmittelwahl auch ohne Fleisch der Bedarf an allen lebenswichtigen Nährstoffen gedeckt werden kann und dass eine vegetarische Ernährungsweise sogar gesundheitliche Vorteile gegenüber unserer – häufig zu fleischreichen – Durchschnittskost haben kann.

Vegetarier

Die meisten Vegetarier ernähren sich bewusst und ausgewogen. Sie essen viel Gemüse, Rohkost, Obst und Vollkorngetreide, gleichzeitig weniger fett- und zuckerreiche Produkte. Ihre Kost ist vitaminreich, enthält viele Ballaststoffe, gute Fette und nur selten zu viele Kalorien. Im Vergleich zum durchschnittlichen »Normalesser« sind Vegetarier seltener übergewichtig und leiden nicht so häufig unter Bluthochdruck, Diabetes und Herz-Kreislauf-Erkrankungen. Wer allerdings nur das Fleisch weglässt und weiterhin bei reichlich Süßem, Weißmehlprodukten sowie fettreichen Snacks und Fast Food bleibt, isst damit nicht gesünder.

Veganer

Während eine ausgewogene vegetarische Ernährungsweise also durchaus eine empfehlenswerte Alternative für einen gesunden Ernährungsweg sein kann, birgt die vegane Ernährung Risiken für eine unzureichende Versorgung mit einigen Nährstoffen. So fehlt Veganern beispielsweise Vitamin B_{12}, da dieses Vitamin in pflanzlichen Lebensmitteln nicht vorkommt. Auch die Zufuhr von Jod ist vergleichsweise gering, denn die wichtigsten Jodquellen (Seefisch, Milch, Eier) fehlen. Außerdem ist bei einer rein pflanzlichen Ernährung die Aufnahme von Kalzium und Vitamin D deutlich niedriger als bei einer gemischten Kost. Angereicherte Lebensmittel oder Nahrungsergänzungsmittel können helfen, die Defizite auszugleichen. Damit es nicht zu einem schwerwiegenden Mangel an kritischen Nährstoffen kommt, sollte die Versorgungslage regelmäßig durch entsprechende Untersuchungen beim Arzt überprüft werden. Insbesondere für Menschen mit einem erhöhten Nährstoffbedarf wie Kinder sowie schwangere und stillende Frauen ist eine vegane Ernährung nicht zu empfehlen.

Referenzwerte für die Nährstoffzufuhr

Bei den Erläuterungen zur Energieaufnahme und zu den einzelnen Nährstoffen haben wir Ihnen bereits die durchschnittlichen Zufuhrempfehlungen der nachfolgend genannten Fachgesellschaften angegeben, die für gesunde Erwachsene gelten. Sie sind im Alltag als Richtschnur völlig ausreichend.

Nachfolgend finden Sie aber auch noch eine vollständige Tabelle mit den Referenzwerten für die Nährstoffzufuhr, die gemeinsam von der Deutschen Gesellschaft für Ernährung, der Österreichischen Gesellschaft für Ernährung, der Schweizerischen Gesellschaft für Ernährungsforschung und der Schweizerischen Vereinigung für Ernährung erarbeitet wurden (»D-A-CH-Referenzwerte«). Hier gibt es Werte für Kinder, Jugendliche und Erwachsene verschiedener Altersgruppen sowie für schwangere und stillende Frauen. Die Empfehlungen sind so großzügig bemessen, dass man davon ausgehen kann, dass nahezu alle Personen der jeweiligen Gruppe (über 98 %) mit den genannten Nährstoffmengen ausreichend versorgt sind, um gesund und leistungsfähig zu bleiben und um ernährungsabhängigen Krankheiten vorzubeugen.

Beachten Sie bitte, dass die Werte zwar für die jeweilige Bevölkerungsgruppe, nicht aber für jede Einzelperson dieser Gruppe gelten. Auch wenn für Ihre Altersgruppe beispielsweise 200 µg Jod pro Tag empfohlen werden, so kann es durchaus sein, dass Sie persönlich mit deutlich weniger auskommen, da der Nährstoffbedarf auch innerhalb einer Altersgruppe von Mensch zu Mensch erheblich schwankt, abhängig von vielen verschiedenen Einflüssen. Eine Nährstoffzufuhr unter der empfohlenen Menge bedeutet also im Einzelfall nicht automatisch, dass die Versorgung mit dem betreffenden

Vitamin oder Mineralstoff unzureichend ist. Ob tatsächlich ein Mangel daran besteht, lässt sich nur mit aufwendigen klinischen und biochemischen Untersuchungen feststellen.

Falls Sie mithilfe unserer Nährwerttabelle Ihre eigene Nährstoffzufuhr einmal ermitteln und mit den Empfehlungen vergleichen möchten, müssen Sie bei der Bewertung nicht allzu genau sein. Wenn Sie die Empfehlungen im Durchschnitt einer Woche größenordnungsmäßig erreichen, können Sie normalerweise von einer sehr guten Nährstoffversorgung ausgehen.

D-A-CH-Referenzwerte für die Nährstoffzufuhr – Energie, Eiweiß, Fett, Wasser

	Energie[1] kcal/Tag m/w[2]	Energie MJ/Tag m/w	Protein g/kg KG[3]/Tag m/w	Fett % der Energie	Omega-6-Fettsäuren[6] % der Energie	Omega-3-Fettsäuren[7] % der Energie	Wasser[8] ml/kg KG/Tag
Säuglinge							
0 bis unter 4 Monate	550/500	2,3/2,0	2,7 – 1,5[4]	45 – 50	4,0	0,5	130
4 bis unter 12 Monate	700/600	2,8/2,6	1,3 – 1,1[5]	35 – 45	3,5	0,5	110
Kinder und Jugendliche							
1 bis unter 4 Jahre	1200/1100	4,8/4,5	1,0	30 – 40	3,0	0,5	95
4 bis unter 7 Jahre	1400/1300	5,7/5,4	0,9	30 – 35	2,5	0,5	75
7 bis unter 10 Jahre	1700/1500	6,9/6,4	0,9	30 – 35	2,5	0,5	60
10 bis unter 13 Jahre	1900/1700	7,9/7,3	0,9	30 – 35	2,5	0,5	50
13 bis unter 15 Jahre	2300/1900	9,5/8,1	0,9	30 – 35	2,5	0,5	40
15 bis unter 19 Jahre	2600/2000	10,9/8,5	0,9/0,8	30	2,5	0,5	40
Erwachsene							
19 bis unter 25 Jahre	2400/1900	10,1/8,0	0,8	30	2,5	0,5	35
25 bis unter 51 Jahre	2300/1800	9,8/7,7	0,8	30	2,5	0,5	35
51 bis unter 65 Jahre	2200/1700	9,3/7,1	0,8	30	2,5	0,5	30
Über 65 Jahre	2100/1700	9,0/7,1	0,8	30	2,5	0,5	30
Schwangere	+ 250 (2.Trim.)[9] + 500 (3.Trim.)[9]	+ 1,1 + 2,1	58 g/Tag (ab 4. Monat)	30 – 35	2,5	0,5[10]	35
Stillende	+ 500	+ 2,1	63 g/Tag	30 – 35	2,5	0,5[10]	45

[1] Richtwerte für die durchschnittliche Energiezufuhr von Personen mit normalem Körpergewicht und bei sitzender Tätigkeit und wenig Freizeitaktivität
[2] m = männlich; w = weiblich
[3] KG = Körpergewicht
[4] bis 1 Monat: 2,7; 1 – 2 Monate: 2,0; 2 – 4 Monate: 1,5
[5] 4 – 6 Monate: 1,3; 6 – 12 Monate: 1,1
[6] Linolsäure
[7] α-Linolensäure
[8] Wasserzufuhr durch Getränke und feste Nahrung
[9] Energiemehrbedarf im 2. Trimester (Monat 4 – 6) 250 kcal/Tag, im 3. Trimester (Monat 7 – 9) 500 kcal/Tag
[10] Schwangere und Stillende sollten mindestens 200 mg Docosahexaensäure (DHA)/Tag (1 – 2 Portionen Fisch/Woche) zuführen.

D-A-CH-Referenzwerte für die Nährstoffzufuhr – Vitamine

	Vitamin A, β-Carotin mg RÄ[1]/Tag m/w	Vitamin D[2] µg/Tag	Vitamin E[3] mg TÄ[3]/Tag m/w	Vitamin K µg/Tag m/w	Vitamin C mg/Tag	Vitamin B₁ (Thiamin) mg/Tag m/w
Säuglinge						
0 bis unter 4 Monate	0,5	10	3	4	20	0,2
4 bis unter 12 Monate	0,6	10	4	10	20	0,4
Kinder und Jugendliche						
1 bis unter 4 Jahre	0,6	20	6/5	15	20	0,6
4 bis unter 7 Jahre	0,7	20	8	20	30	0,7
7 bis unter 10 Jahre	0,8	20	10/9	30	45	0,9/0,8
10 bis unter 13 Jahre	0,9	20	13/11	40	65	1,0/0,9
13 bis unter 15 Jahre	1,1/1,0	20	14/12	50	85	1,2/1,0
15 bis unter 19 Jahre	1,1/0,9	20	15/12	70/60	105/90	1,4/1,1
Erwachsene						
19 bis unter 25 Jahre	1,0/0,8	20	15/12	70/60	110/95	1,3/1,0
25 bis unter 51 Jahre	1,0/0,8	20	14/12	70/60	110/95	1,2/1,0
51 bis unter 65 Jahre	1,0/0,8	20	13/12	80/65	110/95	1,2/1,0
Über 65 Jahre	1,0/0,8	20	12/11	80/65	110/95	1,1/1,0
Schwangere	1,1	20	13	60	105	1,2 (2. Trim.) 1,3 (3. Trim.)
Stillende	1,5	20	17	60	125	1,3

[1] RÄ = Retinoläquivalente
[2] Zufuhrempfehlung bei fehlender körpereigener Vitamin-D-Bildung, d. h. ohne oder mit nur sehr geringer Sonnenbestrahlung. Um die Zufuhrempfehlung zu erreichen, wird zusätzlich ein Vitamin-D-Präparat empfohlen.
[3] TÄ = Tocopheroläquivalente
[4] FÄ = Folsäureäquivalente
[5] Niacinäquivalente

Vitamin B$_2$ (Riboflavin) mg/Tag m/w	Vitamin B$_6$ (Pyridoxin) mg/Tag m/w	Vitamin B$_{12}$ (Cobalamin) µg/Tag	Folsäure µg FÄ[4]/Tag	Niacin[5] mg/Tag m/w	Pantothen-säure mg/Tag	Biotin µg/Tag
0,3	0,1	0,4	60	2	2	5
0,4	0,3	0,8	80	5	3	5 – 10
0,7	0,4	1,0	120	8	4	10 – 15
0,8	0,5	1,5	140	9	4	10 – 15
1,0/0,9	0,7	1,8	180	11/10	5	15 – 20
1,1/1,0	1,0	2,0	240	13/11	5	20 – 30
1,4/1,1	1,4	3,0	300	15/13	6	25 – 35
1,6/1,2	1,6/1,2	3,0	300	17/13	6	30 – 60
1,4/1,1	1,5/1,2	3,0	300	16/13	6	30 – 60
1,4/1,1	1,5/1,2	3,0	300	15/12	6	30 – 60
1,3/1,0	1,5/1,2	3,0	300	15/11	6	30 – 60
1,3/1,0	1,4/1,2	3,0	300	14/11	6	30 – 60
1,3 (2. Trim.) 1,4 (3. Trim.)	1,9 (ab 4. Monat)	3,5	550	14 (2. Trim.) 16 (3. Trim.)	6	30 – 60
1,4	1,9	4,0	450	16	6	30 – 60

D-A-CH-Referenzwerte für die Nährstoffzufuhr – Mineralstoffe

	Natrium[1] mg/Tag	Kalium[1] mg/Tag	Chlorid[1] mg/Tag	Kalzium mg/Tag	Phosphor mg/Tag	Magnesium mg/Tag m/w
Säuglinge						
0 bis unter 4 Monate	130	400	300	220	120	24
4 bis unter 12 Monate	200	600	450	330	300	60
Kinder und Jugendliche						
1 bis unter 4 Jahre	400	1100	600	600	500	80
4 bis unter 7 Jahre	500	1300	750	750	600	120
7 bis unter 10 Jahre	750	2000	1150	900	800	170
10 bis unter 13 Jahre	1100	2900	1700	1100	1250	230/250
13 bis unter 15 Jahre	1400	3600	2150	1200	1250	310
15 bis unter 19 Jahre	1500	4000	2300	1200	1250	400/350
Erwachsene						
19 bis unter 25 Jahre	1500	4000	2300	1000	700	400/310
25 bis unter 51 Jahre	1500	4000	2300	1000	700	350/300
51 bis unter 65 Jahre	1500	4000	2300	1000	700	350/300
Über 65 Jahre	1500	4000	2300	1000	700	350/300
Schwangere	1500	4000	2300	1000	800	310
Stillende	1500	4400	2300	1000	900	390

[1] Schätzwerte für eine angemessene Zufuhr

D-A-CH-Referenzwerte für die Nährstoffzufuhr – Spurenelemente

	Eisen mg/Tag m/w	Jod µg/Tag	Fluorid mg/Tag m/w	Zink mg/Tag m/w	Selen µg/Tag m/w
Säuglinge					
0 bis unter 4 Monate	0,5	40	0,25	1,0	10
4 bis unter 12 Monate	8	80	0,5	2,0	15
Kinder und Jugendliche					
1 bis unter 4 Jahre	8	100	0,7	3,0	15
4 bis unter 7 Jahre	8	120	1,1	5,0	20
7 bis unter 10 Jahre	10	140	1,1	7,0	30
10 bis unter 13 Jahre	12/15	180	2,0	9,0/7,0	45
13 bis unter 15 Jahre	12/15	200	3,2/2,9	9,5/7,0	60
15 bis unter 19 Jahre	12/15	200	3,2/2,9	10,0/7,0	70/60
Erwachsene					
19 bis unter 25 Jahre	10/15	200	3,8/3,1	10,0/7,0	70/60
25 bis unter 51 Jahre	10/15	200	3,8/3,1	10,0/7,0	70/60
51 bis unter 65 Jahre	10	180	3,8/3,1	10,0/7,0	70/60
Über 65 Jahre	10	180	3,8/3,1	10,0/7,0	70/60
Schwangere	30	230	3,1	10,0	60
Stillende	20	260	3,1	11,0	75

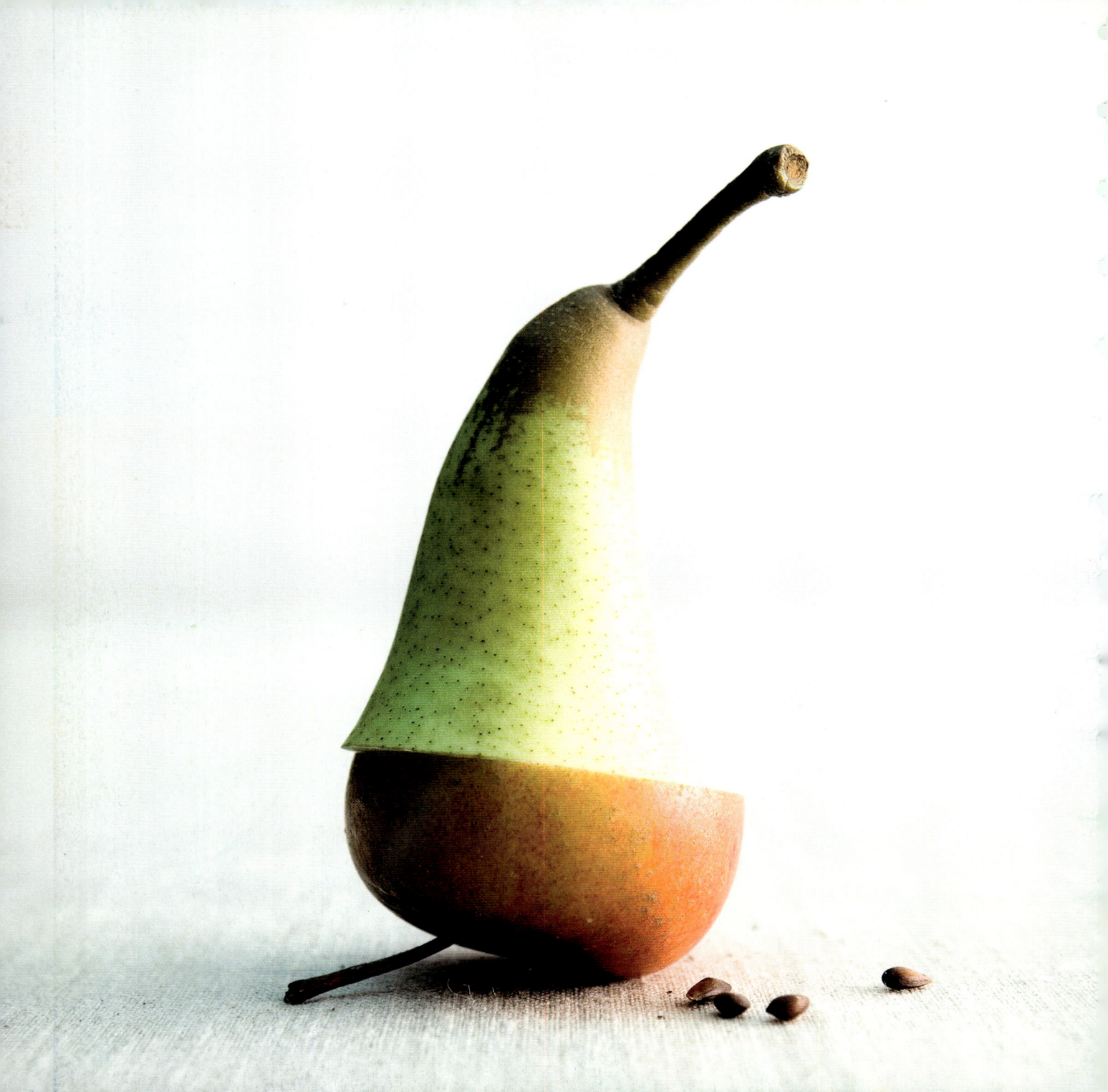

Die Nährwert-tabellen

Fleisch, Geflügel, Eier

Fisch, Meeresfrüchte

Milchprodukte, Käse

Fette, Öle

Alles aus Getreide

Gemüse, Salat, Kartoffeln

Obst, Nüsse

Süßes und Herzhaftes

Vegetarisch, Vegan

Getränke

Fleisch, Geflügel, Eier

jeweils essb. Anteil | Zeile 1: pro 100 g | Zeile 2: pro Portion

	Energie		Energie-dichte	Eiweiß	Kohlen-hydrate	KH-Port.	Ballast-stoffe	Fett	gesättigte FS	einfach unges. FS
	kcal	kJ	kcal/g	g	g		g	g	g	g
Kalbfleisch										
Brust	131	549	1,3	19	0	0	0	6	2	2
1 Portion, 125 g	164	686	1,3	23	0	0	0	8	3	2
Filet	101	423	1,0	21	0	0	0	2	1	1
1 Portion, 125 g	126	528	1,0	27	0	0	0	2	1	1
Haxe	123	513	1,2	21	0	0	0	4	1	1
1 Portion, 125 g	153	641	1,2	26	0	0	0	6	2	2
Keule	102	427	1,0	21	0	0	0	2	1	1
1 Portion, 125 g	128	534	1,0	27	0	0	0	2	1	1
Kotelett	147	613	1,5	19	0	0	0	8	2	2
1 Portion, 125 g	183	766	1,5	24	0	0	0	10	3	3
Leber	86	360	0,9	15	4	0,5	0	1	Ø	Ø
1 Portion, 125 g	108	450	0,9	19	5	0,5	0	1	Ø	Ø
Niere	124	519	1,2	17	0	0	0	6	3	3
1 Portion, 125 g	155	649	1,2	21	0	0	0	8	4	4
Schnitzel	113	471	1,1	21	0	0	0	3	1	1
1 Portion, 125 g	141	589	1,1	26	0	0	0	4	1	1
Schulter (Bug)	94	393	0,9	21	0	0	0	1	✓	✓
1 Portion, 125 g	118	492	0,9	27	0	0	0	1	1	✓
Zunge	172	720	1,7	17	0	0	0	12	4	5
1 Portion, 125 g	215	900	1,7	21	0	0	0	15	5	7
Lammfleisch										
Filet	117	490	1,2	21	0	0	0	4	1	1
1 Portion, 125 g	146	612	1,2	26	0	0	0	5	1	1
Keule	134	561	1,3	21	0	0	0	5	2	2
1 Portion, 125 g	168	701	1,3	26	0	0	0	6	2	3
Kotelett	229	958	2,3	18	0	0	0	17	8	7
1 Portion, 125 g	286	1198	2,3	22	0	0	0	21	10	9
Schulter (Bug)	151	632	1,5	19	0	0	0	8	3	3
1 Portion, 125 g	189	790	1,5	24	0	0	0	10	3	4
Rindfleisch										
Filet	121	508	1,2	21	0	0	0	4	2	2
1 Portion, 125 g	152	635	1,2	27	0	0	0	5	2	2
Gehacktes	202	846	2,0	20	0	0	0	14	6	7
1 Portion, 110 g	222	931	2,0	22	0	0	0	15	6	7
Herz	121	506	1,2	17	0	0	0	6	3	2
1 Portion, 125 g	151	633	1,2	21	0	0	0	8	4	2
Hohe Rippe	159	666	1,6	22	0	0	0	8	4	4
1 Portion, 125 g	199	833	1,6	27	0	0	0	10	4	5
Kamm (Hals)	160	668	1,6	19	0	0	0	9	4	4
1 Portion, 125 g	200	835	1,6	24	0	0	0	12	5	5
Keule (Ober- u. Unterschale, Hüfte, Kugel)	121	507	1,2	21	0	0	0	4	2	2
1 Portion, 125 g	152	634	1,2	26	0	0	0	5	2	2
Leber	131	548	1,3	19	5	0,5	0	4	1	1
1 Portion, 125 g	164	685	1,3	24	7	0,5	0	5	2	1
Niere	113	473	1,1	17	0	0	0	5	2	2
1 Portion, 125 g	141	591	1,1	21	0	0	0	6	3	2
Roastbeef	131	546	1,3	23	0	0	0	4	2	2
1 Portion, 125 g	163	683	1,3	28	0	0	0	6	3	2

Vitamine | Mineralstoffe

Fleisch, Geflügel, Eier

jeweils essb. Anteil | Zeile 1: pro 100 g | Zeile 2: pro Portion

(FS) mehrfach unges. FS	Cholesterin	A (RÄ)	E (TÄ)	C	Folsäure	Natrium	Kalium	Kalzium	Mag-nesium	Eisen	
g	mg	µg	mg	mg	µg	mg	mg	mg	mg	mg	
											Kalbfleisch
1	73	1	0,2	0	12	89	290	13	22	3,0	Brust
⁄	91	1	0,3	0	15	111	363	16	28	3,8	1 Portion, 125 g
⁄	58	1	Ø	0	Ø	95	348	12	25	1,4	Filet
⁄	73	1	Ø	0	Ø	119	435	15	31	1,8	1 Portion, 125 g
⁄	70	1	0,3	0	14	115	300	12	26	3,0	Haxe
⁄	88	1	0,4	0	18	144	375	15	33	3,8	1 Portion, 125 g
⁄	70	1	0,3	0	14	64	372	5	27	2,3	Keule
⁄	88	1	0,4	0	18	80	465	6	34	2,9	1 Portion, 125 g
1	70	1	0,3	0	13	76	329	11	24	2,1	Kotelett
1	88	1	0,4	0	16	95	411	14	30	2,6	1 Portion, 125 g
Ø	229	28 000	0,2	35	240	87	316	9	19	7,9	Leber
Ø	286	35 000	0,3	44	300	109	395	11	24	9,9	1 Portion, 125 g
⁄	380	210	Ø	13	63	200	290	10	18	12,0	Niere
⁄	475	263	Ø	16	79	250	363	13	23	15,0	1 Portion, 125 g
⁄	70	1	0,3	0	14	63	367	5	26	2,3	Schnitzel
⁄	88	1	0,4	0	18	79	459	6	33	2,9	1 Portion, 125 g
⁄	63	1	Ø	0	5	87	395	12	15	2,0	Schulter (Bug)
⁄	79	1	Ø	0	6	109	494	15	19	2,5	1 Portion, 125 g
1	100	3	0,1	3	5	93	210	8	17	2,8	Zunge
1	125	4	0,1	4	6	116	263	10	21	3,5	1 Portion, 125 g
											Lammfleisch
⁄	63	Ø	Ø	Ø	Ø	67	289	3	22	1,6	Filet
⁄	79	Ø	Ø	Ø	Ø	84	361	4	28	2,0	1 Portion, 125 g
⁄	66	Ø	0,2	Ø	24	64	284	7	27	1,8	Keule
1	83	Ø	0,3	Ø	30	80	355	9	34	2,3	1 Portion, 125 g
1	66	Ø	Ø	Ø	Ø	74	284	13	20	1,4	Kotelett
1	83	Ø	Ø	Ø	Ø	93	355	16	25	1,8	1 Portion, 125 g
1	67	Ø	0,2	Ø	23	70	268	16	24	1,6	Schulter (Bug)
1	84	Ø	0,3	Ø	29	88	335	20	30	2,0	1 Portion, 125 g
											Rindfleisch
⁄	51	20	0,5	0	10	42	340	3	22	2,3	Filet
⁄	64	25	0,6	0	13	53	425	4	28	2,9	1 Portion, 125 g
1	58	17	0,4	0	2	60	310	6	19	1,9	Gehacktes
1	64	19	0,4	0	2	66	341	7	21	2,1	1 Portion, 110 g
⁄	125	6	0,4	6	4	108	286	9	25	4,0	Herz
⁄	156	8	0,5	7	5	135	358	11	31	5,0	1 Portion, 125 g
⁄	47	15	0,5	0	3	54	344	3	22	1,9	Hohe Rippe
⁄	59	19	0,6	0	4	68	430	4	28	2,4	1 Portion, 125 g
⁄	60	3	0,5	0	3	45	295	4	17	2,0	Kamm (Hals)
1	75	4	0,6	0	4	56	369	5	21	2,5	1 Portion, 125 g
⁄	70	20	0,5	0	3	66	360	6	22	2,2	Keule (Ober- u. Unterschale, Hüfte, Kugel)
⁄	88	25	0,6	0	4	83	450	8	28	2,8	1 Portion, 125 g
1	257	18 000	0,7	32	592	116	340	6	21	6,9	Leber
1	321	22 500	0,9	40	740	145	425	8	26	8,6	1 Portion, 125 g
⁄	340	330	0,3	11	170	235	220	11	20	11,0	Niere
⁄	425	413	0,4	14	213	294	275	14	25	13,8	1 Portion, 125 g
⁄	49	15	0,5	0	3	55	360	3	23	2,0	Roastbeef
⁄	61	19	0,6	0	4	69	450	4	29	2,5	1 Portion, 125 g

Fleisch, Geflügel, Eier
jeweils essb. Anteil | Zeile 1: pro 100 g | Zeile 2: pro Portion

	Energie			Eiweiß	Kohlenhydrate			Fett/Fettsäuren		
	Energie		Energie-dichte	Eiweiß	Kohlen-hydrate	KH-Port.	Ballast-stoffe	Fett	gesättigte FS	einfach unges. FS
	kcal	kJ	kcal/g	g	g		g	g	g	g
Rindfleisch										
Steak	126	527	1,3	22	0	0	0	4	2	2
1 Portion, 150 g	189	790	1,3	32	0	0	0	7	3	3
Tatar	114	475	1,1	21	0	0	0	3	1	1
1 Portion, 110 g	125	522	1,1	24	0	0	0	3	1	1
Zunge	207	866	2,1	16	0	0	0	16	6	7
1 Portion, 125 g	259	1083	2,1	20	0	0	0	20	7	9
Schweinefleisch										
Backe	299	1252	3,0	17	0	0	0	26	10	12
1 Portion, 125 g	374	1565	3,0	21	0	0	0	33	12	15
Bauch	261	1092	2,6	18	0	0	0	21	7	10
1 Portion, 125 g	326	1365	2,6	22	0	0	0	26	9	12
Eisbein (Haxe)	186	778	1,9	19	0	0	0	12	5	6
1 Portion, 125 g	233	973	1,9	24	0	0	0	15	6	7
Filet	105	439	1,1	22	0	0	0	2	1	1
1 Portion, 125 g	131	549	1,1	28	0	0	0	2	1	1
Kasseler	151	632	1,5	21	0	0	0	8	3	3
1 Portion, 125 g	189	790	1,5	26	0	0	0	9	4	4
Kotelett	133	558	1,3	22	0	0	0	5	2	2
1 Portion, 125 g	167	698	1,3	27	0	0	0	6	2	3
Leber	129	540	1,3	21	1	0	0	5	2	1
1 Portion, 125 g	161	675	1,3	26	1	0	0	6	2	1
Mett (Hackfleisch)	250	1045	2,5	18	0	0	0	20	7	10
1 Portion, 110 g	275	1150	2,5	20	0	0	0	22	8	10
Niere	102	427	1,0	17	0	0	0	4	1	1
1 Portion, 125 g	128	533	1,0	21	0	0	0	5	1	1
Ober-/Unterschale (Schinkenstück)	136	568	1,4	21	0	0	0	6	2	3
1 Portion, 125 g	170	710	1,4	27	0	0	0	7	3	3
Schnitzel	106	444	1,1	22	0	0	0	2	1	1
1 Portion, 125 g	133	554	1,1	28	0	0	0	2	1	1
Schulter (Bug)	161	672	1,6	20	0	0	0	9	3	4
1 Portion, 125 g	201	840	1,6	26	0	0	0	11	4	5
Zunge	158	661	1,6	16	0	0	0	10	4	5
1 Portion, 125 g	198	826	1,6	21	0	0	0	13	4	6
Wild und sonstiges Fleisch										
Hasenkeule	116	485	1,2	22	0	0	0	3	1	1
1 Portion, 125 g	145	606	1,2	28	0	0	0	4	1	1
Hauskaninchen i.D.	146	610	1,5	19	0	0	0	8	3	1
1 Portion, 125 g	182	763	1,5	24	0	0	0	10	3	2
Hirschkeule	113	474	1,1	21	0	0	0	3	2	1
1 Portion, 125 g	142	593	1,1	26	0	0	0	4	2	2
Pferdefleisch i.D.	115	481	1,2	21	✓	0	0	3	1	2
1 Portion, 125 g	144	601	1,2	27	1	0	0	4	2	2
Rehkeule	97	406	1,0	21	0	0	0	1	1	1
1 Portion, 125 g	121	507	1,0	27	0	0	0	2	1	1
Rehrücken	122	512	1,2	23	0	0	0	4	2	2
1 Portion, 125 g	153	640	1,2	28	0	0	0	5	2	2
Wildkaninchen i.D.	109	456	1,1	22	0	0	0	2	1	✓
1 Portion, 125 g	136	570	1,1	27	0	0	0	3	1	1

Fleisch, Geflügel, Eier

jeweils essb. Anteil | Zeile 1: pro 100 g | Zeile 2: pro Portion

(FS) mehrfach unges. FS g	Cholesterin mg	Vitamine A (RÄ) µg	E (TÄ) mg	C mg	Folsäure µg	Mineralstoffe Natrium mg	Kalium mg	Kalzium mg	Magnesium mg	Eisen mg	Fleisch, Geflügel, Eier
											Rindfleisch
✓	60	18	0,5	0	3	61	360	5	23	2,1	Steak
✓	89	26	0,8	0	5	91	540	7	34	3,2	1 Portion, 150 g
✓	58	20	0,5	0	3	66	360	6	22	2,2	Tatar
✓	64	22	0,6	0	3	73	396	7	24	2,4	1 Portion, 110 g
1	102	4	0,3	3	7	100	260	8	18	2,7	Zunge
2	128	5	0,4	4	9	125	325	10	23	3,4	1 Portion, 125 g
											Schweinefleisch
3	63	4	0,5	0	2	41	305	2	20	0,8	Backe
4	79	5	0,6	0	3	51	381	3	25	1,0	1 Portion, 125 g
2	59	6	0,4	0	3	59	160	1	25	0,6	Bauch
3	74	8	0,5	0	4	74	200	1	31	0,8	1 Portion, 125 g
1	70	6	0,4	0	3	59	250	11	18	1,5	Eisbein (Haxe)
1	88	8	0,5	0	4	74	313	14	23	1,9	1 Portion, 125 g
✓	65	6	0,4	0	3	71	393	5	26	1,0	Filet
✓	81	8	0,5	0	4	89	491	6	33	1,3	1 Portion, 125 g
1	51	5	0,2	0	2	958	324	6	54	2,5	Kasseler
1	64	6	0,3	0	3	1198	405	8	68	3,1	1 Portion, 125 g
✓	55	9	0,4	0	2	65	315	11	24	1,8	Kotelett
✓	69	11	0,5	0	3	81	394	14	30	2,3	1 Portion, 125 g
1	368	36 000	0,6	23	136	77	370	8	24	17,0	Leber
2	460	45 000	0,8	29	170	96	463	10	30	21,3	1 Portion, 125 g
2	63	4	0,5	0	3	46	327	3	21	0,9	Mett (Hackfleisch)
3	69	4	0,6	0	3	51	360	3	23	1,0	1 Portion, 110 g
1	405	60	0,5	16	93	173	250	7	17	7,3	Niere
1	506	75	0,6	20	116	216	313	9	21	9,1	1 Portion, 125 g
1	70	6	0,4	0	3	75	300	2	25	1,1	Ober-/Unterschale (Schinkenstück)
1	88	8	0,5	0	4	94	375	3	31	1,4	1 Portion, 125 g
✓	49	6	0,4	0	9	72	290	9	21	1,7	Schnitzel
✓	61	8	0,5	0	11	90	363	11	26	2,1	1 Portion, 125 g
1	70	6	0,4	0	3	75	290	9	25	1,8	Schulter (Bug)
1	88	8	0,5	0	4	94	363	11	31	2,3	1 Portion, 125 g
1	116	4	0,6	4	8	93	300	10	20	2,9	Zunge
2	145	5	0,8	6	10	116	375	13	25	3,6	1 Portion, 125 g
											Wild und sonstiges Fleisch
1	65	✓	0,1	0	5	44	280	14	24	2,8	Hasenkeule
1	81	✓	0,1	0	6	55	350	18	30	3,5	1 Portion, 125 g
2	83	✓	0,4	0	8	45	330	14	25	2,6	Hauskaninchen i. D.
3	104	✓	0,5	0	10	56	413	18	31	3,3	1 Portion, 125 g
✓	65	1	0,1	0	5	62	306	10	21	2,3	Hirschkeule
✓	81	1	0,1	0	6	78	383	13	26	2,9	1 Portion, 125 g
✓	52	21	0,2	0	8	44	332	13	23	4,9	Pferdefleisch i. D.
✓	65	26	0,3	0	10	55	415	16	29	6,1	1 Portion, 125 g
✓	60	✓	0,7	0	5	60	310	5	30	3,0	Rehkeule
✓	75	✓	0,9	0	6	75	388	6	38	3,8	1 Portion, 125 g
✓	70	✓	0,8	0	5	85	340	25	30	3,0	Rehrücken
✓	88	✓	1,0	0	6	106	425	31	38	3,8	1 Portion, 125 g
1	81	3	0,5	0	5	50	380	12	29	3,2	Wildkaninchen i. D.
1	101	4	0,6	0	6	63	475	15	36	4,0	1 Portion, 125 g

Fleisch, Geflügel, Eier	Energie		Energie-dichte	Eiweiß	Kohlen-hydrate	KH-Port.	Ballast-stoffe	Fett	gesättigte FS	einfach unges. FS
jeweils essb. Anteil | Zeile 1: pro 100 g | Zeile 2: pro Portion	kcal	kJ	kcal/g	g	g		g	g	g	g
Wild und sonstiges Fleisch										
Wildschweinkeule	109	457	1,1	20	0	0	0	3	2	1
1 Portion, 125 g	137	571	1,1	24	0	0	0	4	2	2
Ziegenfleisch i. D.	149	623	1,5	20	0	0	0	8	4	3
1 Portion, 125 g	186	779	1,5	24	0	0	0	10	5	4
Geflügel und Wildgeflügel										
Entenbrust	121	506	1,2	20	0	0	0	5	1	3
1 Portion, 125 g	151	633	1,2	24	0	0	0	6	2	3
Entenfleisch mit Haut i. D.	226	944	2,3	18	0	0	0	17	5	9
1 Portion, 125 g	282	1180	2,3	23	0	0	0	22	6	12
Fasanenbrust	133	556	1,3	24	0	0	0	3	1	1
1 Portion, 125 g	166	696	1,3	30	0	0	0	4	1	1
Gänsefleisch mit Haut i. D.	338	1414	3,4	16	0	0	0	31	9	16
1 Portion, 125 g	423	1768	3,4	20	0	0	0	39	11	21
Gänsekeule	157	657	1,6	22	0	0	0	8	2	4
1 Portion, 125 g	196	821	1,6	28	0	0	0	9	3	4
Hähnchen (Poularde) i. D.	166	694	1,7	20	0	0	0	10	3	4
1 Portion, 125 g	207	868	1,7	25	0	0	0	12	4	5
Hähnchenbrust ohne Haut	102	426	1,0	24	0	0	0	1	✓	✓
1 Portion, 125 g	127	532	1,0	29	0	0	0	1	✓	✓
Hähnchenschenkel mit Haut	173	723	1,7	18	0	0	0	11	3	5
1 Portion, 125 g	216	904	1,7	23	0	0	0	14	4	6
Pute (Truthahn) i. D.	216	905	2,2	21	0	0	0	15	5	4
1 Portion, 125 g	270	1131	2,2	26	0	0	0	19	6	5
Putenbrust	107	446	1,1	24	0	0	0	1	✓	✓
1 Portion, 125 g	133	558	1,1	30	0	0	0	1	✓	✓
Putenschenkel	155	647	1,5	19	0	0	0	9	3	3
1 Portion, 125 g	193	809	1,5	24	0	0	0	11	4	3
Straußenfleisch i. D.	114	477	1,1	22	0	0	0	2	1	1
1 Portion, 125 g	143	596	1,1	27	0	0	0	3	1	1
Suppenhuhnfleisch i. D.	257	1074	2,6	19	0	0	0	20	7	9
1 Portion, 125 g	321	1343	2,6	24	0	0	0	25	9	12
Wildente	133	556	1,3	12	0	0	0	9	2	5
1 Portion, 125 g	166	696	1,3	15	0	0	0	12	3	6
Fleisch- und Wurstwaren										
Bauernleberwurst	356	1489	3,6	17	1	0	✓	32	12	15
1 Portion, 30 g	107	447	3,6	5	✓	0	✓	10	3	4
Bierschinken	160	669	1,6	19	0	0	0	10	3	4
1 Scheibe, 25 g	40	167	1,6	5	0	0	0	2	1	1
Bierwurst	232	971	2,3	16	0	0	0	19	7	8
1 Scheibe, 25 g	58	243	2,3	4	0	0	0	5	2	2
Blutwurst (Rotwurst)	288	1205	2,9	15	0	0	✓	26	9	11
1 Scheibe, 25 g	72	301	2,9	4	0	0	✓	6	2	3
Bockwurst	273	1142	2,7	13	0	0	✓	25	9	11
1 Bockwurst, 125 g	341	1428	2,7	16	0	0	✓	31	11	13
Braten-Aufschnitt	155	650	1,6	26	0	0	0	6	2	3
1 Scheibe, 20 g	31	130	1,6	5	0	0	0	1	✓	1
Corned beef	141	590	1,4	22	0	0	0	6	2	3
1 Scheibe, 25 g	35	147	1,4	5	0	0	0	2	1	1

(FS)		Vitamine				Mineralstoffe					Fleisch, Geflügel, Eier
mehrfach unges. FS	Cholesterin	A (RÄ)	E (TÄ)	C	Folsäure	Natrium	Kalium	Kalzium	Magnesium	Eisen	jeweils essb. Anteil | Zeile 1: pro 100 g | Zeile 2: pro Portion
g	mg	µg	mg	mg	µg	mg	mg	mg	mg	mg	
											Wild und sonstiges Fleisch
✓	65	8	0,2	0	5	94	359	10	22	1,8	Wildschweinkeule
✓	81	10	0,3	0	6	118	449	13	28	2,3	1 Portion, 125 g
✓	70	36	1,0	0	5	50	300	10	20	2,0	Ziegenfleisch i. D.
1	88	45	1,3	0	6	63	375	13	25	2,5	1 Portion, 125 g
											Geflügel und Wildgeflügel
1	100	30	0,1	0	25	110	290	12	20	2,4	Entenbrust
1	125	38	0,1	0	31	138	363	15	25	3,0	1 Portion, 125 g
2	76	51	0,5	0	25	38	210	14	22	2,4	Entenfleisch mit Haut i. D.
3	95	64	0,6	0	31	48	263	18	28	3,0	1 Portion, 125 g
1	58	44	Ø	6	4	33	242	3	21	0,8	Fasanenbrust
2	73	55	Ø	8	5	41	303	4	26	1,0	1 Portion, 125 g
3	86	65	0,1	0	4	86	420	12	24	1,9	Gänsefleisch mit Haut i. D.
4	108	81	0,2	0	5	108	525	15	30	2,4	1 Portion, 125 g
1	70	30	0,1	0	5	90	420	12	25	2,0	Gänsekeule
1	88	38	0,1	0	6	113	525	15	31	2,5	1 Portion, 125 g
2	81	39	0,1	0	8	70	260	12	20	0,7	Hähnchen (Poularde) i. D.
3	101	49	0,1	0	10	88	325	15	25	0,9	1 Portion, 125 g
✓	66	27	0,3	0	9	72	330	14	27	0,5	Hähnchenbrust ohne Haut
✓	83	34	0,4	0	11	90	413	18	34	0,6	1 Portion, 125 g
3	87	36	0,1	0	12	95	250	15	30	1,8	Hähnchenschenkel mit Haut
3	109	45	0,1	0	15	119	313	19	38	2,3	1 Portion, 125 g
5	74	13	0,5	0	16	63	300	25	27	1,4	Pute (Truthahn) i. D.
6	93	16	0,6	0	20	79	375	31	34	1,8	1 Portion, 125 g
✓	60	1	0,9	0	7	46	330	13	20	1,0	Putenbrust
✓	75	1	1,1	0	9	58	413	16	25	1,3	1 Portion, 125 g
3	75	2	1,2	0	25	86	289	17	17	2,0	Putenschenkel
4	94	3	1,5	0	31	108	361	21	21	2,5	1 Portion, 125 g
✓	72	Ø	0,2	0	8	67	310	5	22	2,9	Straußenfleisch i. D.
1	90	Ø	0,3	0	10	84	388	6	28	3,6	1 Portion, 125 g
3	94	32	0,3	0	8	100	300	11	30	1,4	Suppenhuhnfleisch i. D.
4	118	40	0,4	0	10	125	375	14	38	1,8	1 Portion, 125 g
1	80	80	0,7	0	8	60	250	15	20	4,1	Wildente
1	100	100	0,9	0	10	75	313	19	25	5,1	1 Portion, 125 g
											Fleisch- und Wurstwaren
4	154	3924	0,4	2	40	677	211	13	22	5,8	Bauernleberwurst
1	46	1177	0,1	✓	12	203	63	4	7	1,7	1 Portion, 30 g
1	60	4	0,3	22	2	685	337	9	25	1,0	Bierschinken
✓	15	1	0,1	6	1	171	84	2	6	0,3	1 Scheibe, 25 g
2	52	5	0,3	35	2	717	250	11	20	1,1	Bierwurst
1	13	1	0,1	9	1	179	63	3	5	0,3	1 Scheibe, 25 g
3	Ø	Ø	Ø	21	Ø	680	38	7	8	6,4	Blutwurst (Rotwurst)
1	Ø	Ø	Ø	5	Ø	170	10	2	2	1,6	1 Scheibe, 25 g
3	53	16	0,3	23	1	834	249	12	20	0,8	Bockwurst
3	66	20	0,4	29	1	1043	311	15	25	1,0	1 Bockwurst, 125 g
1	78	7	0,4	0	4	110	292	3	27	1,3	Braten-Aufschnitt
✓	16	1	0,1	0	1	22	58	1	5	0,3	1 Scheibe, 20 g
✓	44	12	0,3	12	1	840	131	33	22	1,7	Corned beef
✓	11	3	0,1	3	✓	210	33	8	6	0,4	1 Scheibe, 25 g

Fleisch, Geflügel, Eier

jeweils essb. Anteil | Zeile 1: pro 100 g | Zeile 2: pro Portion

	Energie		Energie-dichte	Eiweiß	Kohlenhydrate	KH-Port.	Ballast-stoffe	Fett	gesättigte FS	einfach unges. FS
	kcal	kJ	kcal/g	g	g		g	g	g	g
Fleisch- und Wurstwaren										
Cervelatwurst	394	1648	3,9	20	0	0	✓	35	15	15
1 Scheibe, 25 g	99	412	3,9	5	0	0	✓	9	4	4
Fleischkäse (Leberkäse)	294	1230	2,9	12	0	0	✓	27	9	12
1 Portion, 150 g	441	1845	2,9	18	0	0	✓	41	13	18
Fleischwurst	283	1183	2,8	14	0	0	✓	25	9	12
1 Scheibe, 20 g	57	237	2,8	3	0	0	✓	5	2	2
Frankfurter Würstchen	269	1125	2,7	12	0	0	✓	24	9	11
1 Würstchen, 100 g	269	1125	2,7	12	0	0	✓	24	9	11
Frikadelle	250	1044	2,5	20	7	0,5	✓	16	6	7
1 Frikadelle, 125 g	312	1305	2,5	25	9	1,0	✓	20	8	9
Geflügelmortadella	174	728	1,7	21	✓	0	✓	10	3	4
1 Scheibe, 25 g	44	182	1,7	5	✓	0	✓	2	1	1
Gelbwurst (Hirnwurst)	285	1192	2,8	11	0	0	0	27	10	13
1 Scheibe, 25 g	71	298	2,8	3	0	0	0	7	2	3
Hackfleisch (halb und halb)	231	965	2,3	19	✓	0	0	18	7	8
1 Portion, 110 g	254	1061	2,3	20	✓	0	0	19	7	9
Jagdwurst	203	849	2,0	15	0	0	✓	16	6	7
1 Scheibe, 25 g	51	212	2,0	4	0	0	✓	4	1	2
Kabanossi	451	1888	4,5	15	✓	0	✓	44	16	21
1 Portion, 30 g	135	566	4,5	5	✓	0	✓	13	5	6
Kalbsbratwurst	270	1130	2,7	11	0	0	Ø	25	Ø	Ø
1 Bratwurst, 150 g	405	1695	2,7	17	0	0	Ø	38	Ø	Ø
Kalbsleberwurst	313	1310	3,1	13	0	0	✓	29	11	13
1 Portion, 30 g	94	393	3,1	4	0	0	✓	9	3	4
Kasseler-Aufschnitt	151	632	1,5	21	0	0	0	8	3	3
1 Scheibe, 25 g	38	158	1,5	5	0	0	0	2	1	1
Knackwurst	260	1088	2,6	12	0	0	✓	24	8	11
1 Wurst, 100 g	260	1088	2,6	12	0	0	✓	24	8	11
Kochschinken	125	523	1,3	23	0	0	0	4	1	2
1 Scheibe, 30 g	38	157	1,3	7	0	0	0	1	✓	1
Lachsschinken	116	487	1,2	18	1	0	0	4	2	2
1 Scheibe, 15 g	17	73	1,2	3	✓	0	0	1	✓	✓
Leberpastete	314	1314	3,1	14	0	0	✓	29	10	13
1 Portion, 30 g	94	394	3,1	4	0	0	✓	9	3	4
Leberwurst	354	1481	3,5	14	0	0	✓	33	13	17
1 Portion, 30 g	106	444	3,5	4	0	0	✓	10	4	5
Lyoner Wurst	308	1289	3,1	11	0	0	✓	29	11	13
1 Portion, 30 g	92	387	3,1	3	0	0	✓	9	3	4
Mettwurst	296	1238	3,0	19	0	0	✓	24	9	11
1 Wurst, 150 g	444	1858	3,0	29	0	0	✓	36	13	17
Mettwurst, luftgetrocknet	335	1401	3,3	20	✓	0	✓	29	10	13
3–4 kl. Scheiben, 30 g	100	420	3,3	6	✓	0	✓	9	3	4
Mettwurst, streichfähig	382	1600	3,8	14	✓	0	✓	37	13	17
1 Portion, 30 g	115	480	3,8	4	✓	0	✓	11	4	5
Mortadella	272	1138	2,7	12	0	0	✓	25	9	12
1 Scheibe, 25 g	68	285	2,7	3	0	0	✓	6	2	3
Münchner Weißwurst	260	1088	2,6	14	0	0	✓	23	8	11
1 Wurst, 150 g	390	1632	2,6	20	0	0	✓	34	12	16
Putenbrust-Aufschnitt	113	474	1,1	26	0	0	0	1	✓	✓
1 Scheibe, 20 g	23	95	1,1	5	0	0	0	✓	✓	✓

43

Fleisch, Geflügel, Eier

jeweils essb. Anteil | Zeile 1: pro 100 g | Zeile 2: pro Portion

mehrfach unges. FS (g)	Cholesterin (mg)	Vitamine A (RÄ) (µg)	E (TÄ) (mg)	C (mg)	Folsäure (µg)	Mineralstoffe Natrium (mg)	Kalium (mg)	Kalzium (mg)	Magnesium (mg)	Eisen (mg)	Fleisch- und Wurstwaren
3	76	6	0,4	27	2	1260	300	24	11	1,7	Cervelatwurst
1	19	2	0,1	7	1	315	75	6	3	0,4	1 Scheibe, 25 g
4	59	3	0,3	24	1	599	299	4	21	0,8	Fleischkäse (Leberkäse)
6	89	5	0,5	36	2	899	449	6	32	1,2	1 Portion, 150 g
3	50	15	0,3	23	1	789	231	11	19	0,8	Fleischwurst
1	10	3	0,1	5	✓	158	46	2	4	0,2	1 Scheibe, 20 g
3	54	✓	0,3	22	2	1180	150	11	22	1,8	Frankfurter Würstchen
3	54	✓	0,3	22	2	1180	150	11	22	1,8	1 Würstchen, 100 g
2	115	58	0,7	0	12	541	184	18	17	1,8	Frikadelle
2	144	73	0,9	0	15	676	230	23	22	2,3	1 Frikadelle, 125 g
2	81	35	0,1	26	9	987	310	23	27	1,3	Geflügelmortadella
✓	20	9	✓	7	2	247	78	6	7	0,3	1 Scheibe, 25 g
3	46	2	0,3	✓	2	728	148	9	18	0,7	Gelbwurst (Hirnwurst)
1	12	1	0,1	✓	1	182	37	2	5	0,2	1 Scheibe, 25 g
2	61	9	0,5	0	2	52	320	4	20	1,3	Hackfleisch (halb und halb)
2	67	10	0,6	0	2	57	352	4	22	1,4	1 Portion, 110 g
2	59	3	0,3	40	2	818	260	14	19	2,9	Jagdwurst
1	15	1	0,1	10	1	205	65	4	5	0,7	1 Scheibe, 25 g
5	60	36	0,4	✓	2	1085	185	13	23	1,3	Kabanossi
1	18	11	0,1	✓	1	326	56	4	7	0,4	1 Portion, 30 g
Ø	Ø	Ø	Ø	Ø	Ø	Ø	Ø	Ø	Ø	Ø	Kalbsbratwurst
Ø	Ø	Ø	Ø	Ø	Ø	Ø	Ø	Ø	Ø	Ø	1 Bratwurst, 150 g
3	185	5265	0,4	34	56	692	236	15	23	7,4	Kalbsleberwurst
1	56	1580	0,1	10	17	208	71	5	7	2,2	1 Portion, 30 g
1	51	5	0,2	0	2	958	324	6	54	2,5	Kasseler-Aufschnitt
✓	13	1	0,1	0	1	240	81	2	14	0,6	1 Scheibe, 25 g
3	53	15	0,3	23	1	1190	195	28	20	0,8	Knackwurst
3	53	15	0,3	23	1	1190	195	28	20	0,8	1 Wurst, 100 g
✓	60	4	0,3	37	5	965	270	15	24	2,3	Kochschinken
✓	18	1	0,1	11	2	290	81	5	7	0,7	1 Scheibe, 30 g
1	51	5	0,2	0	2	2473	258	32	58	1,6	Lachsschinken
✓	8	1	✓	0	✓	371	39	5	9	0,2	1 Scheibe, 15 g
4	173	4688	0,4	10	60	738	173	10	15	7,0	Leberpastete
1	52	1406	0,1	3	18	221	52	3	5	2,1	1 Portion, 30 g
2	159	8300	0,4	17	44	810	143	41	26	5,3	Leberwurst
1	48	2490	0,1	5	13	243	43	12	8	1,6	1 Portion, 30 g
3	67	4	0,3	26	2	975	346	14	28	1,0	Lyoner Wurst
1	20	1	0,1	8	1	293	104	4	8	0,3	1 Portion, 30 g
3	65	3	0,3	29	2	860	309	12	23	0,9	Mettwurst
4	98	5	0,5	44	3	1290	464	18	35	1,4	1 Wurst, 150 g
3	75	3	0,4	0	2	1248	311	14	30	1,1	Mettwurst, luftgetrocknet
1	23	1	0,1	0	1	374	93	4	9	0,3	3–4 kl. Scheiben, 30 g
4	57	15	0,4	0	2	883	171	10	21	0,8	Mettwurst, streichfähig
1	17	5	0,1	0	1	265	51	3	6	0,2	1 Portion, 30 g
3	65	5	0,4	24	2	668	207	42	27	1,1	Mortadella
1	16	1	0,1	6	1	167	52	11	7	0,3	1 Scheibe, 25 g
3	58	12	0,3	✓	4	620	122	25	20	1,3	Münchner Weißwurst
4	87	18	0,5	1	6	930	183	38	30	2,0	1 Wurst, 150 g
✓	52	1	0,8	Ø	5	650	322	13	20	1,0	Putenbrust-Aufschnitt
✓	10	✓	0,2	Ø	1	130	64	3	4	0,2	1 Scheibe, 20 g

Fleisch, Geflügel, Eier

Fleisch, Geflügel, Eier

jeweils essb. Anteil | Zeile 1: pro 100 g | Zeile 2: pro Portion

	Energie kcal	Energie kJ	Energiedichte kcal/g	Eiweiß g	Kohlenhydrate g	KH-Port.	Ballaststoffe g	Fett g	gesättigte FS g	einfach unges. FS g
Fleisch- und Wurstwaren										
Rauchfleisch	129	540	1,3	17	✓	0	0	6	3	3
1 Scheibe, 20 g	26	108	1,3	3	✓	0	0	1	1	1
Salami	402	1682	4,0	20	0	0	1	36	13	17
1 Scheibe, 15 g	60	252	4,0	3	0	0	✓	5	2	3
Schinken, geräuchert	153	638	1,5	21	0	0	0	8	3	4
1 Scheibe, 20 g	31	128	1,5	4	0	0	0	2	1	1
Schinkenspeck (Speck, durchwachsen)	621	2598	6,2	9	0	0	0	65	28	29
1 Portion, 30 g	186	779	6,2	3	0	0	0	20	8	9
Schinkenwurst	261	1092	2,6	14	0	0	✓	23	8	10
1 Scheibe, 25 g	65	273	2,6	3	0	0	✓	6	2	3
Schwartenmagen	210	879	2,1	15	0	0	✓	17	6	7
1 Scheibe, 30 g	63	264	2,1	5	0	0	✓	5	2	2
Schweinebauch, geräuchert	372	1556	3,7	18	0	0	0	33	12	15
1 Portion, 100 g	372	1556	3,7	18	0	0	0	33	12	15
Schweinsbratwurst	291	1218	2,9	15	0	0	✓	26	9	12
1 Bratwurst, 150 g	437	1826	2,9	23	0	0	✓	38	14	18
Sülzwurst (Wurst in Aspik)	110	458	1,1	20	✓	0	0	3	1	1
1 Scheibe, 30 g	33	137	1,1	6	✓	0	0	1	✓	✓
Teewurst	367	1537	3,7	14	✓	0	✓	35	13	16
1 Portion, 30 g	110	461	3,7	4	✓	0	✓	10	4	5
Wiener Würstchen	263	1100	2,6	14	0	0	✓	23	8	11
1 Paar, 70 g	184	770	2,6	9	0	0	✓	16	6	8
Zungenwurst	265	1108	2,6	16	1	0	✓	22	8	11
1 Scheibe, 30 g	79	332	2,6	5	✓	0	✓	7	2	3
Zwiebelwurst	267	1115	2,7	13	2	0	✓	23	8	10
1 Portion, 30 g	80	335	2,7	4	1	0	✓	7	2	3
Fleisch- und Wurstwaren, Markenprodukte										
BiFi mit Geflügel	518	2143	5,2	27	1	0	Ø	45	17	Ø
1 BiFi Geflügel, 25 g	130	536	5,2	7	✓	0	Ø	11	4	Ø
BiFi Original, Minisalami	510	2135	5,1	25	1	0	✓	45	19	Ø
1 BiFi, 25 g	128	534	5,1	6	✓	0	✓	11	5	Ø
BiFi Roll, Minisalami im Teigmantel	464	1930	4,6	15	29	2,5	Ø	32	Ø	Ø
1 BiFi Roll, 50 g	232	965	4,6	8	15	1,5	Ø	16	Ø	Ø
Fränkische Fleischwurst, Du darfst	232	960	2,3	13	1	0	✓	19	8	Ø
1 Portion, 20 g	46	190	2,3	3	✓	0	✓	4	2	Ø
Geflügel-Leberwurst, Du darfst	254	1050	2,5	14	2	0	✓	21	9	Ø
1 Portion, 25 g	63	265	2,5	3	1	0	✓	5	2	Ø
Geflügel-Mortadella, Du darfst	141	588	1,4	14	1	0	Ø	9	Ø	Ø
1 Portion, 19 g (= 3 Scheiben)	27	112	1,4	3	✓	0	Ø	2	Ø	Ø
Kalbsleberwurst, Du darfst	261	1085	2,6	17	2	0	✓	21	9	Ø
1 Portion, 25 g	65	270	2,6	4	1	0	✓	5	2	Ø
Landleberwurst, Du darfst	256	1065	2,6	14	2	0	✓	21	9	Ø
1 Portion, 25 g	64	265	2,6	4	1	0	✓	5	2	Ø
Salami, Du darfst	261	1085	2,6	22	1	0	✓	19	8	Ø
1 Portion, 11 g (= 3 Scheiben)	29	120	2,6	2	✓	0	✓	2	1	Ø
Teewurst, Du darfst	306	1270	3,1	16	1	0	✓	27	11	Ø
1 Portion, 25 g	77	315	3,1	4	1	0	✓	7	3	Ø
Würstchen, Du darfst	191	795	1,9	13	1	0	✓	15	6	Ø
1 Würstchen, 50 g	96	395	1,9	7	1	0	✓	8	3	Ø

Fleisch, Geflügel, Eier

jeweils essb. Anteil | Zeile 1: pro 100 g | Zeile 2: pro Portion

(FS) mehrfach unges. FS g	Cholesterin mg	Vitamine A (RÄ) µg	Vitamine E (TÄ) mg	Vitamine C mg	Vitamine Folsäure µg	Mineralstoffe Natrium mg	Mineralstoffe Kalium mg	Mineralstoffe Kalzium mg	Mineralstoffe Magnesium mg	Mineralstoffe Eisen mg	
											Fleisch- und Wurstwaren
✓	59	12	0,2	0	2	2472	277	28	26	1,9	Rauchfleisch
✓	12	2	✓	0	✓	494	55	6	5	0,4	1 Scheibe, 20 g
4	72	8	0,8	28	2	2130	220	35	33	1,8	Salami
1	11	1	0,1	4	✓	320	33	5	5	0,3	1 Scheibe, 15 g
1	70	4	0,3	0	3	2121	277	2	23	1,1	Schinken, geräuchert
✓	14	1	0,1	0	1	424	55	✓	5	0,2	1 Scheibe, 20 g
3	90	Ø	Ø	0	Ø	1770	225	9	15	0,8	Schinkenspeck (Speck, durchwachsen)
1	27	Ø	Ø	0	Ø	531	68	3	5	0,2	1 Portion, 30 g
3	62	5	0,3	27	2	914	284	13	25	1,0	Schinkenwurst
1	16	1	0,1	7	1	229	71	3	6	0,3	1 Scheibe, 25 g
1	162	120	0,5	0	18	1290	957	40	74	4,1	Schwartenmagen
✓	49	36	0,2	0	5	387	287	12	22	1,2	1 Scheibe, 30 g
3	Ø	Ø	Ø	Ø	Ø	1400	248	10	20	2,3	Schweinebauch, geräuchert
3	Ø	Ø	Ø	Ø	Ø	1400	248	10	20	2,3	1 Portion, 100 g
3	62	4	0,3	✓	3	520	174	15	14	0,8	Schweinsbratwurst
4	93	6	0,5	✓	5	780	261	23	21	1,2	1 Bratwurst, 150 g
✓	55	144	0,1	0	10	466	323	16	24	1,6	Sülzwurst (Wurst in Aspik)
✓	17	43	✓	0	3	140	97	5	7	0,5	1 Scheibe, 30 g
4	60	16	0,3	0	2	832	196	10	22	1,0	Teewurst
1	18	5	0,1	0	1	250	59	3	7	0,3	1 Portion, 30 g
3	53	16	0,3	23	1	941	204	13	20	2,4	Wiener Würstchen
2	37	11	0,2	16	1	659	143	9	14	1,7	1 Paar, 70 g
3	68	15	0,3	✓	3	996	271	16	24	1,6	Zungenwurst
1	20	5	0,1	✓	1	299	81	5	7	0,5	1 Scheibe, 30 g
3	588	2948	0,5	2	36	855	236	21	23	5,1	Zwiebelwurst
1	176	884	0,2	1	11	257	71	6	7	1,5	1 Portion, 30 g
											Fleisch- und Wurstwaren, Markenprodukte
Ø	Ø	Ø	Ø	Ø	Ø	Ø	Ø	Ø	Ø	Ø	BiFi mit Geflügel
Ø	Ø	Ø	Ø	Ø	Ø	Ø	Ø	Ø	Ø	Ø	1 BiFi Geflügel, 25 g
Ø	Ø	Ø	Ø	Ø	Ø	1580	Ø	Ø	Ø	Ø	BiFi Original, Minisalami
Ø	Ø	Ø	Ø	Ø	Ø	395	Ø	Ø	Ø	Ø	1 BiFi, 25 g
Ø	Ø	Ø	Ø	Ø	Ø	Ø	Ø	Ø	Ø	Ø	BiFi Roll, Minisalami im Teigmantel
Ø	Ø	Ø	Ø	Ø	Ø	Ø	Ø	Ø	Ø	Ø	1 BiFi Roll, 50 g
Ø	Ø	Ø	Ø	Ø	Ø	810	Ø	Ø	Ø	Ø	Fränkische Fleischwurst, Du darfst
Ø	Ø	Ø	Ø	Ø	Ø	160	Ø	Ø	Ø	Ø	1 Portion, 20 g
Ø	Ø	Ø	Ø	Ø	Ø	560	Ø	Ø	Ø	Ø	Geflügel-Leberwurst, Du darfst
Ø	Ø	Ø	Ø	Ø	Ø	140	Ø	Ø	Ø	Ø	1 Portion, 25 g
Ø	Ø	Ø	Ø	Ø	Ø	Ø	Ø	Ø	Ø	Ø	Geflügel-Mortadella, Du darfst
Ø	Ø	Ø	Ø	Ø	Ø	Ø	Ø	Ø	Ø	Ø	1 Portion, 19 g (= 3 Scheiben)
Ø	Ø	Ø	Ø	Ø	Ø	530	Ø	Ø	Ø	Ø	Kalbsleberwurst, Du darfst
Ø	Ø	Ø	Ø	Ø	Ø	130	Ø	Ø	Ø	Ø	1 Portion, 25 g
Ø	Ø	Ø	Ø	Ø	Ø	530	Ø	Ø	Ø	Ø	Landleberwurst, Du darfst
Ø	Ø	Ø	Ø	Ø	Ø	130	Ø	Ø	Ø	Ø	1 Portion, 25 g
Ø	Ø	Ø	Ø	Ø	Ø	1450	Ø	Ø	Ø	Ø	Salami, Du darfst
Ø	Ø	Ø	Ø	Ø	Ø	160	Ø	Ø	Ø	Ø	1 Portion, 11 g (= 3 Scheiben)
Ø	Ø	Ø	Ø	Ø	Ø	1010	Ø	Ø	Ø	Ø	Teewurst, Du darfst
Ø	Ø	Ø	Ø	Ø	Ø	250	Ø	Ø	Ø	Ø	1 Portion, 25 g
Ø	Ø	Ø	Ø	Ø	Ø	640	Ø	Ø	Ø	Ø	Würstchen, Du darfst
Ø	Ø	Ø	Ø	Ø	Ø	320	Ø	Ø	Ø	Ø	1 Würstchen, 50 g

Fleisch, Geflügel, Eier

jeweils essb. Anteil | Zeile 1: pro 100 g | Zeile 2: pro Portion

	Energie			Eiweiß	Kohlenhydrate			Fett/Fettsäuren		
	Energie		Energie-dichte	Eiweiß	Kohlen-hydrate	KH-Port.	Ballast-stoffe	Fett	gesättigte FS	einfach unges. FS
	kcal	kJ	kcal/g	g	g		g	g	g	g
Fleischgerichte										
Cordon bleu, gebraten	236	987	2,4	24	5	0,5	╱	13	6	5
1 Stück, 185 g	437	1827	2,4	45	9	1,0	1	24	11	9
gefüllte Paprika mit Hackfleisch	99	413	1,0	8	6	0,5	2	5	2	2
1 Stück, 250 g	247	1033	1,0	20	16	1,5	5	12	5	5
Hähnchen-Cordon-bleu, gebraten	204	853	2,0	23	5	0,5	╱	10	5	4
1 Stück, 185 g	377	1578	2,0	42	9	1,0	1	19	9	7
Hähnchenschnitzel, paniert, gebraten	187	784	1,9	22	7	0,5	1	8	3	3
1 Schnitzel, 165 g	309	1294	1,9	37	11	1,0	1	13	5	5
Hühnerfrikassee	121	508	1,2	10	5	0,5	╱	7	3	2
1 Portion, 250 g	304	1270	1,2	26	12	1,0	1	17	8	6
Königsberger Klopse mit Soße	151	632	1,5	12	4	0,5	╱	10	4	4
1 Klops, 80 g	121	505	1,5	9	3	0,5	╱	8	3	4
Putenschnitzel, paniert, gebraten	186	777	1,9	22	7	0,5	1	8	3	3
1 Schnitzel, 165 g	307	1283	1,9	36	11	1,0	1	13	5	5
Ragout fin	140	587	1,4	15	3	0	╱	8	4	2
1 Portion, 250 g	350	1466	1,4	38	6	0,5	1	19	10	6
Rindergulasch mit Soße	111	463	1,1	13	1	0	1	6	3	3
1 Portion, 250 g	276	1156	1,1	32	3	0,5	2	15	7	6
Rinderroulade mit Soße	155	649	1,6	17	2	0	╱	9	4	4
1 Roulade, 220 g	341	1427	1,6	38	4	0,5	1	19	9	8
Schweinekotelett, paniert, gebraten	258	1078	2,6	24	7	0,5	1	15	6	6
1 Kotelett, 165 g	425	1779	2,6	39	11	1,0	1	25	10	11
Schweineschnitzel, paniert, gebraten	231	967	2,3	25	7	0,5	1	12	5	5
1 Schnitzel, 165 g	381	1596	2,3	41	11	1,0	1	19	8	8
Wiener (Kalbs-)Schnitzel, paniert, gebraten	212	888	2,1	24	7	0,5	1	10	4	4
1 Schnitzel, 165 g	350	1465	2,1	40	11	1,0	1	16	6	6
Eier										
Ei (Huhn)	154	646	1,5	13	1	0	0	11	3	5
1 Ei (Klasse M), 52 g	80	336	1,5	7	╱	0	0	6	2	2
Eigelb (Dotter)	349	1459	3,5	16	0	0	0	32	10	13
1 Eigelb, 19 g	66	277	3,5	3	0	0	0	6	2	2
Eiweiß (Eiklar)	47	197	0,5	11	1	0	0	╱	╱	╱
1 Eiweiß, 33 g	16	65	0,5	4	╱	0	0	╱	╱	╱
Eipulver	566	2369	5,7	46	2	0	0	42	12	17
1 EL, 10 g	57	237	5,7	5	╱	0	0	4	1	2

Fleisch, Geflügel, Eier

jeweils essb. Anteil | Zeile 1: pro 100 g | Zeile 2: pro Portion

(FS) mehrfach unges. FS	Cholesterin	Vitamine A (RÄ)	E (TÄ)	C	Folsäure	Mineralstoffe Natrium	Kalium	Kalzium	Magnesium	Eisen	Fleisch, Geflügel, Eier
g	mg	µg	mg	mg	µg	mg	mg	mg	mg	mg	
											Fleischgerichte
1	94	68	0,5	0	11	399	178	157	24	1,2	**Cordon bleu, gebraten**
2	173	127	1,0	0	20	737	330	291	44	2,2	1 Stück, 185 g
✓	30	175	1,9	36	14	151	253	17	17	1,0	**gefüllte Paprika mit Hackfleisch**
1	76	437	4,6	90	34	378	632	41	42	2,6	1 Stück, 250 g
1	89	75	0,4	0	13	411	240	165	26	0,7	**Hähnchen-Cordon-bleu, gebraten**
2	165	139	0,7	0	24	760	444	305	49	1,2	1 Stück, 185 g
1	95	40	0,4	0	14	335	286	22	25	0,7	**Hähnchenschnitzel, paniert, gebraten**
2	157	66	0,7	0	22	552	471	37	41	1,1	1 Schnitzel, 165 g
1	66	187	0,7	1	10	182	186	24	16	0,5	**Hühnerfrikassee**
2	164	468	1,8	3	24	455	465	61	39	1,3	1 Portion, 250 g
1	64	42	0,4	✓	6	263	190	26	18	1,3	**Königsberger Klopse mit Soße**
1	51	34	0,4	✓	5	210	152	21	14	1,0	1 Klops, 80 g
1	85	26	0,8	0	12	314	289	21	20	1,1	**Putenschnitzel, paniert, gebraten**
2	141	43	1,3	0	20	519	476	35	33	1,8	1 Schnitzel, 165 g
1	52	152	0,3	1	9	217	190	24	17	1,2	**Ragout fin**
1	131	380	0,8	2	22	543	475	59	43	3,0	1 Portion, 250 g
1	28	6	0,4	2	6	253	165	13	13	1,7	**Rindergulasch mit Soße**
1	71	15	0,9	5	16	632	411	33	32	4,2	1 Portion, 250 g
1	49	139	0,4	1	3	363	186	18	22	2,0	**Rinderroulade mit Soße**
2	108	306	0,8	2	8	797	410	40	48	4,3	1 Roulade, 220 g
2	92	32	0,6	0	10	311	201	18	43	2,0	**Schweinekotelett, paniert, gebraten**
3	152	53	1,0	0	16	513	332	29	71	3,3	1 Kotelett, 165 g
2	101	31	0,6	0	11	318	201	12	21	1,4	**Schweineschnitzel, paniert, gebraten**
2	167	51	1,0	0	17	525	332	19	35	2,3	1 Schnitzel, 165 g
1	102	26	0,5	0	22	336	283	16	27	2,7	**Wiener (Kalbs-)Schnitzel, paniert, gebraten**
2	168	43	0,7	0	36	555	468	27	45	4,4	1 Schnitzel, 165 g
											Eier
2	396	278	2,0	0	65	144	147	56	12	1,8	**Ei (Huhn)**
1	206	145	1,0	0	34	75	76	29	6	0,9	1 Ei (Klasse M), 52 g
4	1260	914	5,7	0	162	51	138	140	16	7,2	**Eigelb (Dotter)**
1	239	174	1,1	0	31	10	26	27	3	1,4	1 Eigelb, 19 g
✓	0	✓	✓	✓	9	170	154	11	12	0,2	**Eiweiß (Eiklar)**
✓	0	✓	✓	✓	3	56	51	4	4	0,1	1 Eiweiß, 33 g
6	1440	800	2,7	0	184	521	490	190	46	8,8	**Eipulver**
1	144	80	0,3	0	18	52	49	19	5	0,9	1 EL, 10 g

Fisch und Meeresfrüchte
jeweils essb. Anteil | Zeile 1: pro 100 g | Zeile 2: pro Portion

	Energie			Eiweiß	Kohlenhydrate			Fett/Fettsäuren		
	Energie		Energie-dichte	Eiweiß	Kohlen-hydrate	KH-Port.	Ballast-stoffe	Fett	gesättigte FS	einfach unges. FS
	kcal	kJ	kcal/g	g	g		g	g	g	g
Meeres- und Süßwasserfische										
Aal	281	1176	2,8	15	0	0	0	25	6	11
1 Portion, 150 g	422	1764	2,8	23	0	0	0	37	9	17
Alaskaseelachs	74	310	0,7	17	0	0	0	1	✓	✓
1 Portion, 150 g	111	464	0,7	25	0	0	0	1	✓	✓
Barsch (Egli, Flussbarsch, Kretzer)	82	342	0,8	18	0	0	0	1	✓	✓
1 Portion, 150 g	123	513	0,8	28	0	0	0	1	✓	✓
Blauleng	76	318	0,8	17	0	0	0	1	✓	✓
1 Portion, 150 g	114	477	0,8	26	0	0	0	1	✓	✓
Brasse (Brachse, Blei)	116	485	1,2	17	0	0	0	5	2	1
1 Portion, 150 g	174	728	1,2	25	0	0	0	8	2	2
Dorade royale (Goldbrasse)	138	577	1,4	19	0	0	0	7	2	2
1 Portion, 150 g	207	866	1,4	29	0	0	0	10	3	3
Dornhai	181	757	1,8	13	0	0	0	15	5	4
1 Portion, 150 g	272	1136	1,8	19	0	0	0	22	7	6
Felchen (Renke)	100	418	1,0	18	0	0	0	3	1	1
1 Portion, 150 g	150	628	1,0	27	0	0	0	5	1	2
Flunder	72	301	0,7	17	0	0	0	1	✓	✓
1 Portion, 150 g	108	452	0,7	25	0	0	0	1	✓	✓
Forelle	103	431	1,0	20	0	0	0	3	1	1
1 Portion, 150 g	155	646	1,0	29	0	0	0	4	1	1
Grenadier	76	318	0,8	18	0	0	0	1	✓	✓
1 Portion, 150 g	114	477	0,8	26	0	0	0	1	✓	✓
Hecht	82	344	0,8	18	0	0	0	1	✓	✓
1 Portion, 150 g	123	516	0,8	28	0	0	0	1	✓	✓
Heilbutt (Weißer Heilbutt)	96	402	1,0	20	0	0	0	2	✓	✓
1 Portion, 150 g	144	602	1,0	30	0	0	0	3	✓	1
Hering	233	975	2,3	18	0	0	0	18	5	8
1 Portion, 150 g	350	1462	2,3	27	0	0	0	27	8	12
Kabeljau (Dorsch)	77	321	0,8	17	0	0	0	1	✓	✓
1 Portion, 150 g	115	481	0,8	26	0	0	0	1	✓	✓
Karpfen	115	481	1,2	18	0	0	0	5	2	2
1 Portion, 150 g	173	722	1,2	27	0	0	0	7	2	3
Katfisch (Steinbeißer)	88	370	0,9	18	0	0	0	2	✓	1
1 Portion, 150 g	133	555	0,9	26	0	0	0	3	1	1
Kliesche (Scharbe)	83	347	0,8	17	0	0	0	2	Ø	Ø
1 Portion, 150 g	125	521	0,8	26	0	0	0	2	Ø	Ø
Lachs	202	845	2,0	20	0	0	0	14	3	6
1 Portion, 150 g	303	1268	2,0	30	0	0	0	20	4	9
Limande	77	322	0,8	17	0	0	0	1	✓	✓
1 Portion, 150 g	116	483	0,8	26	0	0	0	1	✓	✓
Makrele	182	763	1,8	19	0	0	0	12	3	5
1 Portion, 150 g	274	1145	1,8	29	0	0	0	18	5	7
Meeräsche	120	502	1,2	20	0	0	0	4	2	1
1 Portion, 150 g	180	753	1,2	31	0	0	0	6	2	2
Merlan (Wittling)	92	385	0,9	21	0	0	0	1	✓	✓
1 Portion, 150 g	138	577	0,9	31	0	0	0	1	✓	✓
Petersfisch (Heringskönig)	85	356	0,9	18	0	0	0	1	Ø	Ø
1 Portion, 150 g	128	533	0,9	27	0	0	0	2	Ø	Ø
Red Snapper	100	418	1,0	21	0	0	0	1	✓	✓
1 Portion, 150 g	150	628	1,0	31	0	0	0	2	✓	✓

Fisch und Meeresfrüchte

jeweils essb. Anteil | Zeile 1: pro 100 g | Zeile 2: pro Portion

Meeres- und Süßwasserfische

(FS) mehrfach unges. FS (g)	Cholesterin (mg)	Vitamine A (RÄ) µg	E (TÄ) mg	C mg	Folsäure µg	Natrium mg	Kalium mg	Kalzium mg	Magnesium mg	Eisen mg	
3	164	980	5,6	/	13	65	280	17	26	0,9	**Aal**
5	246	1470	8,4	/	20	98	420	26	39	1,3	1 Portion, 150 g
/	71	20	0,6	0	3	100	338	8	57	0,2	**Alaskaseelachs**
/	107	30	1,0	0	5	150	507	12	86	0,3	1 Portion, 150 g
/	72	7	1,5	2	14	47	330	95	26	0,4	**Barsch (Egli, Flussbarsch, Kretzer)**
/	108	10	2,3	3	21	71	495	143	39	0,6	1 Portion, 150 g
/	Ø	Ø	Ø	Ø	Ø	Ø	Ø	Ø	Ø	Ø	**Blauleng**
/	Ø	Ø	Ø	Ø	Ø	Ø	Ø	Ø	Ø	Ø	1 Portion, 150 g
2	70	4	2,6	/	16	31	446	56	50	0,8	**Brasse (Brachse, Blei)**
2	105	6	3,9	/	24	47	669	84	75	1,1	1 Portion, 150 g
2	61	Ø	Ø	Ø	Ø	Ø	Ø	Ø	Ø	Ø	**Dorade royale (Goldbrasse)**
4	92	Ø	Ø	Ø	Ø	Ø	Ø	Ø	Ø	Ø	1 Portion, 150 g
3	74	240	0,6	/	5	17	220	5	23	0,5	**Dornhai**
5	111	360	0,9	/	8	26	330	8	35	0,8	1 Portion, 150 g
1	60	21	2,7	/	9	148	387	18	28	1,0	**Felchen (Renke)**
2	90	32	4,1	/	14	222	581	27	42	1,5	1 Portion, 150 g
/	48	10	0,4	/	11	92	332	27	24	0,5	**Flunder**
/	72	15	0,5	/	17	138	498	41	36	0,8	1 Portion, 150 g
1	56	32	1,7	4	9	63	413	12	26	0,4	**Forelle**
2	84	48	2,6	5	14	95	620	18	39	0,7	1 Portion, 150 g
/	Ø	Ø	Ø	Ø	Ø	Ø	Ø	20	83	Ø	**Grenadier**
/	Ø	Ø	Ø	Ø	Ø	Ø	Ø	30	125	Ø	1 Portion, 150 g
/	63	14	0,9	4	6	75	317	32	29	0,5	**Hecht**
/	95	21	1,4	6	9	113	476	48	44	0,7	1 Portion, 150 g
1	24	32	0,9	0	9	67	446	14	28	0,6	**Heilbutt (Weißer Heilbutt)**
1	36	48	1,3	0	14	101	669	21	42	0,8	1 Portion, 150 g
4	91	38	1,5	/	5	117	360	34	31	1,1	**Hering**
6	137	57	2,3	/	8	176	540	51	47	1,7	1 Portion, 150 g
/	34	7	1,0	2	8	77	320	16	32	0,4	**Kabeljau (Dorsch)**
/	51	10	1,5	3	12	116	480	24	48	0,6	1 Portion, 150 g
1	75	44	0,5	2	23	30	400	66	55	0,7	**Karpfen**
2	113	66	0,8	2	35	45	600	99	83	1,1	1 Portion, 150 g
1	33	18	2,1	/	12	105	282	20	27	1,0	**Katfisch (Steinbeißer)**
1	50	27	3,2	/	18	158	423	30	41	1,5	1 Portion, 150 g
Ø	Ø	14	0,4	Ø	5	77	350	24	24	0,3	**Kliesche (Scharbe)**
Ø	Ø	21	0,6	Ø	8	116	525	36	36	0,4	1 Portion, 150 g
4	44	41	2,2	/	3	60	331	16	25	0,6	**Lachs**
6	66	62	3,3	/	5	90	497	24	38	0,9	1 Portion, 150 g
/	60	10	0,5	/	11	80	298	17	17	0,5	**Limande**
/	90	15	0,8	/	17	120	447	26	26	0,8	1 Portion, 150 g
3	82	100	1,3	/	1	95	396	12	30	1,0	**Makrele**
5	123	150	2,0	/	2	143	594	18	45	1,5	1 Portion, 150 g
1	81	47	1,0	/	15	69	404	53	29	1,5	**Meeräsche**
1	122	71	1,5	/	23	104	606	80	44	2,3	1 Portion, 150 g
/	46	15	0,2	/	14	130	300	42	28	1,0	**Merlan (Wittling)**
/	69	23	0,3	/	21	195	450	63	42	1,5	1 Portion, 150 g
Ø	Ø	Ø	Ø	Ø	Ø	Ø	151	Ø	Ø	Ø	**Petersfisch (Heringskönig)**
Ø	Ø	Ø	Ø	Ø	Ø	Ø	227	Ø	Ø	Ø	1 Portion, 150 g
/	37	30	0,5	2	5	64	417	32	32	0,2	**Red Snapper**
1	56	45	0,8	2	8	96	626	48	48	0,3	1 Portion, 150 g

Fisch, Meeresfrüchte

Fisch und Meeresfrüchte

jeweils essb. Anteil | Zeile 1: pro 100 g | Zeile 2: pro Portion

	Energie kcal	kJ	Energiedichte kcal/g	Eiweiß g	Kohlenhydrate g	KH-Port.	Ballaststoffe g	Fett g	gesättigte FS g	einfach unges. FS g
Meeres- und Süßwasserfische										
Rotbarsch (Goldbarsch)	108	450	1,1	19	0	0	0	4	1	1
1 Portion, 150 g	161	675	1,1	28	0	0	0	5	1	1
Rotzunge (Hundszunge)	72	301	0,7	16	0	0	0	1	✓	✓
1 Portion, 150 g	108	452	0,7	23	0	0	0	2	✓	✓
Schellfisch	78	327	0,8	18	0	0	0	1	✓	✓
1 Portion, 150 g	117	491	0,8	27	0	0	0	1	✓	✓
Schleie	78	328	0,8	18	0	0	0	1	✓	✓
1 Portion, 150 g	118	492	0,8	27	0	0	0	1	✓	✓
Scholle	90	375	0,9	18	0	0	0	2	✓	1
1 Portion, 150 g	134	562	0,9	27	0	0	0	3	✓	1
Schwarzer Heilbutt (Grönland-Heilbutt)	141	590	1,4	13	0	0	0	10	2	7
1 Portion, 150 g	212	885	1,4	20	0	0	0	15	2	10
Schwertfisch	117	490	1,2	19	0	0	0	4	1	2
1 Portion, 150 g	176	734	1,2	29	0	0	0	7	1	3
Seehecht (Hechtdorsch)	92	386	0,9	17	0	0	0	3	1	1
1 Portion, 150 g	138	579	0,9	26	0	0	0	4	1	1
Seelachs (Köhler, Steinköhler)	81	339	0,8	18	0	0	0	1	✓	✓
1 Portion, 150 g	122	508	0,8	27	0	0	0	1	✓	✓
Seeteufel (Anglerfisch)	66	276	0,7	15	0	0	0	1	✓	✓
1 Portion, 150 g	99	414	0,7	22	0	0	0	1	✓	✓
Seezunge	83	348	0,8	18	0	0	0	1	✓	✓
1 Portion, 150 g	125	522	0,8	26	0	0	0	2	✓	✓
Steinbutt	83	348	0,8	17	0	0	0	2	✓	1
1 Portion, 150 g	125	522	0,8	25	0	0	0	3	✓	1
Stint	85	356	0,9	17	0	0	0	2	✓	✓
1 Portion, 150 g	128	533	0,9	26	0	0	0	3	✓	1
Stör	105	439	1,1	16	0	0	0	4	1	2
1 Portion, 150 g	158	659	1,1	24	0	0	0	6	1	3
Thunfisch (Blauflossenthunfisch, Roter Thun)	144	602	1,4	23	0	0	0	5	1	2
1 Portion, 150 g	216	904	1,4	35	0	0	0	7	2	2
Tilapia	96	402	1,0	20	0	0	0	2	1	1
1 Portion, 150 g	144	602	1,0	30	0	0	0	3	1	1
Wels (Waller)	163	682	1,6	15	0	0	0	11	3	3
1 Portion, 150 g	245	1023	1,6	23	0	0	0	17	5	4
Zander	83	347	0,8	19	0	0	0	1	✓	✓
1 Portion, 150 g	125	521	0,8	29	0	0	0	1	✓	✓
Krusten- und Weichtiere										
Austern	66	276	0,7	9	5	0,5	0	1	✓	✓
1 Portion, 80 g	53	221	0,7	7	4	0,5	0	1	✓	✓
Flusskrebs	64	268	0,6	15	0	0	0	✓	✓	✓
1 Portion, 80 g	51	214	0,6	12	0	0	0	✓	✓	✓
Hummer	81	339	0,8	16	0	0	0	2	✓	✓
1 Portion, 80 g	65	271	0,8	13	0	0	0	2	✓	✓
Jakobsmuschel (Pilgermuschel)	88	368	0,9	17	2	0	0	1	✓	✓
1 Portion, 80 g	70	295	0,9	13	2	0	0	1	✓	✓
Languste	84	351	0,8	17	1	0	0	1	✓	✓
1 Portion, 80 g	67	281	0,8	14	1	0	0	1	✓	✓
Miesmuscheln	69	289	0,7	11	2	0	0	2	1	✓
1 Portion, 80 g	55	231	0,7	8	2	0	0	2	✓	✓

Fisch und Meeresfrüchte

jeweils essb. Anteil | Zeile 1: pro 100 g | Zeile 2: pro Portion

(FS) mehrfach unges. FS [g]	Cholesterin [mg]	Vitamine A (RÄ) [µg]	E (TÄ) [mg]	C [mg]	Folsäure [µg]	Mineralstoffe Natrium [mg]	Kalium [mg]	Kalzium [mg]	Magnesium [mg]	Eisen [mg]	Fisch und Meeresfrüchte
											Meeres- und Süßwasserfische
1	30	14	1,3	✓	5	80	308	22	29	0,7	**Rotbarsch (Goldbarsch)**
1	45	21	2,0	✓	8	120	462	33	44	1,1	1 Portion, 150 g
✓	15	Ø	Ø	Ø	Ø	121	280	29	20	0,7	**Rotzunge (Hundszunge)**
1	23	Ø	Ø	Ø	Ø	182	420	44	30	1,1	1 Portion, 150 g
✓	35	17	0,4	✓	11	116	301	18	39	0,6	**Schellfisch**
✓	53	26	0,6	✓	17	174	452	27	59	0,9	1 Portion, 150 g
✓	70	1	0,1	✓	21	33	400	63	51	0,9	**Schleie**
✓	105	2	0,2	✓	32	50	600	95	77	1,3	1 Portion, 150 g
1	63	6	0,8	2	11	104	311	51	22	0,9	**Scholle**
1	95	9	1,2	2	17	156	467	77	33	1,4	1 Portion, 150 g
1	65	31	0,9	✓	12	86	345	20	22	0,4	**Schwarzer Heilbutt (Grönland-Heilbutt)**
1	98	47	1,4	✓	18	129	518	30	33	0,6	1 Portion, 150 g
1	39	20	1,0	1	2	102	342	10	20	0,9	**Schwertfisch**
2	59	30	1,5	✓	3	153	513	15	30	1,4	1 Portion, 150 g
1	50	15	0,6	✓	14	101	294	41	25	0,7	**Seehecht (Hechtdorsch)**
2	75	23	0,9	✓	21	152	441	62	38	1,1	1 Portion, 150 g
✓	39	6	0,4	✓	10	86	356	14	25	1,0	**Seelachs (Köhler, Steinköhler)**
✓	59	8	0,6	✓	15	129	534	21	38	1,5	1 Portion, 150 g
✓	25	12	Ø	1	7	109	235	8	21	0,3	**Seeteufel (Anglerfisch)**
✓	38	18	Ø	2	11	164	353	12	32	0,5	1 Portion, 150 g
1	50	4	0,8	✓	10	100	309	29	49	0,8	**Seezunge**
1	75	6	1,2	✓	15	150	464	44	74	1,2	1 Portion, 150 g
1	25	1	0,6	✓	8	114	290	17	45	0,5	**Steinbutt**
1	38	2	0,9	✓	12	171	435	26	68	0,8	1 Portion, 150 g
1	71	15	0,1	✓	37	156	357	20	24	0,5	**Stint**
1	107	23	0,2	✓	56	234	536	30	36	0,8	1 Portion, 150 g
1	60	210	0,5	0	15	54	284	13	35	0,7	**Stör**
1	90	315	0,8	0	23	81	426	20	53	1,1	1 Portion, 150 g
1	38	655	1,0	0	2	39	252	8	50	1,0	**Thunfisch (Blauflossenthunfisch, Roter Thun)**
2	57	983	1,5	0	3	59	378	12	75	1,5	1 Portion, 150 g
✓	50	Ø	0,4	0	24	52	302	10	27	0,6	**Tilapia**
1	75	Ø	0,6	0	36	78	453	15	41	0,8	1 Portion, 150 g
2	152	Ø	Ø	Ø	Ø	19	430	26	55	0,6	**Wels (Waller)**
3	228	Ø	Ø	Ø	Ø	29	645	39	83	0,9	1 Portion, 150 g
✓	70	1	1,5	✓	10	24	391	53	50	0,6	**Zander**
✓	105	2	2,3	✓	15	36	587	80	75	1,0	1 Portion, 150 g
											Krusten- und Weichtiere
✓	123	93	0,9	✓	7	160	184	82	32	3,1	**Austern**
✓	98	74	0,7	✓	6	128	147	66	26	2,5	1 Portion, 80 g
✓	158	✓	0,1	2	18	253	254	43	40	2,0	**Flusskrebs**
✓	126	✓	0,1	2	14	202	203	34	32	1,6	1 Portion, 80 g
1	89	✓	1,5	✓	16	270	220	61	24	1,0	**Hummer**
1	71	✓	1,2	✓	13	216	176	49	19	0,8	1 Portion, 80 g
✓	33	15	0	3	16	161	322	24	56	0,3	**Jakobsmuschel (Pilgermuschel)**
✓	26	12	0	2	13	129	258	19	45	0,2	1 Portion, 80 g
1	140	25	1,0	2	10	182	500	68	40	1,3	**Languste**
✓	112	20	0,8	2	8	146	400	54	32	1,0	1 Portion, 80 g
1	126	54	0,8	3	33	296	286	24	30	4,2	**Miesmuscheln**
✓	101	43	0,6	3	26	237	229	19	24	3,4	1 Portion, 80 g

Fisch und Meeresfrüchte
jeweils essb. Anteil | Zeile 1: pro 100 g | Zeile 2: pro Portion

	Energie kcal	Energie kJ	Energiedichte kcal/g	Eiweiß g	Kohlenhydrate g	KH-Port. g	Ballaststoffe g	Fett g	gesättigte FS g	einfach unges. FS g
Krusten- und Weichtiere										
Nordseegarnelen (Nordseekrabben)	87	364	0,9	19	0	0	0	1	✓	✓
1 Portion (3 EL), 30 g	26	109	0,9	6	0	0	0	✓	✓	✓
Tintenfisch	73	305	0,7	16	0	0	0	1	✓	✓
1 Portion, 50 g	37	153	0,7	8	0	0	0	✓	✓	✓
Fischerzeugnisse										
Aal, geräuchert	329	1377	3,3	18	0	0	0	29	5	13
1 Portion, 50 g	165	688	3,3	9	0	0	0	14	3	7
Bismarckhering	210	879	2,1	17	0	0	0	16	4	8
1 Portion, 125 g	263	1098	2,1	21	0	0	0	20	5	10
Brathering	204	854	2,0	17	0	0	0	15	4	7
1 Portion, 125 g	255	1067	2,0	21	0	0	0	19	5	9
Bückling	224	937	2,2	21	0	0	0	16	3	8
1 Portion, 125 g	280	1172	2,2	27	0	0	0	19	4	9
Buttermakrele	281	1176	2,8	18	0	0	0	23	Ø	Ø
1 Portion, 50 g	141	588	2,8	9	0	0	0	12	Ø	Ø
Flunder, geräuchert	110	460	1,1	23	0	0	0	2	✓	1
1 Portion, 50 g	55	230	1,1	12	0	0	0	1	✓	✓
Forelle, geräuchert	167	699	1,7	32	0	0	0	5	1	1
1 Portion, 50 g	84	349	1,7	16	0	0	0	2	1	1
Heringsfilet in Cremesoßen i. D.	182	761	1,8	11	3	0	1	14	3	6
1 Portion, 100 g	182	761	1,8	11	3	0	1	14	3	6
Heringssalat mit Roter Bete u. Äpfeln	251	1051	2,5	4	5	0,5	1	24	8	10
1 Portion, 200 g	503	2103	2,5	8	9	1,0	2	49	16	20
Heringsstipp	240	1002	2,4	10	3	0	✓	21	6	10
1 Portion, 200 g	479	2004	2,4	21	5	0,5	1	42	13	19
Kaviar, echt (Stör-Kaviar)	244	1021	2,4	26	0	0	0	16	3	3
1 TL, 5 g	12	51	2,4	1	0	0	0	1	✓	✓
Kaviar-Ersatz (Deutscher Kaviar)	114	477	1,1	14	0	0	0	6	Ø	Ø
1 TL, 5 g	6	24	1,1	1	0	0	0	✓	Ø	Ø
Krabben in Dosen	90	377	0,9	18	1	0	0	1	✓	✓
1 Portion, 50 g	45	188	0,9	9	✓	0	0	1	✓	✓
Lachs in Dosen	165	690	1,7	21	0	0	0	9	2	4
1 Portion, 50 g	83	345	1,7	11	0	0	0	4	1	2
Makrele, geräuchert	222	929	2,2	21	0	0	0	16	3	7
1 Portion, 50 g	111	464	2,2	10	0	0	0	8	1	3
Matjeshering (Matjesfilet)	267	1117	2,7	16	0	0	0	23	5	12
1 Filet, 80 g	214	894	2,7	13	0	0	0	18	4	9
Ölsardinen in Dosen	222	929	2,2	24	0	0	0	14	2	6
1 Stück, 15 g	33	139	2,2	4	0	0	0	2	✓	1
Räucherlachs	288	1205	2,9	28	0	0	0	19	4	8
1 Portion, 50 g	144	602	2,9	14	0	0	0	10	2	4
Rollmops	203	849	2,0	16	1	0	✓	15	5	7
1 Portion, 125 g	254	1062	2,0	20	1	0	✓	19	6	9
Rotbarsch, geräuchert	145	607	1,5	24	0	0	0	6	1	3
1 Portion, 50 g	73	303	1,5	12	0	0	0	3	1	1
Salzhering (Pökelhering)	218	912	2,2	20	0	0	0	15	4	8
1 Portion, 125 g	273	1140	2,2	25	0	0	0	19	5	10
Schellfisch, geräuchert	93	389	0,9	22	0	0	0	✓	✓	✓
1 Portion, 50 g	47	195	0,9	11	0	0	0	✓	✓	✓

Fisch und Meeresfrüchte

jeweils essb. Anteil | Zeile 1: pro 100 g | Zeile 2: pro Portion

(FS) mehrfach unges. FS	Cholesterin	Vitamine				Mineralstoffe					
		A (RÄ)	E (TÄ)	C	Folsäure	Natrium	Kalium	Kalzium	Magnesium	Eisen	
g	mg	µg	mg	mg	µg	mg	mg	mg	mg	mg	
											Krusten- und Weichtiere
1	135	2	1,0	2	12	146	230	92	67	0,6	**Nordseegarnelen (Nordseekrabben)**
✓	41	1	0,3	1	4	44	69	28	20	0,2	1 Portion (3 EL), 30 g
✓	275	3	2,4	5	14	387	273	27	34	0,8	**Tintenfisch**
✓	138	2	1,2	3	7	194	137	14	17	0,4	1 Portion, 50 g
											Fischerzeugnisse
4	160	940	5,5	✓	10	500	243	19	18	0,7	**Aal, geräuchert**
2	80	470	2,8	✓	5	250	122	10	9	0,3	1 Portion, 50 g
4	83	33	1,6	✓	3	1090	74	38	12	1,5	**Bismarckhering**
5	104	41	2,0	✓	4	1363	93	48	15	1,9	1 Portion, 125 g
3	87	20	1,5	0	3	585	184	36	40	1,1	**Brathering**
3	109	25	1,9	0	4	731	230	45	50	1,4	1 Portion, 125 g
3	90	28	1,6	✓	4	689	343	35	32	1,1	**Bückling**
4	113	35	2,0	✓	5	861	429	44	40	1,4	1 Portion, 125 g
Ø	Ø	Ø	Ø	Ø	Ø	Ø	Ø	Ø	Ø	Ø	**Buttermakrele**
Ø	Ø	Ø	Ø	Ø	Ø	Ø	Ø	Ø	Ø	Ø	1 Portion, 50 g
✓	53	7	0,7	✓	9	481	410	22	25	0,5	**Flunder, geräuchert**
✓	27	4	0,4	✓	5	241	205	11	13	0,3	1 Portion, 50 g
1	89	50	3,8	Ø	11	570	420	260	23	1,2	**Forelle, geräuchert**
1	45	25	1,9	Ø	6	285	210	130	12	0,6	1 Portion, 50 g
5	52	20	4,1	1	3	445	246	51	23	0,9	**Heringsfilet in Cremesoßen i. D.**
5	52	20	4,1	1	3	445	246	51	23	0,9	1 Portion, 100 g
5	65	64	3,7	4	10	394	168	29	15	0,7	**Heringssalat mit Roter Bete u. Äpfeln**
10	130	127	7,4	8	20	788	336	58	30	1,4	1 Portion, 200 g
4	80	38	2,1	2	6	214	255	36	22	0,9	**Heringsstipp**
7	160	76	4,2	5	12	428	510	72	44	1,8	1 Portion, 200 g
5	300	561	1,9	Ø	5	1940	164	51	5	1,4	**Kaviar, echt (Stör-Kaviar)**
✓	15	28	0,1	Ø	✓	97	8	3	✓	0,1	1 TL, 5 g
Ø	Ø	Ø	Ø	Ø	Ø	2110	73	51	Ø	Ø	**Kaviar-Ersatz (Deutscher Kaviar)**
Ø	Ø	Ø	Ø	Ø	Ø	106	4	3	Ø	Ø	1 TL, 5 g
1	136	18	1,2	1	4	937	224	83	59	1,5	**Krabben in Dosen**
✓	68	9	0,6	1	2	469	112	42	30	0,8	1 Portion, 50 g
2	34	59	1,5	0	38	540	300	185	30	1,1	**Lachs in Dosen**
1	17	30	0,8	0	19	270	150	93	15	0,6	1 Portion, 50 g
4	105	30	0,3	0	1	261	275	5	30	1,2	**Makrele, geräuchert**
2	53	15	0,2	0	1	131	138	3	15	0,6	1 Portion, 50 g
4	80	30	1,5	0	3	2500	235	43	35	1,3	**Matjeshering (Matjesfilet)**
3	64	24	1,2	0	2	2000	188	34	28	1,0	1 Filet, 80 g
3	140	49	8,9	0	8	366	388	330	50	2,7	**Ölsardinen in Dosen**
✓	21	7	1,3	0	1	55	58	50	8	0,4	1 Stück, 15 g
7	60	50	2,5	0	4	1880	535	20	40	1,4	**Räucherlachs**
3	30	25	1,3	0	2	940	268	10	20	0,7	1 Portion, 50 g
2	80	9	0,3	✓	5	1200	75	59	30	1,6	**Rollmops**
3	100	11	0,4	✓	6	1500	94	74	38	2,0	1 Portion, 125 g
1	Ø	Ø	Ø	Ø	Ø	553	367	25	Ø	4,7	**Rotbarsch, geräuchert**
1	Ø	Ø	Ø	Ø	Ø	277	184	13	Ø	2,4	1 Portion, 50 g
4	Ø	48	Ø	✓	Ø	5930	240	112	39	20,0	**Salzhering (Pökelhering)**
5	Ø	60	Ø	✓	Ø	7413	300	140	49	25,0	1 Portion, 125 g
✓	Ø	✓	Ø	✓	Ø	557	300	20	25	1,0	**Schellfisch, geräuchert**
✓	Ø	✓	Ø	✓	Ø	279	150	10	13	0,5	1 Portion, 50 g

Fisch und Meeresfrüchte

jeweils essb. Anteil | Zeile 1: pro 100 g | Zeile 2: pro Portion

	Energie			Eiweiß	Kohlenhydrate			Fett/Fettsäuren		
	Energie		Energie-dichte	Eiweiß	Kohlen-hydrate	KH-Port.	Ballast-stoffe	Fett	gesättigte FS	einfach unges. FS
	kcal	kJ	kcal/g	g	g		g	g	g	g
Fischerzeugnisse										
Schillerlocke	302	1264	3,0	21	0	0	0	24	5	10
1 Portion, 100 g	302	1264	3,0	21	0	0	0	24	5	10
Schwarzer Heilbutt, geräuchert	223	933	2,2	17	0	0	0	17	3	12
1 Portion, 50 g	112	467	2,2	9	0	0	0	9	1	6
Seelachs, geräuchert	98	410	1,0	23	0	0	0	1	✓	✓
1 Portion, 50 g	49	205	1,0	11	0	0	0	✓	✓	✓
Seelachs in Öl (Lachsersatz)	150	628	1,5	20	0	0	0	8	Ø	Ø
1 Portion, 50 g	75	314	1,5	10	0	0	0	4	Ø	Ø
Sprotte, geräuchert (Kieler Sprotte)	243	1017	2,4	19	0	0	0	18	4	7
1 Sprotte, 25 g	61	254	2,4	5	0	0	0	5	1	2
Stockfisch (Kabeljau, getrocknet)	339	1418	3,4	79	0	0	0	3	1	1
1 Portion, 50 g	170	709	3,4	40	0	0	0	1	✓	1
Stöcker (Schildmakrele)	114	477	1,1	20	0	0	0	4	1	2
1 Portion, 50 g	57	238	1,1	10	0	0	0	2	✓	1
Thunfisch in Öl, abgetropft	192	803	1,9	28	0	0	0	8	1	3
1 Portion, 50 g	96	402	1,9	14	0	0	0	4	1	2
Thunfisch in eigenem Saft, abgetrcpft (natur)	122	510	1,2	25	0	0	0	2	1	✓
1 Portion, 50 g	61	255	1,2	12	0	0	0	1	✓	✓
Fischgerichte										
Fischfrikadelle, paniert, gebraten	204	851	2,0	13	9	1,0	1	13	5	5
1 Frikadelle, 80 g	163	681	2,0	10	7	0,5	✓	11	4	4
Fischfrikadellen-Brötchen	202	845	2,0	10	26	2,0	2	7	2	2
1 Brötchen, 145 g	293	1226	2,0	15	37	3,5	2	9	3	3
Fischstäbchen, paniert, gebraten	195	815	1,9	12	12	1,0	1	11	5	4
1 Fischstäbchen, 30 g	58	245	1,9	4	4	0,5	✓	3	1	1
Kabeljaufilet, paniert, gebraten	164	686	1,6	18	6	0,5	✓	8	3	3
1 Portion, 175 g	287	1201	1,6	31	10	1,0	1	14	6	5
Krabbenbrötchen	239	1001	2,4	12	19	2,0	1	13	5	5
1 Brötchen, 130 g	311	1302	2,4	15	25	2,5	1	17	7	6
Matjesbrötchen	238	994	2,4	12	20	2,0	1	12	3	6
1 Brötchen, 160 g	380	1590	2,4	19	31	3,0	2	20	4	10
Rotbarschfilet, paniert, gebraten	192	803	1,9	19	6	0,5	✓	11	4	4
1 Portion, 175 g	336	1405	1,9	32	10	1,0	1	19	7	6
Schlemmerfilet i. D.	174	727	1,7	17	8	1,0	1	8	3	3
1 Portion, 200 g	347	1453	1,7	33	17	1,5	2	16	7	6
Scholle, paniert, gebraten	176	735	1,8	18	6	0,5	✓	9	3	3
1 Portion, 175 g	308	1287	1,8	31	10	1,0	1	16	6	6
Seelachsfilet, paniert, gebraten	169	707	1,7	18	6	0,5	✓	8	3	3
1 Portion, 175 g	296	1238	1,7	32	10	1,0	1	14	6	5
Tintenfischringe, frittiert (Calamari)	260	1089	2,6	14	9	1,0	1	19	8	7
1 Portion, 125 g	325	1361	2,6	18	12	1,0	1	23	10	9
Fischgerichte, Markenprodukte										
Filegro (Fischfilet) in Kräuter Sauce, TK, Iglo	113	474	1,1	12	3	0,5	✓	5,7	1,5	Ø
1 Portion (= 1 Filet), 125 g	141	600	1,1	16	4	0,5	✓	7,1	1,9	Ø
Filegro (Fischfilet) Müllerin Art, TK, Iglo	131	548	1,3	14	7	0,5	✓	5	2	Ø
1 Portion (= 1 Filet), 125 g	164	685	1,3	18	8	1,0	✓	7	3	Ø
Goldknusper-Filet Rahm-Spinat, TK, Iglo	227	948	2,3	12	16	1,5	1	13	1	Ø
1 Portion (= 1 Filet), 100 g	227	948	2,3	12	16	1,5	1	13	1	Ø

(FS)		Vitamine				Mineralstoffe					Fisch und Meeresfrüchte
mehrfach unges. FS	Cholesterin	A (RÄ)	E (TÄ)	C	Folsäure	Natrium	Kalium	Kalzium	Mag-nesium	Eisen	jeweils essb. Anteil | Zeile 1: pro 100 g | Zeile 2: pro Portion
g	mg	µg	mg	mg	µg	mg	mg	mg	mg	mg	
											Fischerzeugnisse
7	100	20	0,5	Ø	4	623	58	18	28	1,1	Schillerlocke
7	100	20	0,5	Ø	4	623	58	18	28	1,1	1 Portion, 100 g
2	77	33	0,7	✓	7	520	265	18	30	0,9	Schwarzer Heilbutt, geräuchert
1	39	17	0,4	✓	4	260	133	9	15	0,5	1 Portion, 50 g
✓	Ø	Ø	Ø	Ø	Ø	648	Ø	Ø	Ø	Ø	Seelachs, geräuchert
✓	Ø	Ø	Ø	Ø	Ø	324	Ø	Ø	Ø	Ø	1 Portion, 50 g
Ø	Ø	Ø	Ø	Ø	Ø	2900	55	31	Ø	Ø	Seelachs in Öl (Lachsersatz)
Ø	Ø	Ø	Ø	Ø	Ø	1450	28	16	Ø	Ø	1 Portion, 50 g
5	Ø	150	Ø	✓	Ø	785	590	1700	Ø	Ø	Sprotte, geräuchert (Kieler Sprotte)
1	Ø	38	Ø	✓	Ø	196	148	425	Ø	Ø	1 Sprotte, 25 g
1	90	20	0,3	0	✓	500	1500	60	12	4,3	Stockfisch (Kabeljau, getrocknet)
✓	45	10	0,2	0	✓	250	750	30	6	2,2	1 Portion, 50 g
✓	Ø	12	Ø	Ø	Ø	64	360	65	Ø	Ø	Stöcker (Schildmakrele)
✓	Ø	6	Ø	Ø	Ø	32	180	33	Ø	Ø	1 Portion, 50 g
3	25	14	2,0	0	5	213	270	9	33	1,0	Thunfisch in Öl, abgetropft
1	12	7	1,0	0	3	106	135	4	16	0,5	1 Portion, 50 g
1	36	12	0,6	0	3	204	237	13	30	1,3	Thunfisch in eigenem Saft, abgetropft (natur)
✓	18	6	0,3	0	2	102	119	6	15	0,6	1 Portion, 50 g
											Fischgerichte
2	61	24	0,8	1	13	302	203	23	22	0,8	Fischfrikadelle, paniert, gebraten
2	48	19	0,6	✓	10	242	163	18	17	0,6	1 Frikadelle, 80 g
1	34	24	0,6	1	11	370	189	21	21	1,0	Fischfrikadellen-Brötchen
2	49	35	0,9	1	16	537	274	30	31	1,5	1 Brötchen, 145 g
2	58	15	0,2	1	9	283	222	17	20	0,4	Fischstäbchen, paniert, gebraten
✓	17	5	0,1	✓	3	85	67	5	6	0,1	1 Fischstäbchen, 30 g
1	78	29	0,6	1	15	307	242	24	30	0,6	Kabeljaufilet, paniert, gebraten
2	137	51	1,0	2	26	536	424	42	53	1,0	1 Portion, 175 g
2	86	11	2,4	1	6	661	153	49	37	1,3	Krabbenbrötchen
2	112	15	3,1	1	8	859	199	64	48	1,7	1 Brötchen, 130 g
2	72	28	1,4	1	7	1516	269	42	33	1,3	Matjesbrötchen
4	114	44	2,3	2	11	2426	430	67	52	2,0	1 Brötchen, 160 g
2	70	31	1,2	✓	17	309	231	30	27	0,8	Rotbarschfilet, paniert, gebraten
3	123	53	2,2	1	29	540	405	52	48	1,3	1 Portion, 175 g
1	63	20	0,4	3	13	380	271	25	24	0,6	Schlemmerfilet i. D.
3	125	40	0,8	5	25	761	541	50	49	1,2	1 Portion, 200 g
2	70	26	0,9	1	14	331	235	57	22	0,9	Scholle, paniert, gebraten
3	123	45	1,5	2	25	579	410	99	38	1,6	1 Portion, 175 g
1	98	29	0,5	1	13	314	267	23	25	0,6	Seelachsfilet, paniert, gebraten
2	171	51	0,9	1	23	550	468	40	44	1,1	1 Portion, 175 g
3	125	20	1,9	2	15	426	189	41	28	1,7	Tintenfischringe, frittiert (Calamari)
3	157	25	2,4	3	19	532	237	51	35	2,1	1 Portion, 125 g
											Fischgerichte, Markenprodukte
Ø	Ø	Ø	Ø	Ø	Ø	340	Ø	Ø	Ø	Ø	Filegro (Fischfilet) in Kräuter Sauce, TK, Iglo
Ø	Ø	Ø	Ø	Ø	Ø	432	Ø	Ø	Ø	Ø	1 Portion (= 1 Filet), 125 g
Ø	Ø	Ø	Ø	Ø	Ø	300	Ø	Ø	Ø	Ø	Filegro (Fischfilet) Müllerin Art, TK, Iglo
Ø	Ø	Ø	Ø	Ø	Ø	380	Ø	Ø	Ø	Ø	1 Portion (= 1 Filet), 125 g
Ø	Ø	Ø	Ø	Ø	Ø	560	Ø	Ø	Ø	Ø	Goldknusper-Filet Rahm-Spinat, TK, Iglo
Ø	Ø	Ø	Ø	Ø	Ø	560	Ø	Ø	Ø	Ø	1 Portion (= 1 Filet), 100 g

Fisch und Meeresfrüchte

jeweils essb. Anteil | Zeile 1: pro 100 g | Zeile 2: pro Portion

	Energie			Eiweiß	Kohlenhydrate			Fett/Fettsäuren		
	Energie		Energie-dichte	Eiweiß	Kohlen-hydrate	KH-Port.	Ballast-stoffe	Fett	gesättigte FS	einfach unges. FS
	kcal	kJ	kcal/g	g	g		g	g	g	g
Fischgerichte, Markenprodukte										
Ofenfilet in Mediterraner Sauce, TK, Iglo	113	473	1,1	15	2	0	✓	5,3	2,6	Ø
1 Portion (= 1 Filet), 140 g	155	660	1,1	20	2	0	✓	7,4	3,6	Ø
Royale Fischfilet Tomate Kräuter, TK, Iglo	171	717	1,7	14	14	1,5	1	6,4	0,6	Ø
1 Portion (= 1 Filet), 160 g	270	1140	1,7	23	22	1,5	1	10,0	1,0	Ø

(FS)		Vitamine				Mineralstoffe					Fisch und Meeresfrüchte
mehrfach unges. FS	Cholesterin	A (RÄ)	E (TÄ)	C	Folsäure	Natrium	Kalium	Kalzium	Mag-nesium	Eisen	jeweils essb. Anteil | Zeile 1: pro 100 g | Zeile 2: pro Portion
g	mg	µg	mg	mg	µg	mg	mg	mg	mg	mg	
											Fischgerichte, Markenprodukte
Ø	Ø	Ø	Ø	Ø	Ø	356	Ø	Ø	Ø	Ø	**Ofenfilet in Mediterraner Sauce, TK, Iglo**
Ø	Ø	Ø	Ø	Ø	Ø	480	Ø	Ø	Ø	Ø	1 Portion (= 1 Filet), 140 g
Ø	Ø	Ø	Ø	Ø	Ø	396	Ø	Ø	Ø	Ø	**Royale Fischfilet Tomate Kräuter, TK, Iglo**
Ø	Ø	Ø	Ø	Ø	Ø	640	Ø	Ø	Ø	Ø	1 Portion (= 1 Filet), 160 g

Fisch, Meeres-früchte

Milchprodukte und Käse

jeweils essb. Anteil | Zeile 1: pro 100 g | Zeile 2: pro Portion

	Energie		Energie-dichte	Eiweiß	Kohlen-hydrate	KH-Port.	Ballast-stoffe	Fett	gesättigte FS	einfach unges. FS
	kcal	kJ	kcal/g	g	g		g	g	g	g
Milch										
Milch, 3,5 % Fett (Vollmilch)	64	269	0,6	3	5	0,5	0	4	2	1
1 Glas, 200 ml	129	538	0,6	7	10	1,0	0	7	4	2
Milch, 1,5 % Fett (fettarme Milch)	49	203	0,5	3	5	0,5	0	2	1	1
1 Glas, 200 ml	97	406	0,5	7	10	1,0	0	3	2	1
Milch, entrahmt (Magermilch)	36	151	0,4	4	5	0,5	0	✓	✓	✓
1 Glas, 200 ml	72	302	0,4	7	10	1,0	0	✓	✓	✓
Schafsmilch	97	404	1,0	7	5	0,5	0	6	4	1
1 Glas, 125 ml	121	505	1,0	9	6	0,5	0	7	4	2
Stutenmilch	48	199	0,5	2	6	0,5	0	2	1	1
1 Glas, 125 ml	60	249	0,5	3	8	0,5	0	2	1	1
Ziegenmilch	69	290	0,7	3	4	0,5	0	4	3	1
1 Glas, 125 ml	87	362	0,7	4	6	0,5	0	5	3	2
Milchgetränke										
Bananenmilch (aus Vollmilch)	75	315	0,8	3	10	1,0	1	3	2	1
1 Glas, 200 ml	150	629	0,8	6	19	1,5	1	5	3	2
Bananenmilch (aus Magermilch)	54	225	0,5	3	10	1,0	1	✓	✓	✓
1 Glas, 200 ml	108	450	0,5	6	20	2,0	1	✓	✓	✓
Erdbeermilch (aus Vollmilch)	76	316	0,8	2	11	1,0	1	2	1	1
1 Glas, 200 ml	151	632	0,8	5	22	2,0	1	5	3	2
Erdbeermilch (aus Magermilch)	58	242	0,6	2	11	1,0	1	✓	✓	✓
1 Glas, 200 ml	116	485	0,6	5	22	2,0	1	✓	✓	✓
heiße Trinkschokolade	156	651	1,6	4	15	1,5	✓	9	5	3
1 Becher, 200 ml	311	1301	1,6	7	30	2,5	1	18	11	6
heiße weiße Trinkschokolade	157	656	1,6	3	17	1,5	0	9	5	3
1 Becher, 200 ml	313	1311	1,6	5	34	3,0	0	17	10	6
Kakaotrunk (aus Vollmilch)	79	329	0,8	3	8	0,5	✓	4	2	1
1 Glas, 200 ml	157	659	0,8	7	16	1,5	1	7	4	2
Kakaotrunk (aus fettarmer Milch)	64	266	0,6	4	8	0,5	✓	2	1	1
1 Glas, 200 ml	127	532	0,6	7	16	1,5	1	4	2	1
Kakaotrunk (aus Magermilch)	52	216	0,5	4	8	0,5	✓	✓	✓	✓
1 Glas, 200 ml	103	433	0,5	7	16	1,5	1	1	✓	✓
Vanillemilch (aus Vollmilch)	83	347	0,8	3	10	1,0	0	3	2	1
1 Glas, 200 ml	166	695	0,8	6	20	2,0	0	7	4	2
Vanillemilch (aus Magermilch)	56	236	0,6	3	10	1,0	0	✓	✓	✓
1 Glas, 200 ml	113	471	0,6	7	20	2,0	0	✓	✓	✓
Milchprodukte										
Buttermilch	36	150	0,4	3	4	0,5	0	1	✓	✓
1 Glas, 200 ml	72	300	0,4	6	8	0,5	0	1	1	✓
Crème fraîche, 40 % Fett	373	1560	3,7	2	2	0	0	40	24	12
1 EL, 15 g	56	234	3,7	✓	✓	0	0	6	4	2
Crème fraîche, 30 % Fett	288	1204	2,9	3	2	0	0	30	18	9
1 EL, 15 g	43	181	2,9	✓	✓	0	0	5	3	1
Dickmilch, 3,5 % Fett	64	266	0,6	3	4	0,5	0	4	2	1
1 Portion, 150 g	95	399	0,6	5	6	0,5	0	5	3	2
Dickmilch, fettarm, 1,5 % Fett	46	193	0,5	3	4	0,5	0	2	1	1
1 Portion, 150 g	69	289	0,5	5	6	0,5	0	2	1	1
Dickmilch, entrahmt (mager)	34	143	0,3	3	4	0,5	0	✓	✓	✓
1 Portion, 150 g	51	215	0,3	5	6	0,5	0	✓	✓	✓

Milchprodukte und Käse

jeweils essb. Anteil | Zeile 1: pro 100 g | Zeile 2: pro Portion

mehrfach unges. FS	Cholesterin	A (RÄ)	E (TÄ)	C	Folsäure	Natrium	Kalium	Kalzium	Magnesium	Eisen	
g	mg	µg	mg	mg	µg	mg	mg	mg	mg	mg	
											Milch
✓	12	33	0,1	2	5	50	150	120	12	0,1	**Milch, 3,5 % Fett (Vollmilch)**
✓	24	66	0,2	3	10	100	300	240	24	0,2	1 Glas, 200 ml
✓	5	14	✓	1	5	50	150	120	12	0,1	**Milch, 1,5 % Fett (fettarme Milch)**
✓	10	28	✓	2	10	100	300	240	24	0,2	1 Glas, 200 ml
✓	3	2	✓	1	5	50	150	120	12	0,1	**Milch, entrahmt (Magermilch)**
✓	6	4	✓	2	10	100	300	240	24	0,2	1 Glas, 200 ml
✓	11	72	0,2	5	6	50	180	190	18	0,1	**Schafsmilch**
✓	14	90	0,3	6	8	63	225	238	23	0,1	1 Glas, 125 ml
✓	5	17	0,1	15	4	25	70	110	9	0,1	**Stutenmilch**
✓	6	21	0,1	19	5	31	88	138	11	0,1	1 Glas, 125 ml
✓	11	56	0,1	2	1	40	180	130	15	0,1	**Ziegenmilch**
✓	14	70	0,1	2	1	50	225	163	19	0,1	1 Glas, 125 ml
											Milchgetränke
✓	10	34	0,1	4	8	38	204	93	17	0,2	**Bananenmilch (aus Vollmilch)**
✓	20	68	0,2	8	17	77	407	187	35	0,4	1 Glas, 200 ml
✓	2	10	0,1	4	8	38	204	93	17	0,2	**Bananenmilch (aus Magermilch)**
✓	3	20	0,2	7	17	77	407	187	35	0,4	1 Glas, 200 ml
✓	8	23	0,1	21	8	32	139	83	12	0,3	**Erdbeermilch (aus Vollmilch)**
✓	16	46	0,2	43	16	64	278	166	24	0,6	1 Glas, 200 ml
✓	1	4	✓	21	8	32	139	83	12	0,4	**Erdbeermilch (aus Magermilch)**
✓	3	8	✓	42	16	64	278	166	24	0,8	1 Glas, 200 ml
✓	8	29	0,1	1	5	37	179	107	26	0,6	**heiße Trinkschokolade**
1	16	58	0,2	2	9	74	359	214	52	1,2	1 Becher, 200 ml
✓	11	30	0,1	1	4	41	125	100	11	0,1	**heiße weiße Trinkschokolade**
1	21	60	0,2	3	8	81	251	200	21	0,2	1 Becher, 200 ml
✓	12	32	0,1	2	5	59	161	116	18	0,2	**Kakaotrunk (aus Vollmilch)**
✓	25	63	0,2	3	10	118	323	232	36	0,4	1 Glas, 200 ml
✓	6	13	✓	1	5	59	161	116	18	0,2	**Kakaotrunk (aus fettarmer Milch)**
✓	11	27	✓	2	10	118	323	232	36	0,4	1 Glas, 200 ml
✓	2	2	✓	1	5	59	161	116	18	0,2	**Kakaotrunk (aus Magermilch)**
✓	4	4	✓	2	10	118	323	232	36	0,4	1 Glas, 200 ml
✓	12	31	0,1	2	5	56	143	114	12	0,1	**Vanillemilch (aus Vollmilch)**
✓	25	62	0,2	3	9	112	287	227	23	0,2	1 Glas, 200 ml
✓	2	2	✓	1	5	56	143	114	12	0,1	**Vanillemilch (aus Magermilch)**
✓	4	4	✓	2	9	112	287	227	23	0,2	1 Glas, 200 ml
											Milchprodukte
✓	3	9	✓	1	9	60	150	110	13	0,1	**Buttermilch**
✓	6	18	✓	2	18	120	300	220	26	0,2	1 Glas, 200 ml
2	117	480	1,0	1	8	20	80	70	8	0,1	**Crème fraîche, 40 % Fett**
✓	18	72	0,2	✓	1	3	12	11	1	✓	1 EL, 15 g
1	90	360	0,9	1	10	30	100	80	9	0,1	**Crème fraîche, 30 % Fett**
✓	14	54	0,1	✓	2	5	15	12	1	✓	1 EL, 15 g
✓	13	43	0,1	1	5	50	150	120	12	0,1	**Dickmilch, 3,5 % Fett**
✓	20	65	0,2	2	8	75	225	180	18	0,2	1 Portion, 150 g
✓	6	22	0,1	1	5	50	150	120	12	0,1	**Dickmilch, fettarm, 1,5 % Fett**
✓	9	33	0,2	2	8	75	225	180	18	0,2	1 Portion, 150 g
✓	1	Ø	Ø	1	5	50	160	120	12	0,1	**Dickmilch, entrahmt (mager)**
✓	2	Ø	Ø	2	8	75	240	180	18	0,2	1 Portion, 150 g

Milchprodukte, Käse

Milchprodukte und Käse

jeweils essb. Anteil | Zeile 1: pro 100 g | Zeile 2: pro Portion

	Energie kcal	Energie kJ	Energie-dichte kcal/g	Eiweiß g	Kohlen-hydrate g	KH-Port.	Ballast-stoffe g	Fett g	gesättigte FS g	einfach unges. FS g
Milchprodukte										
Fruchtbuttermilch	75	312	0,7	3	14	1,5	·	·	·	·
1 Glas, 200 ml	149	624	0,7	6	28	2,5	·	1	1	·
Fruchtsahnedickmilch	144	602	1,4	3	13	1,0	1	9	5	3
1 Portion, 150 g	216	903	1,4	4	20	2,0	1	13	8	4
Fruchtdickmilch, 3,5 % Fett	97	406	1,0	3	14	1,5	1	3	2	1
1 Portion, 150 g	146	609	1,0	4	21	2,0	1	4	3	1
Fruchtdickmilch, fettarm, 1,5 % Fett	83	346	0,8	3	14	1,5	1	1	1	·
1 Portion, 150 g	124	519	0,8	4	21	2,0	1	2	1	1
Fruchtsahnejoghurt (Fruchtrahmjoghurt)	144	601	1,4	3	13	1,0	1	9	5	3
1 Portion, 150 g	215	901	1,4	4	20	2,0	1	13	8	4
Fruchtjoghurt, 3,5 % Fett	99	414	1,0	3	14	1,5	1	3	2	1
1 Portion, 150 g	148	621	1,0	4	21	2,0	1	5	3	2
Fruchtjoghurt, fettarm, 1,5 % Fett	83	346	0,8	3	14	1,5	1	1	1	·
1 Portion, 150 g	124	519	0,8	4	21	2,0	1	2	1	1
Fruchtjoghurt, mager (entrahmt)	76	317	0,8	4	14	1,5	1	·	·	·
1 Portion, 150 g	114	476	0,8	6	21	2,0	1	·	·	·
Fruchtsahnekefir	146	611	1,5	3	13	1,0	1	9	5	3
1 Portion, 150 g	219	916	1,5	4	20	2,0	1	13	8	4
Fruchtkefir, 3,5 % Fett	99	416	1,0	3	14	1,5	1	3	2	1
1 Portion, 150 g	149	624	1,0	4	21	2,0	1	4	3	1
Fruchtkefir, fettarm, 1,5 % Fett	86	358	0,9	3	14	1,5	1	1	1	·
1 Portion, 150 g	128	537	0,9	4	21	2,0	1	2	1	1
Fruchtmolke	65	273	0,7	1	15	1,5	·	·	·	·
1 Glas, 200 ml	130	546	0,7	1	30	2,5	·	·	·	·
Joghurt, 3,5 % Fett	66	275	0,7	3	4	0,5	0	4	2	1
1 Portion, 150 g	99	412	0,7	5	6	0,5	0	6	3	2
Joghurt, fettarm, 1,5 % Fett	46	193	0,5	3	4	0,5	0	2	1	1
1 Portion, 150 g	69	289	0,5	5	6	0,5	0	2	1	1
Joghurt, mager (entrahmt)	38	159	0,4	4	4	0,5	0	·	·	·
1 Portion, 150 g	57	238	0,4	6	6	0,5	0	·	·	·
Kefir, 3,5 % Fett	66	277	0,7	3	4	0,5	0	4	2	1
1 Portion, 150 g	99	415	0,7	5	6	0,5	0	5	3	2
Kefir, fettarm, 1,5 % Fett	50	208	0,5	3	4	0,5	0	2	1	1
1 Portion, 150 g	75	312	0,5	5	6	0,5	0	2	1	1
Molkenpulver	354	1480	3,5	11	68	6,0	0	1	1	·
1 EL, 10 g	35	148	3,5	1	7	0,5	0	·	·	·
Molke, sauer	23	96	0,2	1	4	0,5	0	·	·	·
1 Glas, 200 ml	46	192	0,2	1	8	1,0	0	·	·	·
Molke, süß	25	104	0,2	1	5	0,5	0	·	·	·
1 Glas, 200 ml	50	208	0,2	2	9	1,0	0	·	·	·
Sahne, 30 % Fett (Schlagsahne)	289	1207	2,9	3	3	0,5	0	30	18	9
1 EL, 15 g	43	181	2,9	·	·	0	0	5	3	1
Sahnejoghurt (Rahmjoghurt)	116	486	1,2	3	9	1,0	0	8	5	2
1 Portion, 150 g	174	729	1,2	5	13	1,0	0	11	7	3
Saure Sahne, 10 % Fett	117	488	1,2	3	3	0,5	0	10	6	3
1 EL, 15 g	17	73	1,2	·	·	0	0	2	1	·
Schmand, 24 % Fett (Sauerrahm)	238	997	2,4	3	3	0,5	0	24	15	7
1 EL, 15 g	36	150	2,4	·	·	0	0	4	2	1

Milchprodukte und Käse

jeweils essb. Anteil | Zeile 1: pro 100 g | Zeile 2: pro Portion

(FS) mehrfach unges. FS (g)	Cholesterin (mg)	A (RÄ) (µg)	E (TÄ) (mg)	C (mg)	Folsäure (µg)	Natrium (mg)	Kalium (mg)	Kalzium (mg)	Magnesium (mg)	Eisen (mg)	
											Milchprodukte
✓	3	8	✓	1	8	51	134	95	11	0,1	Fruchtbuttermilch
✓	6	16	✓	3	16	102	268	190	22	0,2	1 Glas, 200 ml
✓	33	34	0,1	2	5	40	129	100	10	0,1	Fruchtsahnedickmilch
1	50	51	0,2	2	8	60	194	150	15	0,2	1 Portion, 150 g
✓	11	36	0,1	2	5	42	137	106	11	0,1	Fruchtdickmilch, 3,5 % Fett
✓	17	54	0,2	2	8	63	206	159	17	0,2	1 Portion, 150 g
✓	5	19	0,1	2	5	42	137	106	11	0,1	Fruchtdickmilch, fettarm, 1,5 % Fett
✓	8	29	0,2	2	8	63	206	159	17	0,2	1 Portion, 150 g
✓	33	27	0,1	2	8	40	137	108	10	0,1	Fruchtsahnejoghurt (Fruchtrahmjoghurt)
1	50	41	0,2	2	12	60	206	162	15	0,2	1 Portion, 150 g
✓	12	28	0,1	2	9	42	145	114	11	0,1	Fruchtjoghurt, 3,5 % Fett
✓	18	42	0,2	2	14	63	218	171	17	0,2	1 Portion, 150 g
✓	4	19	0,1	2	9	42	145	114	11	0,1	Fruchtjoghurt, fettarm, 1,5 % Fett
✓	6	29	0,2	2	14	63	218	171	17	0,2	1 Portion, 150 g
✓	1	2	✓	2	9	42	153	123	12	0,1	Fruchtjoghurt, mager (entrahmt)
✓	2	3	✓	2	14	63	230	185	18	0,2	1 Portion, 150 g
✓	33	43	0,1	2	5	40	129	100	11	0,1	Fruchtsahnekefir
1	50	65	0,2	2	8	60	194	150	17	0,2	1 Portion, 150 g
✓	11	45	0,1	2	5	42	137	106	12	0,1	Fruchtkefir, 3,5 % Fett
✓	17	68	0,2	2	8	63	206	159	18	0,2	1 Portion, 150 g
✓	5	19	0,1	2	5	42	137	106	11	0,1	Fruchtkefir, fettarm, 1,5 % Fett
✓	8	29	0,2	2	8	63	206	159	17	0,2	1 Portion, 150 g
✓	2	3	0	1	1	39	117	52	7	0,1	Fruchtmolke
✓	4	6	0	3	2	78	234	104	14	0,2	1 Glas, 200 ml
✓	14	33	0,1	1	10	50	160	130	12	0,1	Joghurt, 3,5 % Fett
✓	21	50	0,2	2	15	75	240	195	18	0,2	1 Portion, 150 g
✓	5	22	✓	1	10	50	160	130	12	0,1	Joghurt, fettarm, 1,5 % Fett
✓	8	33	✓	2	15	75	240	195	18	0,2	1 Portion, 150 g
✓	1	1	✓	1	10	50	170	140	13	0,1	Joghurt, mager (entrahmt)
✓	2	2	✓	2	15	75	255	210	20	0,2	1 Portion, 150 g
✓	13	53	0,1	1	5	50	150	120	13	0,1	Kefir, 3,5 % Fett
✓	20	80	0,2	2	8	75	225	180	20	0,2	1 Portion, 150 g
✓	6	22	✓	1	5	50	150	120	12	0,1	Kefir, fettarm, 1,5 % Fett
✓	9	33	✓	2	8	75	225	180	18	0,2	1 Portion, 150 g
✓	4	12	0,1	5	33	800	2200	1500	120	1,3	Molkenpulver
✓	✓	1	✓	1	3	80	220	150	12	0,1	1 EL, 10 g
✓	2	Ø	0	1	2	50	140	100	10	0,1	Molke, sauer
✓	4	Ø	0	2	4	100	280	200	20	0,2	1 Glas, 200 ml
✓	2	3	0	1	1	45	130	60	8	0,1	Molke, süß
✓	4	6	0	2	2	90	260	120	16	0,2	1 Glas, 200 ml
1	90	360	0,9	1	10	30	100	80	9	0,1	Sahne, 30 % Fett (Schlagsahne)
✓	14	54	0,1	✓	2	5	15	12	1	✓	1 EL, 15 g
✓	25	81	0,2	1	10	45	143	116	11	0,1	Sahnejoghurt (Rahmjoghurt)
✓	38	122	0,3	1	15	68	215	174	17	0,2	1 Portion, 150 g
✓	37	120	0,3	1	12	40	140	110	12	0,1	Saure Sahne, 10 % Fett
✓	6	18	✓	✓	2	6	21	17	2	✓	1 EL, 15 g
1	75	288	0,7	1	11	36	118	92	10	0,1	Schmand, 24 % Fett (Sauerrahm)
✓	11	43	0,1	✓	2	5	18	14	2	✓	1 EL, 15 g

Milchprodukte und Käse
jeweils essb. Anteil | Zeile 1: pro 100 g | Zeile 2: pro Portion

	Energie kcal	Energie kJ	Energie-dichte kcal/g	Eiweiß g	Kohlen-hydrate g	KH-Port.	Ballast-stoffe g	Fett g	gesättigte FS g	einfach unges. FS g
Milchprodukte, Markenprodukte										
Froop Erdbeere, Müller	103	434	1,0	4	16	1,5	Ø	2	Ø	Ø
1 Becher, 150 g	155	651	1,0	6	24	2,0	Ø	3	Ø	Ø
Frucht Zwerge	105	485	1,1	7	13	1,0	✓	3	2	Ø
1 Becher, 50 g	53	243	1,1	3	7	0,5	✓	1	1	Ø
Frucht Zwerge, weniger süß	97	442	1,0	7	11	1,0	✓	3	2	Ø
1 Becher, 50 g	49	221	1,0	3	6	0,5	✓	1	1	Ø
Joghurt mild Vanille, Onken	109	460	1,1	4	17	1,5	0	3	2	Ø
1 Portion (¼ Becher), 125 g	136	575	1,1	5	22	2,0	0	3	2	Ø
Knusper Joghurt Original, Müller	118	553	1,2	5	11	1,0	Ø	5	Ø	Ø
1 Becher, 150 g	177	830	1,2	8	17	1,5	Ø	8	Ø	Ø
Obstgarten Vanilla Erdbeere, Ehrmann	139	583	1,4	4	18	1,5	Ø	6	4	Ø
1 Becher, 125 g	174	729	1,4	6	22	2,0	Ø	7	5	Ø
Nesquik (zub. mit fettarmer Milch)	77	321	0,8	3	12	1,0	1	2	1	Ø
1 Glas (20 g Pulver + 200 ml Milch)	169	707	0,8	7	26	2,5	1	4	2	Ø
Schlemmer Joghurt Kirsche, Müller	104	479	1,0	4	15	1,5	Ø	3	Ø	Ø
1 Becher, 150 g	156	719	1,0	6	23	2,0	Ø	4	Ø	Ø
Vanille Traum Ehrmann	119	499	1,2	4	16	1,5	Ø	4	3	Ø
1 Becher, 125 g	149	624	1,2	6	20	2,0	Ø	5	3	Ø
Vollkorn-Joghurt mild Erdbeere, Onken	111	467	1,1	4	16	1,5	1	3	2	Ø
1 Portion (¼ Becher), 125 g	139	584	1,1	5	20	2,0	1	4	2	Ø
Probiotische Milchprodukte, Marken-produkte										
Actimel Classic Joghurt-Drink	72	304	0,7	3	11	1,0	0	2	1	Ø
1 Flasche, 100 ml	72	304	0,7	3	11	1,0	0	2	1	Ø
Actimel Classic 0,1 %	28	121	0,3	3	3	0,5	0	✓	✓	Ø
1 Flasche, 100 ml	28	121	0,3	3	3	0,5	0	✓	✓	Ø
Actimel, ungesüßt	48	199	0,5	3	3	0,5	✓	3	2	Ø
1 Becher, 125 g	60	249	0,5	4	4	0,5	✓	3	2	Ø
LC1 Drink Multifrucht	77	320	0,8	3	15	1,5	✓	1	1	Ø
1 Flasche, 90 ml	69	288	0,8	2	14	1,5	✓	1	1	Ø
LC1 Joghurt Vanilla, Nestlé	103	436	1,0	4	15	1,5	0	3	2	Ø
1 Becher, 125 g	129	545	1,0	5	18	1,5	0	4	2	Ø
LC1 PUR Joghurt	76	318	0,8	5	6	0,5	0	4	2	Ø
1 Becher, 125 g	95	398	0,8	6	7	0,5	0	4	3	Ø
Yakult Original	66	280	0,7	1	15	1,5	Ø	0	0	Ø
1 Flasche, 65 ml	43	182	0,7	1	10	1,0	Ø	0	0	Ø
Yakult Light	42	176	0,4	1	10	1,0	2	0	0	Ø
1 Flasche, 65 ml	27	114	0,4	1	7	0,5	1	0	0	Ø
Laktosefreie Milch und Milchprodukte, Markenprodukte										
Erdbeerjoghurt, MinusL	97	409	1,0	3	15	1,5	0	3	2	Ø
1 Portion, 150 g	146	614	1,0	5	23	2,0	0	4	3	Ø
Frischkäse Doppelrahmstufe, MinusL	246	1014	2,5	6	3	0	✓	24	15	Ø
1 Portion, 30 g	74	304	2,5	2	1	0	✓	7	5	Ø
Joghurt 3,8 % Fett, MinusL	75	312	0,8	4	6	0,5	0	4	3	Ø
1 Portion, 150 g	113	468	0,8	6	9	1,0	0	6	4	Ø
Magerquark, MinusL	62	261	0,6	13	2	0	0	✓	✓	Ø
1 EL, 30 g	19	78	0,6	4	1	0	0	✓	✓	Ø

Header: **Energie** | **Eiweiß** | **Kohlenhydrate** | **Fett/Fettsäuren**

Milchprodukte und Käse

jeweils essb. Anteil | Zeile 1: pro 100 g | Zeile 2: pro Portion

mehrfach unges. FS g	Cholesterin mg	A (RÄ) µg	E (TÄ) mg	C mg	Folsäure µg	Natrium mg	Kalium mg	Kalzium mg	Magnesium mg	Eisen mg	
											Milchprodukte, Markenprodukte
Ø	Ø	Ø	Ø	Ø	Ø	Ø	Ø	Ø	Ø	Ø	**Froop Erdbeere, Müller**
Ø	Ø	Ø	Ø	Ø	Ø	Ø	Ø	Ø	Ø	Ø	1 Becher, 150 g
Ø	Ø	Ø	Ø	Ø	Ø	30	Ø	130	Ø	Ø	**Frucht Zwerge**
Ø	Ø	Ø	Ø	Ø	Ø	15	Ø	65	Ø	Ø	1 Becher, 50 g
Ø	Ø	Ø	Ø	Ø	Ø	30	Ø	130	Ø	Ø	**Frucht Zwerge, weniger süß**
Ø	Ø	Ø	Ø	Ø	Ø	15	Ø	65	Ø	Ø	1 Becher, 50 g
Ø	Ø	Ø	Ø	Ø	Ø	70	Ø	Ø	Ø	Ø	**Joghurt mild Vanille, Onken**
Ø	Ø	Ø	Ø	Ø	Ø	90	Ø	Ø	Ø	Ø	1 Portion (¼ Becher), 125 g
Ø	Ø	Ø	Ø	Ø	Ø	Ø	Ø	Ø	Ø	Ø	**Knusper Joghurt Original, Müller**
Ø	Ø	Ø	Ø	Ø	Ø	Ø	Ø	Ø	Ø	Ø	1 Becher, 150 g
Ø	Ø	Ø	Ø	Ø	Ø	40	Ø	Ø	Ø	Ø	**Obstgarten Vanilla Erdbeere, Ehrmann**
Ø	Ø	Ø	Ø	Ø	Ø	50	Ø	Ø	Ø	Ø	1 Becher, 125 g
Ø	Ø	Ø	0,9	6	23	55	Ø	122	22	Ø	**Nesquik (zub. mit fettarmer Milch)**
Ø	Ø	Ø	1,9	14	50	120	Ø	267	48	Ø	1 Glas (20 g Pulver + 200 ml Milch)
Ø	Ø	Ø	Ø	Ø	Ø	Ø	Ø	Ø	Ø	Ø	**Schlemmer Joghurt Kirsche, Müller**
Ø	Ø	Ø	Ø	Ø	Ø	Ø	Ø	Ø	Ø	Ø	1 Becher, 150 g
Ø	Ø	Ø	Ø	Ø	Ø	52	Ø	Ø	Ø	Ø	**Vanille Traum Ehrmann**
Ø	Ø	Ø	Ø	Ø	Ø	65	Ø	Ø	Ø	Ø	1 Becher, 125 g
Ø	Ø	Ø	Ø	Ø	Ø	60	Ø	Ø	Ø	Ø	**Vollkorn-Joghurt mild Erdbeere, Onken**
Ø	Ø	Ø	Ø	Ø	Ø	75	Ø	Ø	Ø	Ø	1 Portion (¼ Becher), 125 g
											Probiotische Milchprodukte, Markenprodukte
Ø	Ø	Ø	Ø	Ø	Ø	40	Ø	Ø	Ø	Ø	**Actimel Classic Joghurt-Drink**
Ø	Ø	Ø	Ø	Ø	Ø	40	Ø	Ø	Ø	Ø	1 Flasche, 100 ml
Ø	Ø	Ø	Ø	Ø	Ø	40	Ø	Ø	Ø	Ø	**Actimel Classic 0,1 %**
Ø	Ø	Ø	Ø	Ø	Ø	40	Ø	Ø	Ø	Ø	1 Flasche, 100 ml
Ø	Ø	Ø	Ø	Ø	Ø	40	Ø	Ø	Ø	Ø	**Actimel, ungesüßt**
Ø	Ø	Ø	Ø	Ø	Ø	50	Ø	Ø	Ø	Ø	1 Becher, 125 g
Ø	Ø	Ø	Ø	Ø	Ø	40	Ø	Ø	Ø	Ø	**LC1 Drink Multifrucht**
Ø	Ø	Ø	Ø	Ø	Ø	36	Ø	Ø	Ø	Ø	1 Flasche, 90 ml
Ø	Ø	Ø	Ø	Ø	Ø	56	Ø	133	Ø	Ø	**LC1 Joghurt Vanilla, Nestlé**
Ø	Ø	Ø	Ø	Ø	Ø	70	Ø	166	Ø	Ø	1 Becher, 125 g
Ø	Ø	Ø	Ø	Ø	Ø	70	Ø	145	Ø	Ø	**LC1 PUR Joghurt**
Ø	Ø	Ø	Ø	Ø	Ø	88	Ø	181	Ø	Ø	1 Becher, 125 g
Ø	Ø	Ø	Ø	Ø	Ø	16	Ø	Ø	Ø	Ø	**Yakult Original**
Ø	Ø	Ø	Ø	Ø	Ø	12	Ø	Ø	Ø	Ø	1 Flasche, 65 ml
Ø	Ø	Ø	Ø	Ø	Ø	16	Ø	Ø	Ø	Ø	**Yakult Light**
Ø	Ø	Ø	Ø	Ø	Ø	12	Ø	Ø	Ø	Ø	1 Flasche, 65 ml
											Laktosefreie Milch und Milchprodukte, Markenprodukte
Ø	Ø	Ø	Ø	Ø	Ø	40	Ø	140	Ø	Ø	**Erdbeerjoghurt, MinusL**
Ø	Ø	Ø	Ø	Ø	Ø	60	Ø	210	Ø	Ø	1 Portion, 150 g
Ø	Ø	Ø	Ø	Ø	Ø	300	Ø	80	Ø	Ø	**Frischkäse Doppelrahmstufe, MinusL**
Ø	Ø	Ø	Ø	Ø	Ø	90	Ø	24	Ø	Ø	1 Portion, 30 g
Ø	Ø	Ø	Ø	Ø	Ø	50	Ø	160	Ø	Ø	**Joghurt 3,8 % Fett, MinusL**
Ø	Ø	Ø	Ø	Ø	Ø	75	Ø	240	Ø	Ø	1 Portion, 150 g
Ø	Ø	Ø	Ø	Ø	Ø	30	Ø	120	Ø	Ø	**Magerquark, MinusL**
Ø	Ø	Ø	Ø	Ø	Ø	9	Ø	36	Ø	Ø	1 EL, 30 g

Milchprodukte und Käse

jeweils essb. Anteil | Zeile 1: pro 100 g | Zeile 2: pro Portion

	Energie	Energiedichte	Eiweiß	Kohlenhydrate	KH-Port.	Ballaststoffe	Fett	gesättigte FS	einfach unges. FS
	kcal / kJ	kcal/g	g	g	g	g	g	g	g
Laktosefreie Milch und Milchprodukte, Markenprodukte									
Milch 3,8 % Fett, MinusL	67 280	0,7	3	5	0,5	0	4	3	Ø
1 Glas, 200 ml	134 560	0,7	7	10	1,0	0	8	5	Ø
Milch 1,5 % Fett, MinusL	46 192	0,5	3	5	0,5	0	2	1	Ø
1 Glas, 200 ml	92 384	0,5	7	9	1,0	0	3	2	Ø
Schlagsahne mind. 30 % Fett, MinusL	293 1207	2,9	2	3	0,5	0	30	19	Ø
1 EL, 15 g	44 181	2,9	✓	1	0	0	5	3	Ø
Schmand 24 % Fett, MinusL	245 1011	2,5	3	4	0,5	0	24	15	Ø
1 EL, 15 g	37 152	2,5	✓	1	0	0	4	2	Ø
Schokomilch, MinusL	57 241	0,6	3	8	0,5	0	2	1	Ø
1 Portion, 250 ml	143 603	0,6	9	19	1,5	0	4	3	Ø
Milchpulver und Kondensmilcherzeugnisse									
Kaffeesahne, 10 % Fett	117 491	1,2	3	4	0,5	0	10	6	3
1 TL, 5 g	6 25	1,2	✓	✓	0	0	1	✓	✓
Kondensmilch, 10 % Fett	176 738	1,8	9	13	1,0	0	10	6	3
1 TL, 5 g	9 37	1,8	✓	1	0	0	1	✓	✓
Kondensmilch, 7,5 % Fett	133 557	1,3	7	10	1,0	0	8	5	2
1 TL, 5 g	7 28	1,3	✓	✓	0	0	✓	✓	✓
Kondensmilch, gezuckert, 7,5 % Fett	331 1383	3,3	8	56	5,0	0	8	5	2
1 TL, 5 g	17 69	3,3	✓	3	0,5	0	✓	✓	✓
Kondensmilch, 4 % Fett	111 463	1,1	8	11	1,0	0	4	2	1
1 TL, 5 g	6 23	1,1	✓	1	0	0	✓	✓	✓
Milchpulver, Vollmilchpulver	495 2070	4,9	25	38	3,5	0	26	16	8
1 EL, 10 g	49 207	4,9	3	4	0,5	0	3	2	1
Milchpulver, Magermilchpulver	368 1541	3,7	36	52	4,5	0	1	1	✓
1 EL, 10 g	37 154	3,7	4	5	0,5	0	✓	✓	✓
Frischkäse und Speisequark									
Frischkäse, Doppelrahmstufe, 60 % Fett i.Tr.	339 1420	3,4	11	3	0	0	32	19	10
1 EL, 30 g	102 426	3,4	3	1	0	0	10	6	3
Frischkäse, Rahmstufe, 50 % Fett i.Tr.	285 1191	2,8	14	3	0,5	0	24	15	7
1 EL, 30 g	85 357	2,8	4	1	0	0	7	4	2
Frischkäse, Halbfettstufe, 20 % Fett i.Tr.	105 439	1,0	11	4	0,5	0	5	3	2
1 EL, 30 g	31 132	1,0	3	1	0	0	2	1	1
Fruchtquark, 20 % Fett i.Tr.	121 507	1,2	5	17	1,5	1	4	2	1
1 Portion, 150 g	182 761	1,2	7	26	2,5	1	5	3	2
Fruchtquark, Magerstufe	103 432	1,0	6	18	1,5	1	1	✓	✓
1 Portion, 150 g	155 648	1,0	9	26	2,5	1	1	1	✓
Körniger Frischkäse (Hüttenkäse)	102 428	1,0	13	3	0	0	4	3	1
1 EL, 30 g	31 128	1,0	4	1	0	0	1	1	✓
Kräuterquark, 40 % Fett i.Tr.	139 582	1,4	9	4	0,5	✓	10	6	3
1 EL, 30 g	42 174	1,4	3	1	0	✓	3	2	1
Mascarpone	460 1926	4,6	5	4	0,5	0	48	30	15
1 EL, 30 g	138 578	4,6	1	1	0	0	14	9	5
Schichtkäse, 20 % Fett i.Tr.	109 456	1,1	12	4	0,5	0	5	3	1
1 EL, 30 g	33 137	1,1	4	1	0	0	1	1	✓
Schichtkäse, 10 % Fett i.Tr.	91 381	0,9	12	4	0,5	0	2	2	1
1 EL, 30 g	27 114	0,9	4	1	0	0	1	✓	✓

mehrfach unges. FS	Cholesterin	Vitamine				Mineralstoffe					Milchprodukte und Käse
		A (RÄ)	E (TÄ)	C	Folsäure	Natrium	Kalium	Kalzium	Magnesium	Eisen	jeweils essb. Anteil | Zeile 1: pro 100 g | Zeile 2: pro Portion
g	mg	µg	mg	mg	µg	mg	mg	mg	mg	mg	
											Laktosefreie Milch und Milchprodukte, Markenprodukte
Ø	Ø	Ø	Ø	Ø	Ø	50	Ø	120	Ø	Ø	Milch 3,8 % Fett, MinusL
Ø	Ø	Ø	Ø	Ø	Ø	100	Ø	240	Ø	Ø	1 Glas, 200 ml
Ø	Ø	Ø	Ø	Ø	Ø	50	Ø	120	Ø	Ø	Milch 1,5 % Fett, MinusL
Ø	Ø	Ø	Ø	Ø	Ø	100	Ø	240	Ø	Ø	1 Glas, 200 ml
Ø	Ø	Ø	Ø	Ø	Ø	40	Ø	90	Ø	Ø	Schlagsahne mind. 30 % Fett, MinusL
Ø	Ø	Ø	Ø	Ø	Ø	6	Ø	14	Ø	Ø	1 EL, 15 g
Ø	Ø	Ø	Ø	Ø	Ø	30	Ø	80	Ø	Ø	Schmand 24 % Fett, MinusL
Ø	Ø	Ø	Ø	Ø	Ø	5	Ø	12	Ø	Ø	1 EL, 15 g
Ø	Ø	Ø	Ø	Ø	Ø	50	Ø	120	Ø	Ø	Schokomilch, MinusL
Ø	Ø	Ø	Ø	Ø	Ø	125	Ø	300	Ø	Ø	1 Portion, 250 ml
											Milchpulver und Kondensmilcherzeugnisse
✓	39	120	0,3	1	12	40	140	110	12	0,1	Kaffeesahne, 10 % Fett
✓	2	✓	✓	✓	1	2	7	6	1	✓	1 TL, 5 g
✓	38	120	0,2	1	8	140	410	330	33	0,1	Kondensmilch, 10 % Fett
✓	2	✓	✓	✓	✓	7	21	17	2	✓	1 TL, 5 g
✓	28	82	0,2	1	6	100	320	240	24	0,1	Kondensmilch, 7,5 % Fett
✓	1	4	✓	✓	✓	5	16	12	1	✓	1 TL, 5 g
✓	29	98	0,2	3	7	120	370	290	25	0,2	Kondensmilch, gezuckert, 7,5 % Fett
✓	1	5	✓	✓	✓	6	19	15	1	✓	1 TL, 5 g
✓	16	43	0,1	1	7	110	330	260	26	0,1	Kondensmilch, 4 % Fett
✓	1	2	✓	✓	✓	6	17	13	1	✓	1 TL, 5 g
1	98	317	0,5	10	40	370	1200	920	100	0,6	Milchpulver, Vollmilchpulver
✓	10	32	0,1	1	4	37	120	92	10	0,1	1 EL, 10 g
✓	3	14	0	10	50	550	1600	1300	120	0,8	Milchpulver, Magermilchpulver
✓	✓	1	0	1	5	55	160	130	12	0,1	1 EL, 10 g
											Frischkäse und Speisequark
1	105	323	0,7	✓	23	347	89	89	7	0,1	Frischkäse, Doppelrahmstufe, 60 % Fett i.Tr.
✓	32	97	0,2	✓	7	104	27	27	2	✓	1 EL, 30 g
1	78	247	0,7	✓	25	398	109	99	9	0,1	Frischkäse, Rahmstufe, 50 % Fett i.Tr.
✓	23	74	0,2	✓	8	119	33	30	3	✓	1 EL, 30 g
✓	18	70	0,1	✓	30	40	119	119	11	0,1	Frischkäse, Halbfettstufe, 20 % Fett i.Tr.
✓	5	21	✓	✓	9	12	36	36	3	✓	1 EL, 30 g
✓	10	45	0,2	8	18	24	148	71	12	0,2	Fruchtquark, 20 % Fett i.Tr.
✓	15	68	0,3	12	27	36	222	107	18	0,3	1 Portion, 150 g
✓	2	12	0,1	8	18	24	156	71	12	0,3	Fruchtquark, Magerstufe
✓	3	18	0,2	12	27	36	234	107	18	0,5	1 Portion, 150 g
✓	16	55	0,1	✓	15	380	80	80	8	0,1	Körniger Frischkäse (Hüttenkäse)
✓	5	17	✓	✓	5	114	24	24	2	✓	1 EL, 30 g
✓	31	110	0,3	2	25	390	110	90	9	0,3	Kräuterquark, 40 % Fett i.Tr.
✓	9	33	0,1	1	8	117	33	27	3	0,1	1 EL, 30 g
2	138	520	1,4	0	21	40	80	60	6	0,1	Mascarpone
1	41	156	0,4	0	6	12	24	18	2	✓	1 EL, 30 g
✓	16	55	0,1	0	30	40	120	100	11	0,1	Schichtkäse, 20 % Fett i.Tr.
✓	5	17	✓	0	9	12	36	30	3	✓	1 EL, 30 g
✓	7	22	0,1	0	30	40	130	91	11	0,1	Schichtkäse, 10 % Fett i.Tr.
✓	2	7	✓	0	9	12	39	27	3	✓	1 EL, 30 g

Milchprodukte und Käse

jeweils essb. Anteil | Zeile 1: pro 100 g | Zeile 2: pro Portion

	Energie		Energie-dichte	Eiweiß	Kohlenhydrate	KH-Port.	Ballast-stoffe	Fett/Fettsäuren	gesättigte FS	einfach unges. FS
	kcal	kJ	kcal/g	g	g		g	g	g	g
Frischkäse und Speisequark										
Speisequark mit Sahne, 40% Fett i.Tr.	159	665	1,6	11	3	0	0	11	7	3
1 EL, 30 g	48	200	1,6	3	1	0	0	3	2	1
Speisequark, 20% Fett i.Tr.	109	456	1,1	12	3	0	0	5	3	1
1 EL, 30 g	33	137	1,1	4	1	0	0	2	1	✓
Speisequark, Magerstufe	71	297	0,7	13	3	0,5	0	✓	✓	✓
1 EL, 30 g	21	89	0,7	4	1	0	0	✓	✓	✓
Zaziki	58	242	0,6	4	4	0,5	✓	3	2	1
1 EL, 30 g	17	73	0,6	1	1	0	✓	1	1	✓
Sonstiger Käse										
Appenzeller, 50% Fett i.Tr.	387	1617	3,9	25	0	0	0	32	19	10
1 Scheibe, 30 g	116	485	3,9	8	0	0	0	9	6	3
Bavaria Blue, 70% Fett i.Tr.	408	1707	4,1	13	0	0	0	40	24	12
1 Portion, 30 g	122	512	4,1	4	0	0	0	12	7	4
Bavaria Blue, 50% Fett i.Tr.	349	1462	3,5	18	0	0	0	31	19	9
1 Portion, 30 g	105	439	3,5	5	0	0	0	9	6	3
Bel Paese, 50% Fett i.Tr.	372	1556	3,7	25	0	0	0	30	18	9
1 Portion, 30 g	112	467	3,7	8	0	0	0	9	5	3
Bergkäse, 45% Fett i.Tr.	384	1607	3,8	29	0	0	0	30	18	9
1 Scheibe, 30 g	115	482	3,8	9	0	0	0	9	5	3
Blauschimmelkäse, 60% Fett i. Tr.	425	1779	4,3	19	0	0	0	39	24	12
1 Portion, 30 g	128	534	4,3	6	0	0	0	12	7	4
Blauschimmelkäse, 50% Fett i. Tr.	359	1500	3,6	22	0	0	0	30	18	9
1 Portion, 30 g	108	450	3,6	6	0	0	0	9	5	3
Brie, 50% Fett i.Tr.	335	1403	3,4	21	0	0	0	28	17	8
1 Portion, 30 g	101	421	3,4	6	0	0	0	8	5	3
Butterkäse, 60% Fett i.Tr.	379	1586	3,8	17	0	0	0	35	21	11
1 Scheibe, 30 g	114	476	3,8	5	0	0	0	10	6	3
Butterkäse, 30% Fett i.Tr.	245	1026	2,5	26	0	0	0	15	9	5
1 Scheibe, 30 g	74	308	2,5	8	0	0	0	5	3	1
Camembert, 70% Fett i.Tr.	408	1707	4,1	13	0	0	0	40	24	12
1 Portion, 30 g	122	512	4,1	4	0	0	0	12	7	4
Camembert, 60% Fett i.Tr.	363	1517	3,6	17	0	0	0	33	20	10
1 Portion, 30 g	109	455	3,6	5	0	0	0	10	6	3
Camembert, 45% Fett i.Tr.	288	1204	2,9	21	0	0	0	23	14	7
1 Portion, 30 g	86	361	2,9	6	0	0	0	7	4	2
Camembert, 30% Fett i.Tr.	209	875	2,1	23	0	0	0	13	8	4
1 Portion, 30 g	63	262	2,1	7	0	0	0	4	2	1
Camembert, paniert, gebraten	329	1376	3,3	17	14	1,5	1	23	12	7
1 Camembert, 75 g	247	1032	3,3	13	11	1,0	1	17	9	6
Chester (Cheddar), 50% Fett i.Tr.	394	1648	3,9	25	0	0	0	32	20	10
1 Scheibe, 30 g	118	494	3,9	8	0	0	0	10	6	3
Edamer, 45% Fett i.Tr.	354	1482	3,5	25	0	0	0	28	17	9
1 Scheibe, 30 g	106	445	3,5	7	0	0	0	8	5	3
Edamer, 30% Fett i.Tr.	257	1077	2,6	27	0	0	0	16	10	5
1 Scheibe, 30 g	77	323	2,6	8	0	0	0	5	3	1
Emmentaler, 45% Fett i.Tr.	400	1674	4,0	28	0	0	0	31	18	8
1 Scheibe, 30 g	120	502	4,0	9	0	0	0	9	6	2
Feta, 45% Fett i.Tr.	237	990	2,4	17	0	0	0	19	12	5
1 Portion, 30 g	71	297	2,4	5	0	0	0	6	4	1

(FS)		Vitamine				Mineralstoffe					Milchprodukte und Käse
mehrfach unges. FS	Cholesterin	A (RÄ)	E (TÄ)	C	Folsäure	Natrium	Kalium	Kalzium	Magnesium	Eisen	jeweils essb. Anteil | Zeile 1: pro 100 g | Zeile 2: pro Portion
g	mg	µg	mg	mg	µg	mg	mg	mg	mg	mg	
											Frischkäse und Speisequark
✓	37	99	0,3	1	28	34	82	95	10	0,3	Speisequark mit Sahne, 40 % Fett i.Tr.
✓	11	30	0,1	✓	8	10	25	29	3	0,1	1 EL, 30 g
✓	17	44	0,1	1	16	35	87	85	11	0,4	Speisequark, 20 % Fett i.Tr.
✓	5	13	✓	✓	5	11	26	26	3	0,1	1 EL, 30 g
✓	1	2	✓	1	16	40	95	92	12	0,4	Speisequark, Magerstufe
✓	✓	1	✓	✓	5	12	29	28	4	0,1	1 EL, 30 g
✓	10	44	0,1	3	18	35	144	93	11	0,2	Zaziki
✓	3	13	✓	1	5	10	43	28	3	0,1	1 EL, 30 g
											Sonstiger Käse
1	74	382	0,9	0	15	600	100	800	36	0,3	Appenzeller, 50 % Fett i.Tr.
✓	22	115	0,3	0	5	180	30	240	11	0,1	1 Scheibe, 30 g
2	112	480	1,2	0	60	700	100	360	20	0,3	Bavaria Blue, 70 % Fett i.Tr.
✓	34	144	0,4	0	18	210	30	108	6	0,1	1 Portion, 30 g
1	88	493	0,6	0	50	700	200	300	20	0,3	Bavaria Blue, 50 % Fett i.Tr.
✓	26	148	0,2	0	15	210	60	90	6	0,1	1 Portion, 30 g
1	100	493	0,5	0	40	1300	140	604	40	0,5	Bel Paese, 50 % Fett i.Tr.
✓	30	148	0,2	0	12	390	42	181	12	0,2	1 Portion, 30 g
1	70	360	0,9	0	20	300	100	1100	43	0,3	Bergkäse, 45 % Fett i.Tr.
✓	21	108	0,3	0	6	90	30	330	13	0,1	1 Scheibe, 30 g
1	90	468	1,2	0	45	850	100	600	50	0,4	Blauschimmelkäse, 60 % Fett i. Tr.
✓	27	140	0,4	0	14	255	30	180	15	0,1	1 Portion, 30 g
1	90	275	0,8	0	36	1234	120	540	23	0,1	Blauschimmelkäse, 50 % Fett i. Tr.
✓	27	83	0,2	0	11	370	36	162	7	✓	1 Portion, 30 g
1	92	305	0,7	0	65	700	150	400	20	0,5	Brie, 50 % Fett i.Tr.
✓	28	92	0,2	0	20	210	45	120	6	0,2	1 Portion, 30 g
1	81	415	1,0	0	18	700	100	600	27	0,4	Butterkäse, 60 % Fett i.Tr.
✓	24	125	0,3	0	5	210	30	180	8	0,1	1 Scheibe, 30 g
1	36	185	0,5	0	18	800	100	800	40	0,4	Butterkäse, 30 % Fett i.Tr.
✓	11	56	0,2	0	5	240	30	240	12	0,1	1 Scheibe, 30 g
2	112	480	1,2	0	50	700	100	250	20	0,2	Camembert, 70 % Fett i.Tr.
✓	34	144	0,4	0	15	210	30	75	6	0,1	1 Portion, 30 g
1	93	403	0,8	0	60	700	120	400	29	0,3	Camembert, 60 % Fett i.Tr.
✓	28	121	0,2	0	18	210	36	120	9	0,1	1 Portion, 30 g
1	70	362	0,5	0	80	700	150	500	20	0,3	Camembert, 45 % Fett i.Tr.
✓	21	109	0,2	0	24	210	45	150	6	0,1	1 Portion, 30 g
1	35	153	0,3	0	87	700	150	600	20	0,3	Camembert, 30 % Fett i.Tr.
✓	11	46	0,1	0	26	210	45	180	6	0,1	1 Portion, 30 g
2	82	260	0,6	0	64	541	132	341	18	0,6	Camembert, paniert, gebraten
1	62	195	0,4	0	48	406	99	255	14	0,4	1 Camembert, 75 g
1	76	392	1,0	0	33	700	80	720	25	0,4	Chester (Cheddar), 50 % Fett i.Tr.
✓	23	118	0,3	0	10	210	24	216	8	0,1	1 Scheibe, 30 g
1	59	305	0,4	0	35	600	100	800	36	0,3	Edamer, 45 % Fett i.Tr.
✓	18	92	0,1	0	11	180	30	240	11	0,1	1 Scheibe, 30 g
1	37	197	0,4	0	40	600	120	870	40	0,3	Edamer, 30 % Fett i.Tr.
✓	11	59	0,1	0	12	180	36	261	12	0,1	1 Scheibe, 30 g
1	83	291	0,5	0	9	275	95	1030	31	0,4	Emmentaler, 45 % Fett i.Tr.
✓	25	87	0,2	0	3	83	29	309	9	0,1	1 Scheibe, 30 g
1	45	228	0,5	0	30	1300	150	450	25	0,6	Feta, 45 % Fett i.Tr.
✓	14	68	0,2	0	9	390	45	135	8	0,2	1 Portion, 30 g

Milch-produkte, Käse

Milchprodukte und Käse

jeweils essb. Anteil | Zeile 1: pro 100 g | Zeile 2: pro Portion

	Energie			Eiweiß	Kohlenhydrate			Fett/Fettsäuren		
	Energie		Energie-dichte	Eiweiß	Kohlen-hydrate	KH-Port.	Ballast-stoffe	Fett	gesättigte FS	einfach unges. FS
	kcal	kJ	kcal/g	g	g		g	g	g	g
Sonstiger Käse										
Gorgonzola, 55 % Fett i.Tr.	357	1492	3,6	19	0	0	0	31	19	9
1 Portion, 30 g	107	448	3,6	6	0	0	0	9	6	3
Gouda, 48 % Fett i.Tr.	365	1527	3,7	26	0	0	0	29	18	9
1 Scheibe, 30 g	110	458	3,7	8	0	0	0	9	5	3
Gouda, 40 % Fett i.Tr.	301	1258	3,0	25	0	0	0	22	14	7
1 Scheibe, 30 g	90	377	3,0	7	0	0	0	7	4	2
Harzerkäse (Korbkäse), 10 % Fett i.Tr.	131	549	1,3	30	0	0	0	1	✓	✓
1 Portion, 30 g	39	165	1,3	9	0	0	0	✓	✓	✓
Hobelkäse, 50 % Fett i.Tr.	474	1983	4,7	33	0	0	0	38	23	11
1 Portion, 20 g	95	397	4,7	7	0	0	0	8	5	2
Jarlsberg, 45 % Fett i.Tr.	349	1462	3,5	27	0	0	0	27	16	8
1 Scheibe, 30 g	105	439	3,5	8	0	0	0	8	5	2
Klosterkäse, 50 % Fett i.Tr.	342	1432	3,4	21	0	0	0	29	18	9
1 Portion, 30 g	103	430	3,4	6	0	0	0	9	5	3
Kochkäse, 40 % Fett i.Tr.	187	783	1,9	12	3	0,5	0	14	8	4
1 Portion, 30 g	56	235	1,9	4	1	0	0	4	3	1
Kochkäse, 10 % Fett i.Tr.	103	432	1,0	15	4	0,5	0	3	2	1
1 Portion, 30 g	31	130	1,0	4	1	0	0	1	1	✓
Limburger, 40 % Fett i.Tr.	270	1130	2,7	23	0	0	0	20	12	6
1 Portion, 30 g	81	339	2,7	7	0	0	0	6	4	2
Limburger, 20 % Fett i.Tr.	188	788	1,9	26	0	0	0	9	6	3
1 Portion, 30 g	56	236	1,9	8	0	0	0	3	2	1
Maasdamer, 45 % Fett i.Tr.	356	1490	3,6	26	0	0	0	28	17	8
1 Scheibe, 30 g	107	447	3,6	8	0	0	0	8	5	2
Mozzarella, 40 % Fett i.Tr.	255	1066	2,5	19	0	0	0	20	13	5
¼ Kugel, 30 g	76	320	2,5	6	0	0	0	6	4	2
Münsterkäse, 50 % Fett i.Tr.	313	1309	3,1	20	0	0	0	26	16	8
1 Portion, 30 g	94	393	3,1	6	0	0	0	8	5	2
Parmesankäse, 37 % Fett i.Tr.	375	1569	3,8	35	✓	0	0	26	16	6
1 TL gerieben, 5 g	19	78	3,8	2	✓	0	0	1	1	✓
Provolone, 50 % Fett i.Tr.	365	1527	3,7	26	0	0	0	29	18	8
1 Portion, 30 g	110	458	3,7	8	0	0	0	9	5	2
Ricottakäse, 20 % Fett i.Tr.	174	728	1,7	9	✓	0	0	15	9	4
1 Portion, 30 g	52	218	1,7	3	✓	0	0	5	3	1
Romadur, 60 % Fett i.Tr.	377	1579	3,8	17	0	0	0	35	21	11
1 Portion, 30 g	113	474	3,8	5	0	0	0	10	6	3
Romadur, 40 % Fett i.Tr.	272	1139	2,7	23	0	0	0	20	12	6
1 Portion, 30 g	82	342	2,7	7	0	0	0	6	4	2
Romadur, 20 % Fett i.Tr.	179	748	1,8	24	0	0	0	9	6	3
1 Portion, 30 g	54	224	1,8	7	0	0	0	3	2	1
Roquefort	361	1512	3,6	21	0	0	0	31	20	8
1 Portion, 30 g	108	454	3,6	6	0	0	0	9	6	2
Schafskäse	237	990	2,4	17	0	0	0	19	12	5
1 Portion, 30 g	71	297	2,4	5	0	0	0	6	4	2
Scheibletten, 45 % Fett i.Tr.	296	1240	3,0	17	6	0,5	0	23	14	7
1 Scheibe, 25 g	74	310	3,0	4	2	0	0	6	4	2
Scheibletten, 20 % Fett i.Tr.	215	901	2,2	19	6	0,5	0	13	8	4
1 Scheibe, 25 g	54	225	2,2	5	2	0	0	3	2	1
Schmelzkäse, 60 % Fett i.Tr.	326	1364	3,3	13	0	0	0	30	16	6
1 Portion, 30 g	98	409	3,3	4	0	0	0	9	5	2

Milchprodukte und Käse

jeweils essb. Anteil | Zeile 1: pro 100 g | Zeile 2: pro Portion

(FS) mehrfach unges. FS g	Cholesterin mg	Vitamine A (RÄ) µg	E (TÄ) mg	C mg	Folsäure µg	Mineralstoffe Natrium mg	Kalium mg	Kalzium mg	Magnesium mg	Eisen mg	
											Sonstiger Käse
1	102	257	0,6	0	31	1400	260	612	20	0,3	Gorgonzola, 55 % Fett i.Tr.
✓	31	77	0,2	0	9	420	78	184	6	0,1	1 Portion, 30 g
1	59	305	0,8	0	21	600	100	800	36	0,3	Gouda, 48 % Fett i.Tr.
✓	18	92	0,2	0	6	180	30	240	11	0,1	1 Scheibe, 30 g
1	52	272	0,7	0	36	600	100	800	37	0,3	Gouda, 40 % Fett i.Tr.
✓	16	82	0,2	0	11	180	30	240	11	0,1	1 Scheibe, 30 g
	3	12	✓	0	3	800	100	180	15	0,3	Harzerkäse (Korbkäse), 10 % Fett i.Tr.
✓	1	4	✓	0	1	240	30	54	5	0,1	1 Portion, 30 g
1	90	420	1,1	0	7	1000	100	1200	44	0,6	Hobelkäse, 50 % Fett i.Tr.
✓	18	84	0,2	0	1	200	20	240	9	0,1	1 Portion, 20 g
1	69	327	0,8	0	30	600	120	800	40	0,4	Jarlsberg, 45 % Fett i.Tr.
✓	21	98	0,2	0	9	180	36	240	12	0,1	1 Scheibe, 30 g
1	67	307	0,8	0	18	800	100	700	50	0,4	Klosterkäse, 50 % Fett i.Tr.
✓	20	92	0,2	0	5	240	30	210	15	0,1	1 Portion, 30 g
1	32	163	0,4	0	45	400	100	160	16	0,2	Kochkäse, 40 % Fett i.Tr.
✓	10	49	0,1	0	14	120	30	48	5	0,1	1 Portion, 30 g
	7	33	0,1	0	45	400	100	200	20	0,3	Kochkäse, 10 % Fett i.Tr.
✓	2	10	✓	0	14	120	30	60	6	0,1	1 Portion, 30 g
1	46	240	0,6	0	50	800	100	350	20	0,3	Limburger, 40 % Fett i.Tr.
✓	14	72	0,2	0	15	240	30	105	6	0,1	1 Portion, 30 g
✓	21	108	0,3	0	50	800	100	510	25	0,3	Limburger, 20 % Fett i.Tr.
✓	6	32	0,1	0	15	240	30	153	8	0,1	1 Portion, 30 g
1	64	300	0,8	0	30	600	100	750	40	0,3	Maasdamer, 45 % Fett i.Tr.
✓	19	90	0,2	0	9	180	30	225	12	0,1	1 Scheibe, 30 g
1	46	297	0,6	0	20	500	150	403	20	0,3	Mozzarella, 40 % Fett i.Tr.
✓	14	89	0,2	0	6	150	45	121	6	0,1	¼ Kugel, 30 g
1	61	317	0,8	0	50	800	100	300	25	0,4	Münsterkäse, 50 % Fett i.Tr.
✓	18	95	0,2	0	15	240	30	90	8	0,1	1 Portion, 30 g
1	68	359	0,6	0	20	704	131	1107	40	1,0	Parmesankäse, 37 % Fett i.Tr.
✓	3	18	✓	0	1	35	7	55	2	0,1	1 TL gerieben, 5 g
1	70	297	0,5	0	18	615	120	881	31	0,5	Provolone, 50 % Fett i.Tr.
✓	21	89	0,2	0	5	185	36	264	9	0,2	1 Portion, 30 g
✓	40	180	0,5	0	30	500	105	275	20	0,3	Ricottakäse, 20 % Fett i.Tr.
✓	12	54	0,2	0	9	150	32	83	6	0,1	1 Portion, 30 g
1	81	415	1,0	0	40	800	100	300	20	0,3	Romadur, 60 % Fett i.Tr.
✓	24	125	0,3	0	12	240	30	90	6	0,1	1 Portion, 30 g
1	46	240	0,6	0	50	800	100	350	20	0,3	Romadur, 40 % Fett i.Tr.
✓	14	72	0,2	0	15	240	30	105	6	0,1	1 Portion, 30 g
✓	21	108	0,3	0	50	800	100	400	25	0,3	Romadur, 20 % Fett i.Tr.
✓	6	32	0,1	0	15	240	30	120	8	0,1	1 Portion, 30 g
1	72	318	0,8	0	40	1600	100	662	30	0,5	Roquefort
✓	22	95	0,2	0	12	480	30	199	9	0,2	1 Portion, 30 g
1	45	228	0,5	0	30	1300	150	450	25	0,6	Schafskäse
✓	14	68	0,2	0	9	390	45	135	8	0,2	1 Portion, 30 g
1	53	297	0,5	0	3	1200	150	600	45	0,9	Scheibletten, 45 % Fett i.Tr.
✓	13	74	0,1	0	1	300	38	150	11	0,2	1 Scheibe, 25 g
1	29	175	0,3	0	3	1200	150	900	45	0,9	Scheibletten, 20 % Fett i.Tr.
✓	7	44	0,1	0	1	300	38	225	11	0,2	1 Scheibe, 25 g
1	Ø	Ø	Ø	0	3	1010	108	355	48	1,4	Schmelzkäse, 60 % Fett i.Tr.
✓	Ø	Ø	Ø	0	1	303	32	107	14	0,4	1 Portion, 30 g

Milchprodukte und Käse

jeweils essb. Anteil | Zeile 1: pro 100 g | Zeile 2: pro Portion

	Energie			Eiweiß	Kohlenhydrate			Fett/Fettsäuren		
	Energie		Energie-dichte	Eiweiß	Kohlen-hydrate	KH-Port.	Ballast-stoffe	Fett	gesättigte FS	einfach unges. FS
	kcal	kJ	kcal/g	g	g	g	g	g	g	g
Sonstiger Käse										
Schmelzkäse, 45% Fett i.Tr.	270	1130	2,7	14	0	0	0	24	12	5
1 Portion, 30 g	81	339	2,7	4	0	0	0	7	4	2
Steppenkäse, 45% Fett i.Tr.	326	1363	3,3	24	0	0	0	25	15	8
1 Portion, 30 g	98	409	3,3	7	0	0	0	8	5	2
Tilsiter, 45% Fett i.Tr.	358	1498	3,6	26	0	0	0	28	17	7
1 Scheibe, 30 g	107	449	3,6	8	0	0	0	8	5	2
Tilsiter, 30% Fett i.Tr.	270	1130	2,7	28	0	0	0	17	10	5
1 Scheibe, 30 g	81	339	2,7	8	0	0	0	5	3	2
Ziegenkäse, Schnittkäse	355	1485	3,6	28	0	0	0	27	17	7
1 Scheibe, 30 g	107	446	3,6	8	0	0	0	8	5	2
Ziegenkäse, Weichkäse	280	1172	2,8	21	0	0	0	22	14	6
1 Portion, 30 g	84	351	2,8	6	0	0	0	7	4	2
Käse, Markenprodukte										
Babybel, mini, rot	304	1260	3,0	22	0	0	Ø	24	Ø	Ø
1 mini Babybel, 20 g	61	252	3,0	4	0	0	Ø	5	Ø	Ø
Babybel, mini, light	208	870	2,1	25	0	0	Ø	12	Ø	Ø
1 mini Babybel, 20 g	42	174	2,1	5	0	0	Ø	2	Ø	Ø
Buko Balance, 17% Fett absolut	199	825	2,0	9	3	0,5	Ø	17	11	Ø
1 Portion, 30 g	60	248	2,0	3	1	0	Ø	5	3	Ø
Buko Leicht und Fit, 9% Fett absolut	137	572	1,4	10	3	0,5	Ø	9	6	Ø
1 Portion, 30 g	41	172	1,4	3	1	0	Ø	3	2	Ø
Buko Meerrettich, Doppelrahmstufe	251	1036	2,5	5	6	0,5	Ø	23	15	Ø
1 Portion, 30 g	75	311	2,5	1	2	0	Ø	7	4	Ø
Camembert, Du darfst	200	820	2,0	22	✓	0	✓	12	7	Ø
1 Portion, 25 g	50	210	2,0	6	✓	0	✓	3	2	Ø
Finesse Frischkäse mit Buttermilch, Du darfst	130	560	1,3	11	5	0,5	1	8	5	Ø
1 Portion, 25 g	33	140	1,3	2	1	0	✓	2	1	Ø
Gouda, Du darfst	260	1085	2,6	29	0	0	0	16	11	Ø
1 Scheibe, 21 g	55	230	2,6	6	0	0	0	3	2	Ø
Maasdamer, Du darfst	260	1065	2,6	29	0	0	0	16	11	Ø
1 Scheibe, 21 g	55	236	2,6	6	0	0	0	3	2	Ø
Milram Frühlingsquark, 10% Fett absolut	145	607	1,5	9	5	0,5	Ø	10	Ø	Ø
1 EL, 30 g	44	182	1,5	3	1	0	Ø	3	Ø	Ø
Milram Sour Cream	149	619	1,5	8	4	0,5	Ø	11	Ø	Ø
1 EL, 30 g	45	186	1,5	2	1	0	Ø	3	Ø	Ø
Philadelphia Kräuter, Doppelrahm	220	909	2,2	5	4	0,5	✓	20	14	Ø
1 Portion, 30 g	69	284	2,3	2	1	0	✓	6	4	Ø
Philadelphia Klassisch, so leicht	98	413	1,0	12	6	0,5	0	3	2	Ø
1 Portion, 30 g	29	124	1,0	3	2	0	0	1	1	Ø
Schmelzkäse Feine Ecken, Du darfst	190	790	1,9	17	7	0,5	1	10	6	Ø
1 Ecke, 25 g	48	198	1,9	5	2	0	✓	3	2	Ø

mehrfach unges. FS	Cholesterin	A (RÄ)	E (TÄ)	C	Folsäure	Natrium	Kalium	Kalzium	Magnesium	Eisen	Milchprodukte und Käse
g	mg	µg	mg	mg	µg	mg	mg	mg	mg	mg	jeweils essb. Anteil | Zeile 1: pro 100 g | Zeile 2: pro Portion

Sonstiger Käse

mehrfach unges. FS	Cholesterin	A (RÄ)	E (TÄ)	C	Folsäure	Natrium	Kalium	Kalzium	Magnesium	Eisen	
1	63	300	Ø	0	4	1260	65	547	30	1,0	**Schmelzkäse, 45% Fett i.Tr.**
✓	19	90	Ø	0	1	378	20	164	9	0,3	1 Portion, 30 g
1	59	305	0,8	0	30	600	100	750	36	0,4	**Steppenkäse, 45% Fett i.Tr.**
✓	18	92	0,2	0	9	180	30	225	11	0,1	1 Portion, 30 g
1	69	120	0,9	0	30	573	60	843	29	0,5	**Tilsiter, 45% Fett i.Tr.**
✓	21	36	0,3	0	9	172	18	253	9	0,2	1 Scheibe, 30 g
1	37	74	0,5	0	34	573	69	910	36	0,4	**Tilsiter, 30% Fett i.Tr.**
✓	11	22	0,2	0	10	172	21	273	11	0,1	1 Scheibe, 30 g
1	45	310	0,7	0	10	600	290	500	32	0,5	**Ziegenkäse, Schnittkäse**
✓	14	93	0,2	0	3	180	87	150	10	0,2	1 Scheibe, 30 g
1	35	250	0,6	0	8	800	230	430	25	0,4	**Ziegenkäse, Weichkäse**
✓	11	75	0,2	0	2	240	69	129	8	0,1	1 Portion, 30 g

Käse, Markenprodukte

mehrfach unges. FS	Cholesterin	A (RÄ)	E (TÄ)	C	Folsäure	Natrium	Kalium	Kalzium	Magnesium	Eisen	
Ø	Ø	Ø	Ø	Ø	Ø	Ø	Ø	670	Ø	Ø	**Babybel, mini, rot**
Ø	Ø	Ø	Ø	Ø	Ø	Ø	Ø	134	Ø	Ø	1 mini Babybel, 20 g
Ø	Ø	Ø	Ø	Ø	Ø	Ø	Ø	850	Ø	Ø	**Babybel, mini, light**
Ø	Ø	Ø	Ø	Ø	Ø	Ø	Ø	170	Ø	Ø	1 mini Babybel, 20 g
Ø	Ø	Ø	Ø	Ø	Ø	340	Ø	Ø	Ø	Ø	**Buko Balance, 17% Fett absolut**
Ø	Ø	Ø	Ø	Ø	Ø	102	Ø	Ø	Ø	Ø	1 Portion, 30 g
Ø	Ø	Ø	Ø	Ø	Ø	320	Ø	Ø	Ø	Ø	**Buko Leicht und Fit, 9% Fett absolut**
Ø	Ø	Ø	Ø	Ø	Ø	96	Ø	Ø	Ø	Ø	1 Portion, 30 g
Ø	Ø	Ø	Ø	Ø	Ø	440	Ø	Ø	Ø	Ø	**Buko Meerrettich, Doppelrahmstufe**
Ø	Ø	Ø	Ø	Ø	Ø	132	Ø	Ø	Ø	Ø	1 Portion, 30 g
Ø	Ø	Ø	Ø	Ø	Ø	800	Ø	Ø	Ø	Ø	**Camembert, Du darfst**
Ø	Ø	Ø	Ø	Ø	Ø	200	Ø	Ø	Ø	Ø	1 Portion, 25 g
Ø	Ø	Ø	Ø	Ø	Ø	300	Ø	Ø	Ø	Ø	**Finesse Frischkäse mit Buttermilch, Du darfst**
Ø	Ø	Ø	Ø	Ø	Ø	60	Ø	Ø	Ø	Ø	1 Portion, 25 g
Ø	Ø	Ø	Ø	Ø	Ø	680	Ø	Ø	Ø	Ø	**Gouda, Du darfst**
Ø	Ø	Ø	Ø	Ø	Ø	140	Ø	Ø	Ø	Ø	1 Scheibe, 21 g
Ø	Ø	Ø	Ø	Ø	Ø	560	Ø	Ø	Ø	Ø	**Maasdamer, Du darfst**
Ø	Ø	Ø	Ø	Ø	Ø	120	Ø	Ø	Ø	Ø	1 Scheibe, 21 g
Ø	Ø	Ø	Ø	Ø	Ø	Ø	Ø	Ø	Ø	Ø	**Milram Frühlingsquark, 10% Fett absolut**
Ø	Ø	Ø	Ø	Ø	Ø	Ø	Ø	Ø	Ø	Ø	1 EL, 30 g
Ø	Ø	Ø	Ø	Ø	Ø	Ø	Ø	Ø	Ø	Ø	**Milram Sour Cream**
Ø	Ø	Ø	Ø	Ø	Ø	Ø	Ø	Ø	Ø	Ø	1 EL, 30 g
Ø	Ø	Ø	Ø	Ø	Ø	432	Ø	Ø	Ø	Ø	**Philadelphia Kräuter, Doppelrahm**
Ø	Ø	Ø	Ø	Ø	Ø	130	Ø	Ø	Ø	Ø	1 Portion, 30 g
Ø	Ø	Ø	Ø	Ø	Ø	372	Ø	Ø	Ø	Ø	**Philadelphia Klassisch, so leicht**
Ø	Ø	Ø	Ø	Ø	Ø	112	Ø	Ø	Ø	Ø	1 Portion, 30 g
Ø	Ø	Ø	Ø	Ø	Ø	1500	Ø	Ø	Ø	Ø	**Schmelzkäse Feine Ecken, Du darfst**
Ø	Ø	Ø	Ø	Ø	Ø	380	Ø	Ø	Ø	Ø	1 Ecke, 25 g

Fette und Öle

jeweils essb. Anteil | Zeile 1: pro 100 g | Zeile 2: pro Portion

	Energie			Eiweiß	Kohlenhydrate			Fett/Fettsäuren		
	Energie		Energie-dichte	Eiweiß	Kohlen-hydrate	KH-Port.	Ballast-stoffe	Fett	gesättigte FS	einfach unges. FS
	kcal	kJ	kcal/g	g	g		g	g	g	g
Tierische Fette										
Butter, ungesalzen	752	3146	7,5	1	0	0	0	83	53	23
1 TL, 5 g	38	157	7,5	⁄	0	0	0	4	3	1
Butter, halbfett	388	1623	3,9	4	3	0	0	40	25	10
1 TL, 5 g	19	81	3,9	⁄	⁄	0	0	2	1	1
Butterschmalz	881	3686	8,8	⁄	0	0	0	100	60	30
1 TL, 5 g	44	184	8,8	⁄	0	0	0	5	3	2
Gänseschmalz	884	3698	8,8	0	0	0	0	100	27	58
1 TL, 5 g	44	185	8,8	0	0	0	0	5	1	3
Kräuter-/Knoblauchbutter	569	2380	5,7	5	⁄	0	0	62	38	19
1 TL, 5 g	28	119	5,7	⁄	⁄	0	0	3	2	1
Schweineschmalz	882	3691	8,8	⁄	0	0	0	100	39	45
1 TL, 5 g	44	185	8,8	⁄	0	0	0	5	2	2
Pflanzliche Öle										
Arganöl	900	3766	9,0	0	0	0	0	100	18	43
1 EL, 12 g	108	452	9,0	0	0	0	0	12	2	5
Distelöl (Safloröl)	900	3766	9,0	0	0	0	0	100	9	12
1 EL, 12 g	108	452	9,0	0	0	0	0	12	1	1
Erdnussöl	900	3766	9,0	0	0	0	0	100	18	49
1 EL, 12 g	108	452	9,0	0	0	0	0	12	2	6
Haselnussöl	900	3766	9,0	0	0	0	0	100	7	78
1 EL, 12 g	108	452	9,0	0	0	0	0	12	1	9
Kürbiskernöl	900	3766	9,0	0	0	0	0	100	21	23
1 EL, 12 g	108	452	9,0	0	0	0	0	12	2	3
Leinöl	900	3766	9,0	0	0	0	0	100	10	18
1 EL, 12 g	108	452	9,0	0	0	0	0	12	1	2
Maiskeimöl	900	3766	9,0	0	0	0	0	100	15	26
1 EL, 12 g	108	452	9,0	0	0	0	0	12	2	3
Mohnöl	900	3766	9,0	0	0	0	0	100	12	11
1 EL, 12 g	108	452	9,0	0	0	0	0	12	1	1
Olivenöl	900	3766	9,0	0	0	0	0	100	15	71
1 EL, 12 g	108	452	9,0	0	0	0	0	12	2	9
Palmöl	900	3766	9,0	0	0	0	0	100	46	39
1 EL, 12 g	108	452	9,0	0	0	0	0	12	6	5
Rapsöl	900	3766	9,0	0	0	0	0	100	8	55
1 EL, 12 g	108	452	9,0	0	0	0	0	12	1	7
Sesamöl	900	3766	9,0	0	0	0	0	100	13	40
1 EL, 12 g	108	452	9,0	0	0	0	0	12	2	5
Sojaöl	900	3766	9,0	0	0	0	0	100	14	24
1 EL, 12 g	108	452	9,0	0	0	0	0	12	2	3
Sonnenblumenöl	900	3766	9,0	0	0	0	0	100	12	22
1 EL, 12 g	108	452	9,0	0	0	0	0	12	1	3
Traubenkernöl	900	3766	9,0	0	0	0	0	100	9	16
1 EL, 12 g	108	452	9,0	0	0	0	0	12	1	2
Walnussöl	900	3766	9,0	0	0	0	0	100	11	16
1 EL, 12 g	108	452	9,0	0	0	0	0	12	1	2
Weizenkeimöl	900	3766	9,0	0	0	0	0	100	16	18
1 EL, 12 g	108	452	9,0	0	0	0	0	12	2	2

mehrfach unges. FS	Cholesterin	Vitamine A (RÄ)	E (TÄ)	C	Folsäure	Mineralstoffe Natrium	Kalium	Kalzium	Mag-nesium	Eisen	Fette und Öle
g	mg	µg	mg	mg	µg	mg	mg	mg	mg	mg	jeweils essb. Anteil | Zeile 1: pro 100 g | Zeile 2: pro Portion
											Tierische Fette
2	220	590	2,0	0	0	5	15	13	3	0,1	Butter, ungesalzen
✓	11	30	0,1	0	0	✓	1	1	✓	✓	1 TL, 5 g
1	105	380	1,0	0	0	10	20	20	3	0,1	Butter, halbfett
✓	5	19	0,1	0	0	1	1	1	✓	✓	1 TL, 5 g
4	286	883	3,6	0	0	2	3	6	1	0,2	Butterschmalz
✓	14	44	0,2	0	0	✓	✓	✓	✓	✓	1 TL, 5 g
11	100	0	2,7	0	0	5	1	1	0	✓	Gänseschmalz
1	5	0	0,1	0	0	✓	✓	✓	0	✓	1 TL, 5 g
2	172	635	1,5	✓	✓	280	20	20	3	0,1	Kräuter-/Knoblauchbutter
✓	9	32	0,1	✓	✓	14	1	1	✓	✓	1 TL, 5 g
11	86	9	1,6	0	0	1	1	1	1	0,1	Schweineschmalz
1	4	✓	0,1	0	0	✓	✓	✓	✓	✓	1 TL, 5 g
											Pflanzliche Öle
34	✓	Ø	16,7	0	0	Ø	Ø	Ø	Ø	Ø	Arganöl
4	✓	Ø	2,0	0	0	Ø	Ø	Ø	Ø	Ø	1 EL, 12 g
74	✓	0	44,0	0	0	0	1	0	0	0	Distelöl (Safloröl)
9	✓	0	5,3	0	0	0	✓	0	0	0	1 EL, 12 g
28	✓	0	10,3	0	0	1	1	1	1	0,1	Erdnussöl
3	✓	0	1,2	0	0	✓	✓	✓	✓	✓	1 EL, 12 g
10	✓	0	47,0	0	0	0	0	0	0	0	Haselnussöl
1	✓	0	5,6	0	0	0	0	0	0	0	1 EL, 12 g
52	✓	0	4,0	0	0	0	1	0	0	0	Kürbiskernöl
6	✓	0	0,5	0	0	0	✓	0	0	0	1 EL, 12 g
67	✓	0	5,8	0	0	1	1	1	1	0	Leinöl
8	✓	0	0,7	0	0	✓	✓	✓	✓	0	1 EL, 12 g
55	✓	23	34,0	0	0	1	1	15	0	1,3	Maiskeimöl
7	✓	3	4,1	0	0	✓	✓	2	0	0,2	1 EL, 12 g
74	✓	0	3,2	0	0	0	1	0	0	0	Mohnöl
9	✓	0	0,4	0	0	0	✓	0	0	0	1 EL, 12 g
9	✓	37	12,0	0	0	1	0	1	0	0,1	Olivenöl
1	✓	4	1,4	0	0	✓	0	✓	0	✓	1 EL, 12 g
10	✓	4300	9,5	0	0	1	1	1	1	0	Palmöl
1	✓	516	1,1	0	0	✓	✓	✓	✓	0	1 EL, 12 g
32	✓	550	23,0	0	0	1	1	1	1	0,1	Rapsöl
4	✓	66	2,8	0	0	✓	✓	✓	✓	✓	1 EL, 12 g
42	✓	0	3,5	0	0	2	20	10	0	0,1	Sesamöl
5	✓	0	0,4	0	0	✓	2	1	0	✓	1 EL, 12 g
57	✓	583	17,0	0	0	0	1	0	0	0	Sojaöl
7	✓	70	2,0	0	0	0	✓	0	0	0	1 EL, 12 g
61	✓	4	63,0	0	0	1	1	1	1	0	Sonnenblumenöl
7	✓	1	7,6	0	0	✓	✓	✓	✓	0	1 EL, 12 g
70	✓	0	32,0	0	0	0	1	0	0	0	Traubenkernöl
8	✓	0	3,8	0	0	0	✓	0	0	0	1 EL, 12 g
68	✓	0	3,3	0	0	0	1	0	0	0	Walnussöl
8	✓	0	0,4	0	0	0	✓	0	0	0	1 EL, 12 g
61	✓	0	174,0	0	0	1	1	1	1	0,1	Weizenkeimöl
7	✓	0	20,9	0	0	✓	✓	✓	✓	✓	1 EL, 12 g

Fette und Öle
jeweils essb. Anteil | Zeile 1: pro 100 g | Zeile 2: pro Portion

	Energie kcal	Energie kJ	Energiedichte kcal/g	Eiweiß g	Kohlenhydrate g	KH-Port.	Ballaststoffe g	Fett g	gesättigte FS g	einfach unges. FS g
Streich- und sonstige Fette, Mayonnaise										
Frittierfett	900	3766	9,0	0	0	0	0	100	44	38
1 EL, 12 g	108	452	9,0	0	0	0	0	12	5	5
Kakaobutter	900	3766	9,0	0	0	0	0	100	59	33
1 EL, 12 g	108	452	9,0	0	0	0	0	12	7	4
Kokosfett	900	3766	9,0	0	0	0	0	100	86	6
1 EL, 12 g	108	452	9,0	0	0	0	0	12	10	1
Margarine i. D.	722	3021	7,2	0	0	0	0	80	30	26
1 TL, 5 g	36	151	7,2	0	0	0	0	4	1	1
Margarine, halbfett i. D.	368	1540	3,7	2	0	0	0	40	10	13
1 TL, 5 g	18	77	3,7	✓	0	0	0	2	1	1
Diätmargarine i. D.	722	3021	7,2	✓	0	0	0	80	16	20
1 TL, 5 g	36	151	7,2	✓	0	0	0	4	1	1
Margarine mit Olivenöl	720	3012	7,2	0	0	0	0	80	22	41
1 TL, 5 g	36	151	7,2	0	0	0	0	4	1	2
Margarine mit Rapsöl	720	3012	7,2	0	0	0	0	80	17	40
1 TL, 5 g	36	151	7,2	0	0	0	0	4	1	2
Margarine mit Sojaöl	720	3012	7,2	0	0	0	0	80	24	17
1 TL, 5 g	36	151	7,2	0	0	0	0	4	1	1
Margarine mit Sonnenblumenöl	720	3012	7,2	0	0	0	0	80	19	19
1 TL, 5 g	36	151	7,2	0	0	0	0	4	1	1
Mayonnaise, 80 % Fett	744	3112	7,4	2	2	0	0	83	37	31
1 EL, 15 g	112	467	7,4	✓	✓	0	0	12	6	5
Salatmayonnaise, 50 % Fett	482	2018	4,8	1	5	0,5	0	52	23	20
1 EL, 15 g	72	303	4,8	✓	1	0	0	8	3	3
Palmkernfett	900	3766	9,0	0	0	0	0	100	79	14
1 EL, 12 g	108	452	9,0	0	0	0	0	12	9	2
Pflanzencreme i. D.	737	3084	7,4	0	0	0	0	82	9	39
1 EL, 12 g	88	370	7,4	0	0	0	0	10	1	5
Remoulade, 65 % Fett	641	2682	6,4	1	15	1,5	1	65	29	25
1 EL, 15 g	96	402	6,4	✓	2	0	✓	10	4	4
Remoulade, 50 % Fett	472	1975	4,7	1	5	0,5	1	50	20	15
1 EL, 15 g	71	296	4,7	✓	1	0	✓	8	3	2
Streich- und sonstige Fette, Mayonnaise, Markenprodukte										
Becel Classic	400	1700	4,0	✓	✓	0	Ø	45	9	11
1 TL, 5 g	20	85	4,0	✓	✓	0	Ø	2	✓	1
Becel pro-activ Diät-Halbfettmargarine	360	1480	3,6	0	✓	0	Ø	40	9	10
1 TL, 5 g	18	74	3,6	0	✓	0	Ø	2	✓	1
Bertolli Brotaufstrich	390	1605	3,9	✓	3	0,5	Ø	42	10	24
1 TL, 5 g	20	80	3,9	✓	✓	0	Ø	2	1	1
Deli Reform Active	351	1443	3,5	0	0	0	0	39	12	17
1 TL, 5 g	18	72	3,5	0	✓	0	0	2	1	1
Deli Reform Die Leichte	352	1448	3,5	0	✓	0	1	39	11	16
1 TL, 5 g	18	72	3,5	0	✓	0	✓	2	1	1
Deli Reform Original	720	2960	7,2	0	0	0	0	80	23	33
1 TL, 5 g	36	148	7,2	0	0	0	0	4	1	2
Gourmet Pflanzen-Margarine, Vitaquell	720	2960	7,2	✓	✓	0	Ø	80	48	20
1 TL, 5 g	36	148	7,2	✓	✓	0	Ø	4	2	1

Fette und Öle
jeweils essb. Anteil | Zeile 1: pro 100 g | Zeile 2: pro Portion

(FS)		Vitamine				Mineralstoffe					Fette und Öle
mehrfach unges. FS	Cholesterin	A (RÄ)	E (TÄ)	C	Folsäure	Natrium	Kalium	Kalzium	Magnesium	Eisen	
g	mg	µg	mg	mg	µg	mg	mg	mg	mg	mg	
											Streich- und sonstige Fette, Mayonnaise
13	30	0	0,5	0	0	0	0	0	0	0	Frittierfett
2	4	0	0,1	0	0	0	0	0	0	0	1 EL, 12 g
3	3	0	1,1	0	0	0	1	0	0	✓	Kakaobutter
✓	✓	0	0,1	0	0	0	✓	0	0	✓	1 EL, 12 g
1	1	0	2,1	0	0	0	0	0	0	0	Kokosfett
✓	✓	0	0,3	0	0	0	0	0	0	0	1 EL, 12 g
20	✓	608	16,0	0	0	101	7	10	13	✓	Margarine i. D.
1	✓	30	0,8	0	0	5	✓	1	1	✓	1 TL, 5 g
14	✓	583	6,0	0	0	390	7	12	1	✓	Margarine, halbfett i. D.
1	✓	29	0,3	0	0	20	✓	1	✓	✓	1 TL, 5 g
44	✓	533	67,0	0	0	39	30	10	2	✓	Diätmargarine i. D.
2	✓	27	3,4	0	0	2	2	1	✓	✓	1 TL, 5 g
15	✓	Ø	19,0	0	0	Ø	Ø	Ø	Ø	Ø	Margarine mit Olivenöl
1	✓	Ø	1,0	0	0	Ø	Ø	Ø	Ø	Ø	1 TL, 5 g
21	✓	Ø	32,6	0	0	Ø	Ø	Ø	Ø	Ø	Margarine mit Rapsöl
1	✓	Ø	1,6	0	0	Ø	Ø	Ø	Ø	Ø	1 TL, 5 g
37	✓	Ø	30,0	0	0	Ø	Ø	Ø	Ø	Ø	Margarine mit Sojaöl
2	✓	Ø	1,5	0	0	Ø	Ø	Ø	Ø	Ø	1 TL, 5 g
39	✓	Ø	40,0	0	0	Ø	Ø	Ø	Ø	Ø	Margarine mit Sonnenblumenöl
2	✓	Ø	2,0	0	0	Ø	Ø	Ø	Ø	Ø	1 TL, 5 g
11	237	84	7,6	0	14	481	25	18	5	0,6	Mayonnaise, 80 % Fett
2	36	13	1,1	0	2	72	4	3	1	0,1	1 EL, 15 g
7	52	30	5,0	0	7	750	9	10	2	0,3	Salatmayonnaise, 50 % Fett
1	8	5	0,8	0	1	113	1	2	✓	✓	1 EL, 15 g
2	✓	0	4,0	0	0	0	1	0	0	0	Palmkernfett
✓	✓	0	0,5	0	0	0	✓	0	0	0	1 EL, 12 g
34	✓	800	20,0	0	0	5	Ø	Ø	Ø	Ø	Pflanzencreme i. D.
4	✓	96	2,4	0	0	1	Ø	Ø	Ø	Ø	1 EL, 12 g
9	100	54	7,5	2	7	265	49	14	3	0,7	Remoulade, 65 % Fett
1	15	8	1,1	✓	1	40	7	2	✓	0,1	1 EL, 15 g
10	60	50	7,5	10	5	430	70	24	18	0,9	Remoulade, 50 % Fett
2	9	8	1,1	2	1	65	11	4	3	0,1	1 EL, 15 g
											Streich- und sonstige Fette, Mayonnaise, Markenprodukte
24	Ø	800	24,0	Ø	Ø	40	Ø	Ø	Ø	Ø	Becel Classic
1	Ø	40	1,2	Ø	Ø	2	Ø	Ø	Ø	Ø	1 TL, 5 g
20	Ø	800	37,5	Ø	Ø	8	Ø	Ø	Ø	Ø	Becel pro-activ Diät-Halbfettmargarine
1	Ø	40	1,9	Ø	Ø	✓	Ø	Ø	Ø	Ø	1 TL, 5 g
8	✓	800	18,0	Ø	Ø	110	Ø	Ø	Ø	Ø	Bertolli Brotaufstrich
✓	✓	40	0,9	Ø	Ø	6	Ø	Ø	Ø	Ø	1 TL, 5 g
10	Ø	900	62,0	Ø	Ø	<50	Ø	Ø	Ø	Ø	Deli Reform Active
1	Ø	45	3,1	Ø	Ø	<3	Ø	Ø	Ø	Ø	1 TL, 5 g
12	✓	750	30,0	Ø	Ø	20	Ø	Ø	Ø	Ø	Deli Reform Die Leichte
1	✓	38	1,5	Ø	Ø	1	Ø	Ø	Ø	Ø	1 TL, 5 g
24	✓	900	30,0	Ø	Ø	20	Ø	Ø	Ø	Ø	Deli Reform Original
1	✓	45	1,5	Ø	Ø	1	Ø	Ø	Ø	Ø	1 TL, 5 g
12	✓	Ø	18,0	Ø	Ø	✓	Ø	Ø	Ø	Ø	Gourmet Pflanzen-Margarine, Vitaquell
1	✓	Ø	0,9	Ø	Ø	✓	Ø	Ø	Ø	Ø	1 TL, 5 g

Fette und Öle

jeweils essb. Anteil | Zeile 1: pro 100 g | Zeile 2: pro Portion

	Energie			Eiweiß	Kohlenhydrate			Fett/Fettsäuren		
	Energie		Energie-dichte	Eiweiß	Kohlen-hydrate	KH-Port.	Ballast-stoffe	Fett	gesättigte FS	einfach unges. FS
	kcal	kJ	kcal/g	g	g		g	g	g	g
Streich- und sonstige Fette, Mayonnaise, Markenprodukte										
laktosefreie Butter, MinusL	743	3056	7,4	1	1	0	0	82	54	Ø
1 TL, 5 g	37	153	7,4	✓	✓	0	0	4	3	Ø
Lätta Halbfettmargarine	350	1500	3,5	✓	2	0	Ø	39	14	Ø
1 TL, 5 g	18	75	3,5	✓	✓	0	Ø	2	1	Ø
Miracel Whip Balance	140	582	1,4	✓	11	1,0	✓	11	1	Ø
1 EL, 15 g	21	87	1,4	✓	2	0	✓	2	✓	Ø
Miracel Whip Klassik	253	1060	2,5	✓	13	1,0	✓	23	3	Ø
1 EL, 15 g	38	159	2,5	✓	2	0	✓	3	✓	Ø
Miracel Whip so leicht	109	457	1,1	2	14	1,0	✓	5	1	Ø
1 EL, 15 g	16	69	1,1	✓	2	0	✓	1	✓	Ø
Miracel Whip Typ Remoulade	205	850	2,1	1	15	1,5	✓	16	2	Ø
1 EL, 15 g	31	127	2,1	✓	2	0	✓	2	✓	Ø
Olima, Eden	720	2960	7,2	0	0	0	0	80	25	42
1 TL, 5 g	36	148	7,2	0	0	0	0	4	1	2
Rama Original	630	2600	6,3	✓	✓	0	0	70	23	32
1 TL, 5 g	32	130	6,3	✓	✓	0	0	4	1	2
Rama Balance	355	1471	3,6	✓	2	0	0	39	12	16
1 TL, 5 g	18	74	3,6	✓	✓	0	0	2	1	1

mehrfach unges. FS	Cholesterin	Vitamine				Mineralstoffe					Fette und Öle
		A (RÄ)	E (TÄ)	C	Folsäure	Natrium	Kalium	Kalzium	Magnesium	Eisen	jeweils essb. Anteil | Zeile 1: pro 100 g | Zeile 2: pro Portion
g	mg	µg	mg	mg	µg	mg	mg	mg	mg	mg	
											Streich- und sonstige Fette, Mayonnaise, Markenprodukte
Ø	Ø	Ø	Ø	Ø	Ø	5	Ø	13	Ø	Ø	**laktosefreie Butter, MinusL**
Ø	Ø	Ø	Ø	Ø	Ø	✓	Ø	1	Ø	Ø	1 TL, 5 g
Ø	Ø	800	Ø	Ø	Ø	208	Ø	Ø	Ø	Ø	**Lätta Halbfettmargarine**
Ø	Ø	40	Ø	Ø	Ø	10	Ø	Ø	Ø	Ø	1 TL, 5 g
Ø	Ø	Ø	Ø	Ø	Ø	900	Ø	Ø	Ø	Ø	**Miracel Whip Balance**
Ø	Ø	Ø	Ø	Ø	Ø	100	Ø	Ø	Ø	Ø	1 EL, 15 g
Ø	Ø	Ø	Ø	Ø	Ø	700	Ø	Ø	Ø	Ø	**Miracel Whip Klassik**
Ø	Ø	Ø	Ø	Ø	Ø	100	Ø	Ø	Ø	Ø	1 EL, 15 g
Ø	Ø	Ø	Ø	Ø	Ø	700	Ø	Ø	Ø	Ø	**Miracel Whip so leicht**
Ø	Ø	Ø	Ø	Ø	Ø	100	Ø	Ø	Ø	Ø	1 EL, 15 g
Ø	Ø	Ø	Ø	Ø	Ø	1000	Ø	Ø	Ø	Ø	**Miracel Whip Typ Remoulade**
Ø	Ø	Ø	Ø	Ø	Ø	100	Ø	Ø	Ø	Ø	1 EL, 15 g
14	Ø	Ø	Ø	Ø	Ø	Ø	Ø	Ø	Ø	Ø	**Olima, Eden**
1	Ø	Ø	Ø	Ø	Ø	Ø	Ø	Ø	Ø	Ø	1 TL, 5 g
15	Ø	800	25	Ø	Ø	100	Ø	Ø	Ø	Ø	**Rama Original**
1	Ø	40	1	Ø	Ø	5	Ø	Ø	Ø	Ø	1 TL, 5 g
11	Ø	800	9,0	Ø	Ø	132	Ø	Ø	Ø	Ø	**Rama Balance**
1	Ø	40	✓	Ø	Ø	7	Ø	Ø	Ø	Ø	1 TL, 5 g

Fette, Öle

Getreide und Getreideerzeugnisse

jeweils essb. Anteil | Zeile 1: pro 100 g | Zeile 2: pro Portion

	Energie			Eiweiß	Kohlenhydrate			Fett/Fettsäuren		
	Energie		Energie-dichte	Eiweiß	Kohlen-hydrate	KH-Port.	Ballast-stoffe	Fett	gesättigte FS	einfach unges. FS
	kcal	kJ	kcal/g	g	g		g	g	g	g
Getreide										
Amaranth	365	1527	3,7	16	57	5,0	9	9	2	2
1 EL, 15 g	55	229	3,7	2	9	1,0	1	1	✓	✓
Buchweizen	341	1425	3,4	9	71	6,5	4	2	✓	1
1 EL, 15 g	51	214	3,4	1	11	1,0	1	✓	✓	✓
Buchweizengrütze	339	1420	3,4	8	73	6,5	3	2	✓	1
1 EL, 15 g	51	213	3,4	1	11	1,0	✓	✓	✓	✓
Buchweizenmehl	341	1426	3,4	11	67	6,0	4	3	1	1
1 EL, 15 g	51	214	3,4	2	10	1,0	1	✓	✓	✓
Dinkel	320	1339	3,2	17	60	5,5	10	2	Ø	Ø
1 EL, 15 g	48	201	3,2	3	9	1,0	1	✓	Ø	Ø
Dinkelmehl Type 630	333	1393	3,3	12	69	6,5	4	1	Ø	Ø
1 EL, 15 g	50	209	3,3	2	10	1,0	1	✓	Ø	Ø
Dinkelvollkornmehl Type 1050	332	1389	3,3	14	64	6,0	8	3	✓	✓
1 EL, 15 g	50	208	3,3	2	10	1,0	1	✓	✓	✓
Gerste, spelzenfrei	320	1338	3,2	10	64	6,0	10	2	✓	✓
1 EL, 15 g	48	201	3,2	1	10	1,0	1	✓	✓	✓
Gerstengraupen	340	1421	3,4	10	71	6,5	5	1	✓	✓
1 EL, 15 g	51	213	3,4	1	11	1,0	1	✓	✓	✓
Gerstengrütze	314	1314	3,1	8	66	6,0	10	2	✓	✓
1 EL, 15 g	47	197	3,1	1	10	1,0	2	✓	✓	✓
Gerstenmehl	336	1405	3,4	10	69	6,0	5	2	✓	✓
1 EL, 15 g	50	211	3,4	1	10	1,0	1	✓	✓	✓
Getreidesprossen	70	291	0,7	3	13	1,0	3	✓	✓	✓
1 Portion, 75 g	52	218	0,7	2	10	1,0	2	✓	✓	✓
Grünkern	325	1358	3,2	11	63	6,0	9	3	✓	✓
1 EL, 15 g	49	204	3,2	2	9	1,0	1	✓	✓	✓
Grünkernmehl	345	1442	3,4	10	71	6,5	6	2	✓	✓
1 EL, 15 g	52	216	3,4	1	11	1,0	1	✓	✓	✓
Grünkernschrot	333	1393	3,3	13	64	6,0	6	3	✓	✓
1 EL, 15 g	50	209	3,3	2	10	1,0	1	✓	✓	✓
Hafer	353	1478	3,5	12	60	5,5	10	7	1	3
1 EL, 15 g	53	222	3,5	2	9	1,0	1	1	✓	✓
Haferflocken	370	1548	3,7	13	63	6,0	10	7	1	3
1 EL, 15 g	56	232	3,7	2	9	1,0	2	1	✓	✓
Hafergrütze	371	1553	3,7	13	66	6,0	11	6	1	2
1 EL, 15 g	56	233	3,7	2	10	1,0	2	1	✓	✓
Hafermehl	375	1568	3,7	14	63	5,5	5	7	1	3
1 EL, 15 g	56	235	3,7	2	9	1,0	1	1	✓	✓
Haferschmelzflocken	354	1481	3,5	12	58	5,5	5	8	2	3
1 EL, 15 g	53	222	3,5	2	9	1,0	1	1	✓	✓
Hirse	354	1481	3,5	10	69	6,5	4	4	1	1
1 EL, 15 g	53	222	3,5	1	10	1,0	1	1	✓	✓
Hirseflocken	354	1481	3,5	10	69	6,5	4	4	1	1
1 EL, 15 g	53	222	3,5	1	10	1,0	1	1	✓	✓
Hirsemehl	345	1443	3,4	6	75	7,0	2	2	✓	✓
1 EL, 15 g	52	216	3,4	1	11	1,0	✓	✓	✓	✓
Mais	331	1385	3,3	9	65	6,0	10	4	1	1
1 EL, 15 g	50	208	3,3	1	10	1,0	1	1	✓	✓
Maisgrieß (Polenta)	345	1444	3,5	9	74	6,5	5	1	✓	✓
1 EL, 15 g	52	217	3,5	1	11	1,0	1	✓	✓	✓

Getreide und Getreideerzeugnisse

jeweils essb. Anteil | Zeile 1: pro 100 g | Zeile 2: pro Portion

(FS) mehrfach unges. FS g	Cholesterin mg	A (RÄ) µg	E (TÄ) mg	C mg	Folsäure µg	Natrium mg	Kalium mg	Kalzium mg	Magnesium mg	Eisen mg	
											Getreide
4	0	0	Ø	4	49	26	484	214	308	7,6	**Amaranth**
1	0	0	Ø	1	7	4	73	32	46	1,1	1 EL, 15 g
1	0	2	0,8	0	50	2	392	20	142	3,5	**Buchweizen**
✓	0	✓	0,1	0	8	✓	59	3	21	0,5	1 EL, 15 g
1	0	2	0,1	0	29	1	218	12	48	2,0	**Buchweizengrütze**
✓	0	✓	✓	0	4	✓	33	2	7	0,3	1 EL, 15 g
1	0	2	2,1	0	50	1	680	33	50	2,2	**Buchweizenmehl**
✓	0	✓	0,3	0	8	✓	102	5	8	0,3	1 EL, 15 g
Ø	0	Ø	Ø	Ø	Ø	6	415	25	136	4,4	**Dinkel**
Ø	0	Ø	Ø	Ø	Ø	1	62	4	20	0,7	1 EL, 15 g
Ø	0	Ø	Ø	Ø	Ø	Ø	Ø	Ø	Ø	Ø	**Dinkelmehl Type 630**
Ø	0	Ø	Ø	Ø	Ø	Ø	Ø	Ø	Ø	Ø	1 EL, 15 g
1	0	Ø	1,4	Ø	Ø	Ø	381	24	114	3,2	**Dinkelvollkornmehl Type 1050**
✓	0	Ø	0,2	Ø	Ø	Ø	57	4	17	0,5	1 EL, 15 g
1	0	0	0,7	0	65	18	444	38	114	2,8	**Gerste, spelzenfrei**
✓	0	0	0,1	0	10	3	67	6	17	0,4	1 EL, 15 g
1	0	0	0,2	0	20	5	250	18	65	2,8	**Gerstengraupen**
✓	0	0	✓	0	3	1	38	3	10	0,4	1 EL, 15 g
1	0	0	0,6	0	19	3	160	16	66	2,0	**Gerstengrütze**
✓	0	0	0,1	0	3	✓	24	2	10	0,3	1 EL, 15 g
1	0	0	0,9	0	20	3	458	39	155	4,5	**Gerstenmehl**
✓	0	0	0,1	0	3	✓	69	6	23	0,7	1 EL, 15 g
✓	0	1	0,3	0	6	1	100	11	50	0,8	**Getreidesprossen**
✓	0	1	0,2	0	5	1	75	8	38	0,6	1 Portion, 75 g
1	0	0	0,3	0	50	3	447	22	130	4,2	**Grünkern**
✓	0	0	✓	0	8	✓	67	3	20	0,6	1 EL, 15 g
1	0	0	0,3	0	30	3	349	20	80	3,0	**Grünkernmehl**
✓	0	0	✓	0	5	✓	52	3	12	0,5	1 EL, 15 g
1	0	0	0,3	0	40	2	380	24	115	3,2	**Grünkernschrot**
✓	0	0	✓	0	6	✓	57	4	17	0,5	1 EL, 15 g
3	0	0	0,8	0	33	8	355	80	129	5,8	**Hafer**
✓	0	0	0,1	0	5	1	53	12	19	0,9	1 EL, 15 g
3	0	0	1,5	0	87	7	374	54	134	5,4	**Haferflocken**
✓	0	0	0,2	0	13	1	56	8	20	0,8	1 EL, 15 g
2	0	0	1,2	0	30	6	308	67	71	3,9	**Hafergrütze**
✓	0	0	0,2	0	5	1	46	10	11	0,6	1 EL, 15 g
3	0	0	1,7	0	60	6	268	55	131	4,2	**Hafermehl**
✓	0	0	0,3	0	9	1	40	8	20	0,6	1 EL, 15 g
3	0	0	1,5	0	80	5	320	65	135	4,0	**Haferschmelzflocken**
✓	0	0	0,2	0	12	1	48	10	20	0,6	1 EL, 15 g
2	0	0	0,4	0	20	3	173	10	123	6,9	**Hirse**
✓	0	0	0,1	0	3	✓	26	2	18	1,0	1 EL, 15 g
2	0	0	0,4	0	20	3	43	20	170	9,0	**Hirseflocken**
✓	0	0	0,1	0	3	✓	6	3	26	1,4	1 EL, 15 g
1	0	0	0,2	0	15	2	370	40	150	6,0	**Hirsemehl**
✓	0	0	✓	0	2	✓	56	6	23	0,9	1 EL, 15 g
1	0	185	2,0	0	26	6	330	15	120	1,5	**Mais**
✓	0	28	0,3	0	4	1	50	2	18	0,2	1 EL, 15 g
✓	0	44	0,7	0	5	1	80	4	20	1,0	**Maisgrieß (Polenta)**
✓	0	7	0,1	0	1	✓	12	1	3	0,2	1 EL, 15 g

Getreide und Getreideerzeugnisse

jeweils essb. Anteil | Zeile 1: pro 100 g | Zeile 2: pro Portion

	Energie		Energie-dichte	Eiweiß	Kohlenhydrate	KH-Port.	Ballast-stoffe	Fett	gesättigte FS	einfach unges. FS
	kcal	kJ	kcal/g	g	g		g	g	g	g
Getreide										
Maismehl	354	1482	3,5	8	73	6,5	3	3	✓	1
1 EL, 15 g	53	222	3,5	1	11	1,0	✓	✓	✓	✓
Paniermehl (Semmelmehl)	358	1499	3,6	10	74	6,5	5	2	1	✓
1 EL, 15 g	54	225	3,6	2	11	1,0	1	✓	✓	✓
Quinoa (Reismelde)	334	1397	3,3	15	59	5,5	7	5	1	1
1 EL, 15 g	50	210	3,3	2	9	1,0	1	1	✓	✓
Naturreis, Vollkornreis, roh	350	1463	3,5	7	74	6,5	2	2	1	1
1 Portion, 50 g	175	732	3,5	4	37	3,5	1	1	✓	✓
Naturreis, Vollkornreis, gekocht	112	469	1,1	3	23	2,0	1	1	✓	✓
1 Portion (Beilage), 150 g	168	704	1,1	4	35	3,0	1	1	✓	✓
Reis, geschält, roh	349	1460	3,5	7	78	7,0	1	1	✓	✓
1 Portion, 50 g	174	730	3,5	3	39	3,5	1	✓	✓	✓
Reis, geschält, gekocht	93	389	0,9	2	21	2,0	✓	✓	✓	✓
1 Portion (Beilage), 150 g	140	584	0,9	3	31	3,0	1	✓	✓	✓
Reis, parboiled, roh	351	1470	3,5	7	79	7,0	1	1	✓	✓
1 Portion, 50 g	176	735	3,5	3	39	3,5	1	✓	✓	✓
Reis, parboiled, gekocht	108	451	1,1	2	24	2,0	1	✓	✓	✓
1 Portion (Beilage), 150 g	162	677	1,1	3	36	3,5	1	✓	✓	✓
Reis, Wildreis, roh	352	1473	3,5	14	72	6,5	2	1	✓	✓
1 Portion, 50 g	176	736	3,5	7	36	3,5	1	✓	✓	✓
Reismehl	348	1457	3,5	7	78	7,0	2	1	✓	✓
1 EL, 15 g	52	219	3,5	1	12	1,0	✓	✓	✓	✓
Roggen	294	1231	2,9	9	60	5,5	14	2	✓	✓
1 EL, 15 g	44	185	2,9	1	9	1,0	2	✓	✓	✓
Roggenflocken	296	1237	3,0	9	60	5,5	14	2	✓	✓
1 EL, 15 g	44	186	3,0	1	9	1,0	2	✓	✓	✓
Roggenmehl Type 815	324	1355	3,2	6	71	6,5	7	1	✓	✓
1 EL, 15 g	49	203	3,2	1	11	1,0	1	✓	✓	✓
Roggenmehl Type 997	316	1324	3,2	7	69	6,5	8	1	✓	✓
1 EL, 15 g	47	199	3,2	1	10	1,0	1	✓	✓	✓
Roggenmehl Type 1150	318	1332	3,2	8	67	6,0	9	1	✓	✓
1 EL, 15 g	48	200	3,2	1	10	1,0	1	✓	✓	✓
Roggenvollkornmehl	294	1228	2,9	10	59	5,5	14	2	✓	✓
1 EL, 15 g	44	184	2,9	2	9	1,0	2	✓	✓	✓
Roggenvollkornbackschrot	294	1228	2,9	10	59	5,5	14	2	✓	✓
1 EL, 15 g	44	184	2,9	2	9	1,0	2	✓	✓	✓
Sago	341	1427	3,4	1	83	7,5	✓	✓	✓	✓
1 EL, 15 g	51	214	3,4	✓	12	1,0	✓	✓	✓	✓
Weizen	313	1310	3,1	12	61	5,5	10	2	✓	✓
1 EL, 15 g	47	197	3,1	2	9	1,0	2	✓	✓	✓
Weizenflocken	313	1310	3,1	12	61	5,5	10	2	✓	✓
1 EL, 15 g	47	197	3,1	2	9	1,0	2	✓	✓	✓
Weizengrieß	326	1363	3,3	10	69	6,5	7	1	✓	✓
1 EL, 15 g	49	204	3,3	1	10	1,0	1	✓	✓	✓
Weizenkeime	314	1313	3,1	27	31	3,0	18	9	1	1
1 EL, 10 g	31	131	3,1	3	3	0,5	2	1	✓	✓
Weizenkleie	172	721	1,7	15	18	1,5	45	5	1	1
1 EL, 6 g	10	43	1,7	1	1	0	3	✓	✓	✓
Weizenmehl Type 405	337	1409	3,4	10	71	6,5	4	1	✓	✓
1 EL, 15 g	51	211	3,4	1	11	1,0	1	✓	✓	✓

Getreide und Getreideerzeugnisse

jeweils essb. Anteil | Zeile 1: pro 100 g | Zeile 2: pro Portion

(FS) mehrfach unges. FS g	Cholesterin mg	Vitamine A (RÄ) µg	E (TÄ) mg	C mg	Folsäure µg	Mineralstoffe Natrium mg	Kalium mg	Kalzium mg	Magnesium mg	Eisen mg	
											Getreide
2	0	50	1,5	0	10	1	120	18	47	2,4	**Maismehl**
✓	0	8	0,2	0	2	✓	18	3	7	0,4	1 EL, 15 g
1	0	0	0,4	0	39	400	130	50	23	1,2	**Paniermehl (Semmelmehl)**
✓	0	0	0,1	0	6	60	20	8	3	0,2	1 EL, 15 g
3	0	Ø	Ø	Ø	Ø	10	804	80	276	8,0	**Quinoa (Reismelde)**
✓	0	Ø	Ø	Ø	Ø	1	121	12	41	1,2	1 EL, 15 g
1	0	0	0,7	0	16	10	150	23	157	2,6	**Naturreis, Vollkornreis, roh**
✓	0	0	0,4	0	8	5	75	12	79	1,3	1 Portion, 50 g
✓	0	0	0,3	0	4	4	59	9	62	1,0	**Naturreis, Vollkornreis, gekocht**
✓	0	0	0,5	0	6	6	89	14	93	1,5	1 Portion (Beilage), 150 g
✓	0	0	0,2	0	29	6	103	6	64	0,6	**Reis, geschält, roh**
✓	0	0	0,1	0	15	3	52	3	32	0,3	1 Portion, 50 g
✓	0	0	0,1	0	7	2	19	2	21	0,2	**Reis, geschält, gekocht**
✓	0	0	0,2	0	11	3	29	3	32	0,3	1 Portion (Beilage), 150 g
✓	0	0	0,3	0	11	6	150	24	28	2,9	**Reis, parboiled, roh**
✓	0	0	0,2	0	6	3	75	12	14	1,5	1 Portion, 50 g
✓	0	0	0,1	0	3	2	57	9	11	1,1	**Reis, parboiled, gekocht**
✓	0	0	0,2	0	5	3	86	14	17	1,7	1 Portion (Beilage), 150 g
1	0	0	1,0	0	45	10	345	19	130	4,4	**Reis, Wildreis, roh**
✓	0	0	0,5	0	23	5	173	10	65	2,2	1 Portion, 50 g
✓	0	0	0,2	0	10	4	104	7	23	0,4	**Reismehl**
✓	0	0	✓	0	2	1	16	1	3	0,1	1 EL, 15 g
1	0	2	2,0	0	143	4	510	64	120	4,9	**Roggen**
✓	0	✓	0,3	0	21	1	77	10	18	0,7	1 EL, 15 g
1	0	2	1,8	0	56	2	450	64	120	3,7	**Roggenflocken**
✓	0	✓	0,3	0	8	✓	68	10	18	0,6	1 EL, 15 g
1	0	0	0,5	0	50	1	170	22	26	2,1	**Roggenmehl Type 815**
✓	0	0	0,1	0	8	✓	26	3	4	0,3	1 EL, 15 g
1	0	0	1,3	0	60	1	240	31	56	2,3	**Roggenmehl Type 997**
✓	0	0	0,2	0	9	✓	36	5	8	0,3	1 EL, 15 g
1	0	0	0,9	0	70	1	297	20	67	2,6	**Roggenmehl Type 1150**
✓	0	0	0,1	0	11	✓	45	3	10	0,4	1 EL, 15 g
1	0	1	1,6	0	78	2	439	23	83	4,0	**Roggenvollkornmehl**
✓	0	✓	0,2	0	12	✓	66	3	12	0,6	1 EL, 15 g
1	0	1	1,6	0	78	2	439	23	83	4,0	**Roggenvollkornbackschrot**
✓	0	✓	0,2	0	12	✓	66	3	12	0,6	1 EL, 15 g
✓	0	0	Ø	0	Ø	8	15	35	6	1,8	**Sago**
✓	0	0	Ø	0	Ø	1	2	5	1	0,3	1 EL, 15 g
1	0	3	1,4	0	49	8	381	38	128	3,3	**Weizen**
✓	0	✓	0,2	0	7	1	57	6	19	0,5	1 EL, 15 g
1	0	3	1,4	0	49	8	381	38	128	3,3	**Weizenflocken**
✓	0	✓	0,2	0	7	1	57	6	19	0,5	1 EL, 15 g
✓	0	0	0,8	0	22	1	112	17	30	1,0	**Weizengrieß**
✓	0	0	0,1	0	3	✓	17	3	5	0,2	1 EL, 15 g
4	0	10	24,7	0	520	5	837	69	250	7,9	**Weizenkeime**
✓	0	1	2,5	0	52	1	84	7	25	0,8	1 EL, 10 g
2	0	1	2,7	0	330	28	1390	76	590	12,9	**Weizenkleie**
✓	0	✓	0,2	0	20	2	83	5	35	0,8	1 EL, 6 g
1	0	0	0,3	0	10	2	108	15	20	1,5	**Weizenmehl Type 405**
✓	0	0	✓	0	2	✓	16	2	3	0,2	1 EL, 15 g

Alles aus Getreide

Getreide und Getreideerzeugnisse

jeweils essb. Anteil | Zeile 1: pro 100 g | Zeile 2: pro Portion

	Energie			Eiweiß	Kohlenhydrate			Fett/Fettsäuren		
	Energie		Energie-dichte	Eiweiß	Kohlen-hydrate	KH-Port.	Ballast-stoffe	Fett	gesättigte FS	einfach unges. FS
	kcal	kJ	kcal/g	g	g		g	g	g	g
Getreide										
Weizenmehl Type 550	338	1412	3,4	10	71	6,5	4	1	✓	✓
1 EL, 15 g	51	212	3,4	1	11	1,0	1	✓	✓	✓
Weizenmehl Type 1050	334	1398	3,3	11	67	6,0	5	2	✓	✓
1 EL, 15 g	50	210	3,3	2	10	1,0	1	✓	✓	✓
Weizenvollkornmehl	322	1346	3,2	11	63	6,0	9	2	✓	✓
1 EL, 15 g	48	202	3,2	2	10	1,0	1	✓	✓	✓
Weizenvollkornbackschrot	322	1346	3,2	11	63	6,0	9	2	✓	✓
1 EL, 15 g	48	202	3,2	2	10	1,0	1	✓	✓	✓
Stärkemehle										
Kartoffelstärke	341	1427	3,4	1	83	7,5	✓	✓	✓	✓
1 EL, 15 g	51	214	3,4	✓	12	1,0	✓	✓	✓	✓
Maisstärke	351	1469	3,5	✓	86	8,0	1	✓	✓	✓
1 EL, 15 g	53	220	3,5	✓	13	1,0	✓	✓	✓	✓
Puddingpulver zum Kochen i. D.	382	1600	3,8	1	92	8,5	1	1	✓	✓
1 Päckchen, 40 g	153	640	3,8	✓	37	3,5	✓	✓	✓	✓
Reisstärke	348	1455	3,5	1	85	8,0	✓	✓	✓	✓
1 EL, 15 g	52	218	3,5	✓	13	1,0	✓	✓	✓	✓
Weizenstärke	351	1470	3,5	✓	86	8,0	1	✓	✓	✓
1 EL, 15 g	53	220	3,5	✓	13	1,0	✓	✓	✓	✓
Nudeln										
Nudeln (Hartweizennudeln o. Ei), rch	348	1455	3,5	13	70	6,5	5	1	✓	✓
1 Portion (Beilage), 50 g	174	728	3,5	6	35	3,0	3	1	✓	✓
1 Portion (Hauptmahlzeit), 100 g	348	1455	3,5	13	70	6,5	5	1	✓	✓
Nudeln (Hartweizennudeln o. Ei), gekocht	150	626	1,5	5	30	3,0	2	1	✓	✓
1 Portion (Beilage), 150 g	224	939	1,5	8	45	4,0	3	1	✓	✓
1 Portion (Hauptmahlzeit), 300 g	449	1878	1,5	16	91	8,5	7	2	✓	✓
Nudeln mit Ei, roh	352	1474	3,5	12	68	6,0	5	3	✓	✓
1 Portion (Beilage), 50 g	176	737	3,5	6	34	3,0	3	1	✓	✓
1 Portion (Hauptmahlzeit), 100 g	352	1474	3,5	12	68	6,0	5	3	✓	✓
Nudeln mit Ei, gekocht	126	527	1,3	4	24	2,0	2	1	✓	✓
1 Portion (Beilage), 150 g	189	791	1,3	7	37	3,5	3	2	✓	✓
1 Portion (Hauptmahlzeit), 300 g	378	1582	1,3	13	73	6,5	6	3	✓	✓
Vollkornnudeln, roh	323	1351	3,2	13	61	5,5	12	3	✓	✓
1 Portion (Beilage), 50 g	161	676	3,2	7	30	3,0	6	1	✓	✓
1 Portion (Hauptmahlzeit), 100 g	323	1351	3,2	13	61	5,5	12	3	✓	✓
Vollkornnudeln, gekocht	139	581	1,4	6	26	2,5	5	1	✓	✓
1 Portion (Beilage), 150 g	208	872	1,4	9	39	3,5	8	2	✓	✓
1 Portion (Hauptmahlzeit), 300 g	417	1743	1,4	17	78	7,0	16	3	✓	✓
Getreide-/Nudelgerichte										
Cannelloni mit Soße	139	583	1,4	7	10	1,0	1	8	4	3
1 Portion, 400 g	558	2333	1,4	29	38	3,5	4	32	15	11
Getreidebratling, gebraten	168	702	1,7	5	15	1,5	2	10	4	4
1 Bratling, 125 g	210	878	1,7	6	19	1,5	3	12	5	5
Käsespätzle	250	1044	2,5	11	24	2,0	1	12	7	4
1 Portion, 250 g	624	2610	2,5	28	60	5,5	4	30	17	9
Lasagne mit Gemüse (vegetarisch)	174	726	1,7	6	12	1,0	1	11	5	4
1 Portion, 400 g	695	2906	1,7	25	47	4,5	4	45	22	15

Getreide und Getreideerzeugnisse

jeweils essb. Anteil | Zeile 1: pro 100 g | Zeile 2: pro Portion

(FS) mehrfach unges. FS g	Cholesterin mg	A (RÄ) µg	E (TÄ) mg	C mg	Folsäure µg	Natrium mg	Kalium mg	Kalzium mg	Mag-nesium mg	Eisen mg	
											Getreide
1	0	0	0,3	0	16	3	126	16	10	1,5	**Weizenmehl Type 550**
✓	0	0	✓	0	2	✓	19	2	2	0,2	1 EL, 15 g
1	0	0	0,6	0	22	2	203	14	53	2,9	**Weizenmehl Type 1050**
✓	0	0	0,1	0	3	✓	30	2	8	0,4	1 EL, 15 g
1	0	1	2,1	0	50	2	290	41	140	4,0	**Weizenvollkornmehl**
✓	0	✓	0,3	0	8	✓	44	6	21	0,6	1 EL, 15 g
1	0	1	2,1	0	50	2	290	41	140	4,0	**Weizenvollkornbackschrot**
✓	0	✓	0,3	0	8	✓	44	6	21	0,6	1 EL, 15 g
											Stärkemehle
✓	0	0	0	0	0	8	15	35	6	1,8	**Kartoffelstärke**
✓	0	0	0	0	0	1	2	5	1	0,3	1 EL, 15 g
✓	0	0	0	0	0	3	7	0	2	0,5	**Maisstärke**
✓	0	0	0	0	0	✓	1	0	✓	0,1	1 EL, 15 g
✓	0	0	0	0	0	320	60	15	7	1,4	**Puddingpulver zum Kochen i. D.**
✓	0	0	0	0	0	128	24	6	3	0,6	1 Päckchen, 40 g
✓	0	0	0	0	0	61	8	20	20	✓	**Reisstärke**
✓	0	0	0	0	0	9	1	3	3	✓	1 EL, 15 g
✓	0	0	0	0	0	2	16	0	4	✓	**Weizenstärke**
✓	0	0	0	0	0	✓	2	0	1	✓	1 EL, 15 g
											Nudeln
1	0	0	0,3	0	31	5	200	22	56	1,5	**Nudeln (Hartweizennudeln o. Ei), roh**
✓	0	0	0,2	0	16	3	100	11	28	0,8	1 Portion (Beilage), 50 g
1	0	0	0,3	0	31	5	200	22	56	1,5	1 Portion (Hauptmahlzeit), 100 g
✓	0	0	0,1	0	10	51	59	10	22	0,5	**Nudeln (Hartweizennudeln o. Ei), gekocht**
✓	0	0	0,2	0	15	77	89	15	33	0,8	1 Portion (Beilage), 150 g
1	0	0	0,3	0	30	153	177	30	66	1,5	1 Portion (Hauptmahlzeit), 300 g
1	94	63	0,2	0	11	17	164	27	67	1,6	**Nudeln mit Ei, roh**
1	47	32	0,1	0	6	9	82	14	34	0,8	1 Portion (Beilage), 50 g
1	94	63	0,2	0	11	17	164	27	67	1,6	1 Portion (Hauptmahlzeit), 100 g
1	34	23	0,1	0	3	53	40	10	21	0,5	**Nudeln mit Ei, gekocht**
1	51	35	0,2	0	5	80	60	15	32	0,8	1 Portion (Beilage), 150 g
2	102	69	0,3	0	9	159	120	30	63	1,5	1 Portion (Hauptmahlzeit), 300 g
1	0	0	0,3	0	40	5	390	34	120	3,9	**Vollkornnudeln, roh**
1	0	0	0,2	0	20	3	195	17	60	2,0	1 Portion (Beilage), 50 g
1	0	0	0,3	0	40	5	390	34	120	3,9	1 Portion (Hauptmahlzeit), 100 g
1	0	0	0,1	0	13	51	106	14	46	1,3	**Vollkornnudeln, gekocht**
1	0	0	0,2	0	20	77	159	21	69	2,0	1 Portion (Beilage), 150 g
2	0	0	0,3	0	39	153	318	42	138	3,9	1 Portion (Hauptmahlzeit), 300 g
											Getreide-/Nudelgerichte
1	20	149	0,9	3	10	222	134	97	17	0,7	**Cannelloni mit Soße**
4	79	596	3,4	13	40	888	537	386	68	2,7	1 Portion, 400 g
1	51	289	0,4	1	19	288	202	17	36	1,1	**Getreidebratling, gebraten**
2	64	362	0,5	1	24	360	253	21	45	1,4	1 Bratling, 125 g
1	82	138	0,6	1	20	452	91	199	18	0,8	**Käsespätzle**
2	205	346	1,5	1	50	1130	228	497	45	2,0	1 Portion, 250 g
1	54	175	1,6	7	20	365	156	107	16	0,7	**Lasagne mit Gemüse (vegetarisch)**
6	215	701	6,5	27	81	1461	624	429	64	2,6	1 Portion, 400 g

Getreide und Getreideerzeugnisse

jeweils essb. Anteil | Zeile 1: pro 100 g | Zeile 2: pro Portion

Getreide- und Getreideerzeugnisse	Energie		Energiedichte	Eiweiß	Kohlenhydrate	KH-Port.	Ballaststoffe	Fett	gesättigte FS	einfach unges. FS
	kcal	kJ	kcal/g	g	g		g	g	g	g
Getreide-/Nudelgerichte										
Lasagne mit Hackfleisch (Bolognese)	210	879	2,1	9	12	1,0	1	14	7	5
1 Portion, 400 g	842	3523	2,1	36	47	4,5	4	57	26	20
Maultaschen	175	731	1,7	10	16	1,5	1	8	3	3
1 Maultasche, 50 g	87	366	1,7	5	8	0,5	1	4	2	2
Nudelpfanne Bami Goreng	136	569	1,4	12	13	1,0	2	4	1	1
1 Portion, 350 g	476	1991	1,4	40	47	4,5	5	14	2	5
Pfannkuchen ohne Füllung/Zucker	169	705	1,7	7	18	1,5	1	8	2	3
1 Pfannkuchen, 230 g	388	1622	1,7	15	41	4,0	2	18	5	7
Pfannkuchen mit Apfel und Zucker	153	638	1,5	5	20	2,0	1	6	2	2
1 Pfannkuchen, 250 g	381	1595	1,5	12	51	4,5	3	14	4	5
Pfannkuchen mit Gemüse	142	593	1,4	6	15	1,5	1	6	2	2
1 Pfannkuchen, 250 g	355	1483	1,4	15	37	3,5	3	16	5	6
Porridge	129	540	1,3	3	18	1,5	1	5	3	2
1 Portion, 250 g	323	1350	1,3	7	44	4,0	2	13	7	4
Ravioli mit Hackfleischfüllung	258	1079	2,6	14	25	2,5	2	11	3	5
1 Portion, 250 g	645	2697	2,6	35	63	5,5	4	28	7	12
Reispfanne Nasi Goreng	134	561	1,3	9	13	1,0	1	5	1	2
1 Portion, 250 g	336	1404	1,3	22	31	3,0	1	13	3	6
Risotto, Gemüserisotto	105	438	1,0	2	15	1,5	1	4	1	2
1 Portion, 250 g	262	1096	1,0	5	38	3,5	3	10	1	4
Semmelknödel	163	680	1,6	7	21	2,0	1	6	2	2
2 zubereitete Knödel, 190 g	309	1293	1,6	13	40	3,5	2	11	5	4
Spaghetti Bolognese	152	634	1,5	9	14	1,5	1	6	2	3
1 Portion (Nudeln + Soße), 350 g	531	2220	1,5	31	51	4,5	5	22	8	11
Spaghetti Carbonara	187	783	1,9	8	20	2,0	2	8	4	3
1 Portion (Nudeln + Soße), 350 g	655	2742	1,9	30	72	6,5	5	28	14	9
Tortellini mit Fleischfüllung	244	1021	2,4	18	21	2,0	1	10	4	3
1 Portion, 250 g	610	2553	2,4	46	52	4,5	3	24	11	8
Tortellini mit Ricottafüllung	215	897	2,1	10	22	2,0	2	9	5	3
1 Portion, 250 g	536	2244	2,1	26	56	5,0	4	23	12	7
Getreide-/Nudelgerichte, Markenprodukte										
Express Risotto Tomaten und Kräuter, Uncle Ben's	180	754	1,8	4	31	3,0	1	4	1	Ø
1 Portion, 250 g	450	1885	1,8	9	78	7,0	3	10	4	Ø
Express Paella klassisch spanisch, Uncel Ben's	169	714	1,7	5	27	2,5	Ø	4	1	Ø
1 Portion, 250 g	423	1785	1,7	13	68	6,0	Ø	11	2	Ø
Express Risi Bisi (Reisgericht), Uncle Ben's	148	627	1,5	3	30	2,5	1	2	✓	Ø
1 Portion, 250 g	370	1568	1,5	8	74	6,5	2	5	1	Ø
Mirácoli Spaghetti Tomate	122	515	1,2	4	21	2,0	1	2	1	Ø
1 Portion, 325 g	397	1674	1,2	14	67	6,0	4	8	4	Ø
Nudeltopf mit Huhn, Maggi	92	384	0,9	4	7	0,5	Ø	6	Ø	Ø
1 Portion, 325 g	299	1248	0,9	12	22	2,0	Ø	18	Ø	Ø
Ravioli „Bolognese", Maggi	87	365	0,9	3	11	1,0	Ø	3	Ø	Ø
1 Portion, 340 g	296	1241	0,9	11	37	3,5	Ø	12	Ø	Ø
Röstzwiebelknödel aus Semmelbrot, Pfanni	139	585	1,4	3	21	2,0	1	4	Ø	Ø
2 zubereitete Knödel, 190 g	264	1112	1,4	6	40	3,5	2	8	Ø	Ø
Semmelknödel Klassisch, Pfanni	139	585	1,4	4	23	2,0	1	4	1	Ø
2 zubereitete Knödel, 190 g	264	1112	1,4	8	44	4,0	2	8	2	Ø
Speckknödel aus Semmelbrot, Pfanni	156	655	1,6	4	20	2,0	1	7	Ø	Ø
2 zubereitete Knödel, 190 g	296	1245	1,6	8	38	3,5	2	13	Ø	Ø

(FS) mehrfach unges. FS	Cholesterin	Vitamine A (RÄ)	E (TÄ)	C	Folsäure	Mineralstoffe Natrium	Kalium	Kalzium	Magnesium	Eisen	**Getreide und Getreideerzeugnisse**
g	mg	µg	mg	mg	µg	mg	mg	mg	mg	mg	jeweils essb. Anteil | Zeile 1: pro 100 g | Zeile 2: pro Portion

Getreide-/Nudelgerichte

mehrfach unges. FS g	Cholesterin mg	A (RÄ) µg	E (TÄ) mg	C mg	Folsäure µg	Natrium mg	Kalium mg	Kalzium mg	Magnesium mg	Eisen mg	
2	58	203	1,8	2	10	313	146	95	14	1,0	Lasagne mit Hackfleisch (Bolognese)
7	230	810	7,2	9	39	1 250	584	380	57	4,0	1 Portion, 400 g
1	81	70	0,6	2	13	237	109	20	12	1,1	Maultaschen
✓	41	35	0,3	1	7	119	54	10	6	0,6	1 Maultasche, 50 g
2	60	101	1,7	1	5	288	169	33	27	0,9	Nudelpfanne Bami Goreng
5	210	352	5,9	3	19	1008	592	115	96	3,3	1 Portion, 350 g
2	92	84	1,6	1	19	58	136	80	13	0,8	Pfannkuchen ohne Füllung/Zucker
4	212	192	3,7	2	43	134	312	184	31	1,8	1 Pfannkuchen, 230 g
1	67	62	1,3	3	15	43	131	59	11	0,7	Pfannkuchen mit Apfel und Zucker
4	166	155	3,3	9	38	107	328	148	28	1,8	1 Pfannkuchen, 250 g
2	76	207	1,6	10	29	120	224	88	21	1,4	Pfannkuchen mit Gemüse
4	190	518	4,0	25	73	300	559	220	53	3,5	1 Pfannkuchen, 250 g
1	13	50	0,3	✓	7	110	84	42	15	0,7	Porridge
1	33	125	0,8	1	17	275	210	106	37	1,8	1 Portion, 250 g
3	119	147	2,2	1	17	322	155	25	17	1,8	Ravioli mit Hackfleischfüllung
6	298	369	5,5	2	43	805	389	63	42	4,5	1 Portion, 250 g
2	48	41	1,3	6	12	276	101	15	23	0,8	Reispfanne Nasi Goreng
4	119	102	3,3	14	30	689	253	36	57	2,0	1 Portion, 250 g
2	0	140	1,6	11	9	408	73	11	19	0,5	Risotto, Gemüserisotto
4	0	350	4,0	27	22	1020	182	27	47	1,3	1 Portion, 250 g
1	99	93	0,7	2	18	364	119	61	15	0,9	Semmelknödel
1	188	177	1,3	4	34	691	226	115	29	1,7	2 zubereitete Knödel, 190 g
1	17	60	0,5	2	7	202	121	46	18	0,8	Spaghetti Bolognese
2	59	208	1,7	6	25	707	424	160	63	2,7	1 Portion (Nudeln + Soße), 350 g
1	52	80	0,4	✓	13	227	79	78	21	0,7	Spaghetti Carbonara
2	183	280	1,4	✓	46	795	277	272	73	2,3	1 Portion (Nudeln + Soße), 350 g
1	131	133	0,8	3	18	464	162	197	25	1,3	Tortellini mit Fleischfüllung
2	327	331	2,0	6	46	1159	405	492	62	3,3	1 Portion, 250 g
1	113	277	1,0	4	28	248	157	157	19	1,5	Tortellini mit Ricottafüllung
2	281	691	2,5	10	71	620	393	392	49	3,7	1 Portion, 250 g

Getreide-/Nudelgerichte, Markenprodukte

mehrfach unges. FS g	Cholesterin mg	A (RÄ) µg	E (TÄ) mg	C mg	Folsäure µg	Natrium mg	Kalium mg	Kalzium mg	Magnesium mg	Eisen mg	
Ø	Ø	Ø	Ø	Ø	Ø	330	Ø	Ø	Ø	Ø	Express Risotto Tomaten und Kräuter, Uncle Ben's
Ø	Ø	Ø	Ø	Ø	Ø	825	Ø	Ø	Ø	Ø	1 Portion, 250 g
Ø	Ø	Ø	Ø	Ø	Ø	312	Ø	Ø	Ø	Ø	Express Paella klassisch spanisch, Uncel Ben's
Ø	Ø	Ø	Ø	Ø	Ø	780	Ø	Ø	Ø	Ø	1 Portion, 250 g
Ø	Ø	Ø	Ø	Ø	Ø	630	Ø	Ø	Ø	Ø	Express Risi Bisi (Reisgericht), Uncle Ben's
Ø	Ø	Ø	Ø	Ø	Ø	1575	Ø	Ø	Ø	Ø	1 Portion, 250 g
Ø	Ø	Ø	Ø	Ø	Ø	200	Ø	Ø	Ø	Ø	Mirácoli Spaghetti Tomate
Ø	Ø	Ø	Ø	Ø	Ø	650	Ø	Ø	Ø	Ø	1 Portion, 325 g
Ø	Ø	Ø	Ø	Ø	Ø	Ø	Ø	Ø	Ø	Ø	Nudeltopf mit Huhn, Maggi
Ø	Ø	Ø	Ø	Ø	Ø	Ø	Ø	Ø	Ø	Ø	1 Portion, 325 g
Ø	Ø	Ø	Ø	Ø	Ø	Ø	Ø	Ø	Ø	Ø	Ravioli „Bolognese", Maggi
Ø	Ø	Ø	Ø	Ø	Ø	Ø	Ø	Ø	Ø	Ø	1 Portion, 340 g
Ø	Ø	Ø	Ø	Ø	Ø	430	Ø	Ø	Ø	Ø	Röstzwiebelknödel aus Semmelbrot, Pfanni
Ø	Ø	Ø	Ø	Ø	Ø	817	Ø	Ø	Ø	Ø	2 zubereitete Knödel, 190 g
Ø	Ø	Ø	Ø	Ø	Ø	450	Ø	Ø	Ø	Ø	Semmelknödel Klassisch, Pfanni
Ø	Ø	Ø	Ø	Ø	Ø	855	Ø	Ø	Ø	Ø	2 zubereitete Knödel, 190 g
Ø	Ø	Ø	Ø	Ø	Ø	380	Ø	Ø	Ø	Ø	Speckknödel aus Semmelbrot, Pfanni
Ø	Ø	Ø	Ø	Ø	Ø	722	Ø	Ø	Ø	Ø	2 zubereitete Knödel, 190 g

Getreide und Getreideerzeugnisse	Energie		Energiedichte	Eiweiß	Kohlenhydrate			Fett/Fettsäuren		
jeweils essb. Anteil | Zeile 1: pro 100 g | Zeile 2: pro Portion	Energie		Energiedichte	Eiweiß	Kohlenhydrate	KH-Port.	Ballaststoffe	Fett	gesättigte FS	einfach unges. FS
	kcal	kJ	kcal/g	g	g	g	g	g	g	g
Brötchen und Croissants										
Bagel	230	963	2,3	7	45	4,0	3	3	1	1
1 Bagel, 70 g	161	674	2,3	5	31	3,0	2	2	✓	1
Baguettebrötchen	248	1038	2,5	7	51	4,5	3	1	✓	✓
1 Brötchen, 65 g	161	675	2,5	5	33	3,0	2	1	✓	✓
Brötchen (Semmel)	248	1038	2,5	7	51	4,5	3	1	✓	✓
1 Brötchen, 45 g	112	467	2,5	3	23	2,0	1	1	✓	✓
Brötchen mit Kümmel	252	1056	2,5	8	50	4,5	4	2	✓	1
1 Brötchen, 45 g	114	475	2,5	4	23	2,0	2	1	✓	✓
Brötchen mit Mohn	259	1083	2,6	8	48	4,5	4	3	1	1
1 Brötchen, 45 g	117	487	2,6	4	22	2,0	2	2	✓	✓
Brötchen mit Sesam	263	1101	2,6	8	49	4,5	4	4	1	1
1 Brötchen, 45 g	118	495	2,6	4	22	2,0	2	2	✓	1
Butterhörnchen	290	1215	2,9	7	45	4,0	3	9	5	3
1 Hörnchen, 50 g	145	608	2,9	4	22	2,0	2	4	2	1
Croissant	508	2126	5,1	7	45	4,0	3	34	15	11
1 Croissant, 65 g	330	1382	5,1	5	29	2,5	2	22	10	7
Laugenbrezel/-brötchen/-stange	226	946	2,3	7	45	4,0	2	2	1	✓
1 Brezel, 85 g	192	804	2,3	6	39	3,5	2	2	1	✓
Mehrkornbrötchen	238	994	2,4	9	42	4,0	7	4	1	1
1 Brötchen, 65 g	154	646	2,4	6	27	2,5	4	2	✓	✓
Milchbrötchen	280	1169	2,8	7	44	4,0	2	8	3	3
1 Brötchen, 45 g	126	526	2,8	3	20	2,0	1	4	2	1
Milchbrötchen mit Rosinen	297	1241	3,0	7	48	4,5	3	8	4	3
1 Brötchen, 45 g	133	558	3,0	3	22	2,0	1	4	2	1
Roggenbrötchen	223	933	2,2	6	46	4,0	6	1	✓	✓
1 Brötchen, 60 g	134	560	2,2	4	28	2,5	4	1	✓	✓
Schokoladen-Croissant	494	2068	4,9	8	48	4,5	4	30	15	9
1 Croissant, 80 g	395	1653	4,9	6	38	3,5	3	24	12	8
Vollkornbrötchen	222	928	2,2	8	43	4,0	7	2	✓	✓
1 Brötchen, 65 g	144	603	2,2	5	28	2,5	4	1	✓	✓
Brot										
Baguette	248	1038	2,5	7	51	4,5	3	1	✓	✓
1 Scheibe, 30 g	74	311	2,5	2	15	1,5	1	✓	✓	✓
Fladenbrot	235	985	2,4	7	48	4,5	3	1	✓	✓
1 Stück, 40 g	94	394	2,4	3	19	2,0	1	1	✓	✓
Grahambrot (Weizenvollkornbrot)	213	889	2,1	8	41	4,0	6	2	✓	✓
1 Scheibe, 40 g	85	356	2,1	3	17	1,5	3	1	✓	✓
Kartoffelbrot	217	909	2,2	7	44	4,0	3	1	✓	✓
1 Scheibe, 45 g	98	409	2,2	3	20	2,0	1	✓	✓	✓
Knäckebrot (Mehrkorn)	343	1436	3,4	9	72	6,5	8	2	✓	✓
1 Scheibe, 10 g	34	144	3,4	1	7	0,5	1	✓	✓	✓
Knäckebrot (Roggenvollkorn)	336	1405	3,4	10	70	6,5	9	2	✓	✓
1 Scheibe, 10 g	34	140	3,4	1	7	0,5	1	✓	✓	✓
Leinsamenbrot	196	818	2,0	7	36	3,5	10	2	✓	✓
1 Scheibe, 40 g	78	327	2,0	3	14	1,5	4	1	✓	✓
Mehrkornbrot	219	915	2,2	6	46	4,0	5	1	✓	✓
1 Scheibe, 45 g	98	412	2,2	3	21	2,0	2	✓	✓	✓
Pumpernickel	188	786	1,9	7	38	3,5	9	1	✓	✓
1 Scheibe, 40 g	75	314	1,9	3	15	1,5	3	✓	✓	✓

(FS)		Vitamine				Mineralstoffe					
mehrfach unges. FS	Cholesterin	A (RÄ)	E (TÄ)	C	Folsäure	Natrium	Kalium	Kalzium	Magnesium	Eisen	**Getreide und Getreideerzeugnisse**
g	mg	µg	mg	mg	µg	mg	mg	mg	mg	mg	jeweils essb. Anteil | Zeile 1: pro 100 g | Zeile 2: pro Portion
											Brötchen und Croissants
1	28	20	0,3	0	44	147	95	33	22	1,4	**Bagel**
1	20	14	0,2	0	31	103	66	23	16	1,0	1 Bagel, 70 g
1	0	4	0,4	0	9	451	100	16	21	1,3	**Baguettebrötchen**
✓	0	3	0,3	0	6	293	65	10	14	0,8	1 Brötchen, 65 g
1	0	4	0,4	0	9	451	100	16	21	1,3	**Brötchen (Semmel)**
✓	0	2	0,2	0	4	203	45	7	9	0,6	1 Brötchen, 45 g
1	0	5	0,3	0	8	436	146	49	29	1,9	**Brötchen mit Kümmel**
✓	0	2	0,2	0	4	196	66	22	13	0,8	1 Brötchen, 45 g
2	0	4	0,5	0	11	430	129	85	36	1,7	**Brötchen mit Mohn**
1	0	2	0,2	0	5	194	58	38	16	0,8	1 Brötchen, 45 g
2	0	4	0,5	0	11	431	118	50	37	1,7	**Brötchen mit Sesam**
1	0	2	0,2	0	5	194	53	23	17	0,8	1 Brötchen, 45 g
1	44	76	0,5	0	45	177	119	32	14	1,2	**Butterhörnchen**
	22	38	0,2	0	22	88	59	16	7	0,6	1 Hörnchen, 50 g
6	26	254	5,4	✓	22	371	135	50	16	1,0	**Croissant**
4	17	165	3,5	✓	14	241	88	33	10	0,7	1 Croissant, 65 g
1	0	Ø	0,4	0	9	500	100	17	18	0,9	**Laugenbrezel/-brötchen/-stange**
✓	0	Ø	0,3	0	8	425	85	14	15	0,8	1 Brezel, 85 g
2	0	1	2,9	0	26	517	243	34	108	2,8	**Mehrkornbrötchen**
1	0	1	1,9	0	17	336	158	22	70	1,8	1 Brötchen, 65 g
1	35	71	1,0	1	42	109	122	45	17	1,1	**Milchbrötchen**
1	16	32	0,5	✓	19	49	55	20	8	0,5	1 Brötchen, 45 g
1	14	62	1,0	1	74	19	160	39	17	1,1	**Milchbrötchen mit Rosinen**
1	6	28	0,5	✓	33	9	72	18	8	0,5	1 Brötchen, 45 g
1	0	0	0,6	0	23	452	229	20	50	2,2	**Roggenbrötchen**
✓	0	0	0,4	0	14	271	137	12	30	1,3	1 Brötchen, 60 g
4	20	192	4,1	1	20	293	272	77	43	1,7	**Schokoladen-Croissant**
3	16	153	3,3	✓	16	234	217	62	35	1,4	1 Croissant, 80 g
1	0	1	1,3	0	23	541	221	31	95	2,7	**Vollkornbrötchen**
✓	0	1	0,8	0	15	352	144	20	62	1,8	1 Brötchen, 65 g
											Brot
1	0	4	0,4	0	9	451	100	16	21	1,3	**Baguette**
✓	0	1	0,1	0	3	135	30	5	6	0,4	1 Scheibe, 30 g
1	0	4	0,3	0	17	428	95	15	20	1,3	**Fladenbrot**
✓	0	2	0,1	0	7	171	38	6	8	0,5	1 Stück, 40 g
1	0	1	1,2	0	34	424	222	30	91	2,7	**Grahambrot (Weizenvollkornbrot)**
✓	0	✓	0,5	0	14	170	89	12	36	1,1	1 Scheibe, 40 g
✓	2	5	0,2	4	37	224	187	29	20	1,1	**Kartoffelbrot**
✓	1	2	0,1	2	17	101	84	13	9	0,5	1 Scheibe, 45 g
1	0	0	1,1	0	38	622	254	38	69	2,8	**Knäckebrot (Mehrkorn)**
✓	0	0	0,1	0	4	62	25	4	7	0,3	1 Scheibe, 10 g
1	0	0	0,9	0	70	681	345	30	75	3,3	**Knäckebrot (Roggenvollkorn)**
✓	0	0	0,1	0	7	68	35	3	8	0,3	1 Scheibe, 10 g
1	0	4	1,1	0	35	412	299	30	68	2,9	**Leinsamenbrot**
1	0	2	0,4	0	14	165	120	12	27	1,2	1 Scheibe, 40 g
✓	0	0	0,7	0	24	396	162	24	44	1,8	**Mehrkornbrot**
✓	0	0	0,3	0	11	178	73	11	20	0,8	1 Scheibe, 45 g
1	0	1	1,0	0	36	430	290	21	56	2,7	**Pumpernickel**
✓	0	✓	0,4	0	14	172	116	8	22	1,1	1 Scheibe, 40 g

Alles aus Getreide

Getreide und Getreideerzeugnisse jeweils essb. Anteil | Zeile 1: pro 100 g | Zeile 2: pro Portion	Energie		Energie-dichte	Eiweiß	Kohlenhydrate	KH-Port.	Ballast-stoffe	Fett	gesättigte FS	einfach unges. FS
	kcal	kJ	kcal/g	g	g		g	g	g	g
Brot										
Roggenbrot	211	883	2,1	6	44	4,0	6	1	✓	✓
1 Scheibe, 45 g	95	397	2,1	3	20	2,0	3	✓	✓	✓
Roggenmischbrot	210	880	2,1	6	44	4,0	5	1	✓	✓
1 Scheibe, 45 g	95	396	2,1	3	20	2,0	2	✓	✓	✓
Roggenvollkornbrot (Roggenschrotbrot)	186	777	1,9	6	38	3,5	7	1	✓	✓
1 Scheibe, 50 g	93	388	1,9	3	19	1,5	4	✓	✓	✓
Rosinenbrot (Weißbrot mit Rosinen, Stuten)	241	1007	2,4	7	50	4,5	3	1	✓	✓
1 Scheibe, 40 g	96	403	2,4	3	20	2,0	1	✓	✓	✓
Sonnenblumenkernbrot	204	853	2,0	7	37	3,5	9	3	✓	1
1 Scheibe, 40 g	82	341	2,0	3	15	1,5	3	1	✓	✓
Steinmetzbrot	209	874	2,1	6	44	4,0	5	1	✓	✓
1 Scheibe, 45 g	94	393	2,1	3	20	2,0	2	✓	✓	✓
Toastbrot	253	1060	2,5	7	48	4,5	3	3	1	1
1 Scheibe, 30 g	76	318	2,5	2	14	1,5	1	1	✓	✓
Vollkorn-Toastbrot	238	996	2,4	8	45	4,0	7	3	✓	✓
1 Scheibe, 30 g	71	299	2,4	2	14	1,0	2	1	✓	✓
Weißbrot (Weizenbrot)	235	985	2,4	7	48	4,5	3	1	✓	✓
1 Scheibe, 40 g	94	394	2,4	3	19	1,5	1	1	✓	✓
Weizenmischbrot	219	917	2,2	7	45	4,0	4	1	✓	✓
1 Scheibe, 40 g	88	367	2,2	3	18	1,5	2	✓	✓	✓
Brot, Markenprodukte										
Crisp Original, Wasa	346	1460	3,5	10	64	6,0	16	2	✓	Ø
1 Scheibe, 10 g	35	146	3,5	1	6	0,5	2	✓	✓	Ø
Fit und Vital Proteine (Roggenknäcke), Wasa	338	1420	3,4	11	56	5,0	21	4	1	Ø
1 Scheibe, 16 g	54	227	3,4	2	9	1,0	3	1	✓	Ø
Glutenfreie Frühstücksbrötchen, Hammermühle	251	1049	2,5	3	45	4,0	2	6	3	Ø
1 Brötchen, 75 g	188	787	2,5	2	34	3,0	2	5	2	Ø
Glutenfreies Körnerbrot, Hammermühle	256	1070	2,6	6	36	3,0	5	9	1	Ø
1 Scheibe, 50 g	128	535	2,6	3	18	1,5	3	5	✓	Ø
Glutenfreies Landbrot, Schär	236	986	2,4	3	45	4,0	5	4	1	Ø
1 Scheibe, 50 g	118	493	2,4	2	23	2,0	3	2	✓	Ø
Knusperbrot Crisp'n light Roggen, Wasa	362	1527	3,6	12	66	6,0	7	2	1	Ø
1 Scheibe, 7 g	24	92	3,6	1	4	0,5	1	✓	✓	Ø
Mjölk, Wasa	320	1350	3,2	12	63	5,5	15	3	1	Ø
1 Scheibe, 8 g	25	120	3,2	1	5	0,5	1	✓	✓	Ø
Sandwich Käse & Schnittlauch, Wasa	470	1950	4,7	9	48	4,5	9	26	18	Ø
1 Scheibe (½ Portionspackung), 15 g	85	360	4,7	2	9	1,0	2	5	4	Ø
Vollkorn-Knäckebrot, Wasa	320	1350	3,2	9	66	6,0	15	2	✓	Ø
1 Scheibe, 13 g	40	180	3,2	1	9	1,0	2	✓	✓	Ø
Cerealien										
Cornflakes	356	1488	3,6	7	79	7,0	4	1	✓	✓
1 Portion (trocken), 30 g	107	446	3,6	2	24	2,0	1	✓	✓	✓
Früchte-Müsli	340	1423	3,4	10	60	5,5	9	6	1	3
1 Portion (trocken), 50 g	170	711	3,4	5	30	2,5	4	3	✓	1
Müsli-Basismischung	352	1471	3,5	10	60	5,5	8	7	1	4
1 Portion (trocken), 50 g	176	736	3,5	5	30	2,5	4	4	1	2
Müsliriegel i. D.	375	1569	3,8	7	44	4,0	4	19	2	14
1 Riegel, 25 g	94	392	3,8	2	11	1,0	1	5	1	3

mehrfach unges. FS g	Cholesterin mg	A (RÄ) µg	E (TÄ) mg	C mg	Folsäure µg	Natrium mg	Kalium mg	Kalzium mg	Magnesium mg	Eisen mg	
											Getreide und Getreideerzeugnisse jeweils essb. Anteil | Zeile 1: pro 100 g | Zeile 2: pro Portion
											Brot
✓	0	0	0,6	0	22	428	217	19	47	2,1	**Roggenbrot**
✓	0	0	0,3	0	10	193	98	9	21	0,9	1 Scheibe, 45 g
✓	0	0	0,7	0	23	422	153	23	38	1,5	**Roggenmischbrot**
✓	0	0	0,3	0	10	190	69	10	17	0,7	1 Scheibe, 45 g
✓	0	0	0,9	0	22	434	243	20	49	2,2	**Roggenvollkornbrot (Roggenschrotbrot)**
✓	0	0	0,5	0	11	217	122	10	25	1,1	1 Scheibe, 50 g
✓	0	4	0,4	0	16	394	152	16	20	1,2	**Rosinenbrot (Weißbrot mit Rosinen, Stuten)**
✓	0	2	0,2	0	6	158	61	6	8	0,5	1 Scheibe, 40 g
2	0	1	2,5	0	39	412	307	24	70	2,8	**Sonnenblumenkernbrot**
1	0	✓	1,0	0	16	165	123	10	28	1,1	1 Scheibe, 40 g
✓	0	0	0,7	0	23	422	166	23	40	1,6	**Steinmetzbrot**
✓	0	0	0,3	0	10	190	75	10	18	0,7	1 Scheibe, 45 g
1	0	20	0,7	0	25	435	125	33	13	1,2	**Toastbrot**
✓	0	6	0,2	0	8	131	38	10	4	0,4	1 Scheibe, 30 g
2	0	25	1,7	0	Ø	750	320	55	56	1,6	**Vollkorn-Toastbrot**
1	0	8	0,5	0	Ø	225	96	17	17	0,5	1 Scheibe, 30 g
1	0	4	0,3	0	17	428	95	15	20	1,3	**Weißbrot (Weizenbrot)**
✓	0	2	0,1	0	7	171	38	6	8	0,5	1 Scheibe, 40 g
✓	0	0	0,6	0	38	421	157	22	40	1,7	**Weizenmischbrot**
✓	0	0	0,2	0	15	168	63	9	16	0,7	1 Scheibe, 40 g
											Brot, Markenprodukte
Ø	Ø	Ø	Ø	Ø	Ø	500	Ø	Ø	130	2,0	**Crisp Original, Wasa**
Ø	Ø	Ø	Ø	Ø	Ø	50	Ø	Ø	10	0,2	1 Scheibe, 10 g
Ø	Ø	Ø	Ø	Ø	Ø	400	Ø	Ø	Ø	Ø	**Fit und Vital Proteine (Roggenknäcke), Wasa**
Ø	Ø	Ø	Ø	Ø	Ø	64	Ø	Ø	Ø	Ø	1 Scheibe, 16 g
Ø	Ø	Ø	Ø	Ø	Ø	600	Ø	Ø	Ø	Ø	**Glutenfreie Frühstücksbrötchen, Hammermühle**
Ø	Ø	Ø	Ø	Ø	Ø	450	Ø	Ø	Ø	Ø	1 Brötchen, 75 g
Ø	Ø	Ø	Ø	Ø	Ø	200	Ø	Ø	Ø	Ø	**Glutenfreies Körnerbrot, Hammermühle**
Ø	Ø	Ø	Ø	Ø	Ø	100	Ø	Ø	Ø	Ø	1 Scheibe, 50 g
Ø	Ø	Ø	Ø	Ø	Ø	520	Ø	Ø	Ø	Ø	**Glutenfreies Landbrot, Schär**
Ø	Ø	Ø	Ø	Ø	Ø	260	Ø	Ø	Ø	Ø	1 Scheibe, 50 g
Ø	Ø	Ø	Ø	Ø	Ø	600	Ø	Ø	Ø	Ø	**Knusperbrot Crisp'n light Roggen, Wasa**
Ø	Ø	Ø	Ø	Ø	Ø	40	Ø	Ø	Ø	Ø	1 Scheibe, 7 g
Ø	Ø	Ø	Ø	Ø	Ø	500	Ø	Ø	Ø	Ø	**Mjölk, Wasa**
Ø	Ø	Ø	Ø	Ø	Ø	40	Ø	Ø	Ø	Ø	1 Scheibe, 8 g
Ø	Ø	Ø	Ø	Ø	Ø	600	Ø	Ø	Ø	Ø	**Sandwich Käse & Schnittlauch, Wasa**
Ø	Ø	Ø	Ø	Ø	Ø	100	Ø	Ø	Ø	Ø	1 Scheibe (½ Portionspackung), 19 g
Ø	Ø	Ø	Ø	Ø	Ø	400	Ø	Ø	Ø	Ø	**Vollkorn-Knäckebrot, Wasa**
Ø	Ø	Ø	Ø	Ø	Ø	50	Ø	Ø	Ø	Ø	1 Scheibe, 13 g
											Cerealien
✓	0	28	0,2	0	6	938	120	13	14	2,0	**Cornflakes**
✓	0	8	0,1	0	2	281	36	4	4	0,6	1 Portion (trocken), 30 g
2	0	29	2,7	3	37	44	451	53	110	3,3	**Früchte-Müsli**
1	0	15	1,4	1	19	22	226	27	55	1,7	1 Portion (trocken), 50 g
2	0	10	3,4	2	44	100	421	51	109	3,3	**Müsli-Basismischung**
1	0	5	1,7	1	22	50	211	26	55	1,7	1 Portion (trocken), 50 g
3	0	18	7,3	2	28	5	365	77	84	2,2	**Müsliriegel i. D.**
1	0	5	1,8	1	7	1	91	19	21	0,5	1 Riegel, 25 g

Getreide und Getreideerzeugnisse	Energie			Eiweiß	Kohlenhydrate			Fett/Fettsäuren		
	Energie		Energie-dichte	Eiweiß	Kohlen-hydrate	KH-Port.	Ballast-stoffe	Fett	gesättigte FS	einfach unges. FS
jeweils essb. Anteil | Zeile 1: pro 100 g | Zeile 2: pro Portion	kcal	kJ	kcal/g	g	g		g	g	g	g
Cerealien										
Müsli-Mandelriegel i. D.	454	1900	4,5	11	38	3,5	9	29	4	18
1 Riegel, 50 g	227	950	4,5	6	19	1,5	5	14	2	9
Müsli-Nussriegel i. D.	494	2067	4,9	9	38	3,5	6	34	3	24
1 Riegel, 50 g	247	1033	4,9	4	19	1,5	3	17	1	12
Nuss-Müsli	404	1690	4,0	13	44	4,0	11	19	3	9
1 Portion (trocken), 50 g	202	845	4,0	7	22	2,0	5	10	1	4
Schoko-Müsli	390	1632	3,9	10	60	5,5	7	12	5	5
1 Portion (trocken), 50 g	195	816	3,9	5	30	2,5	3	6	2	2
Cerealien, Markenprodukte										
Corny free Weiße Schoko, Schwartau	337	1411	3,4	7	70	6,5	Ø	10	6	Ø
1 Riegel, 20 g	67	282	3,4	1	14	1,5	Ø	2	1	Ø
Corny Erdbeer-Joghurt, Schwartau	446	1872	4,5	6	66	6,0	Ø	17	14	Ø
1 Riegel, 25 g	112	469	4,5	2	16	1,5	Ø	4	3	Ø
Corny Milchsandwich Classic, Schwartau	444	1859	4,4	6	59	5,5	Ø	19	16	Ø
1 Riegel, 30 g	133	559	4,4	2	18	1,5	Ø	6	5	Ø
Corny Schoko, Schwartau	455	1910	4,6	7	66	6,0	Ø	18	11	Ø
1 Riegel, 25 g	114	479	4,6	2	17	1,5	Ø	4	3	Ø
Crunchy Nut Corn Flakes, Kellogg's	387	1640	3,9	6	85	7,5	2	3	1	Ø
1 Portion (trocken), 30 g	116	492	3,9	2	26	2,5	1	1	✓	Ø
Frosties Original, Kellogg's	371	1578	3,7	5	87	8,0	2	1	✓	Ø
1 Portion (trocken), 30 g	111	473	3,7	1	26	2,5	1	✓	✓	Ø
Haferkleie Flocken, Kölln	350	1470	3,5	19	41	3,5	19	8	2	3
1 Portion, 25 g	88	368	3,5	5	10	1,0	5	2	✓	1
Müsli Knusper Klassik, Kölln	432	1817	4,3	10	64	6,0	5	15	6	7
1 Portion (trocken), 40 g	173	727	4,3	4	26	2,5	2	6	2	3
Rice Krispies, Kellogg's	382	1620	3,8	7	85	7,5	1	2	✓	Ø
1 Portion (trocken), 30 g	115	486	3,8	2	26	2,5	✓	✓	✓	Ø
Smacks, Kellogg's	374	1587	3,7	7	82	7,5	5	2	1	Ø
1 Portion (trocken), 30 g	112	476	3,7	2	25	2,0	1	1	✓	Ø
Vollkorn Haferfleks, Kölln	381	1613	3,8	11	73	6,5	6	5	1	2
1 Portion (trocken), 40 g	152	645	3,8	4	29	2,5	2	2	✓	1
Weetabix Original	338	1432	3,4	12	68	6,0	10	2	1	Ø
1 Portion (2 Weetabix, trocken), 38 g	127	537	3,4	4	26	2,5	4	1	✓	Ø
Zauberfleks Schoko, Kölln	399	1686	4,0	8	78	7,0	6	5	3	2
1 Portion (trocken), 40 g	160	674	4,0	3	31	3,0	2	2	1	1
Kuchen, Torten und Gebäck										
Amerikaner	315	1317	3,1	5	53	5,0	1	9	3	4
1 Amerikaner, 100 g	315	1317	3,1	5	53	5,0	1	9	3	4
Apfelkuchen (Hefeteig)	144	604	1,4	3	25	2,5	2	3	2	1
1 Stück, 150 g	217	906	1,4	4	38	3,5	3	5	3	2
Apfelkuchen (Rührteig)	214	895	2,1	3	28	2,5	2	10	5	3
1 Stück, 150 g	321	1342	2,1	5	43	4,0	2	14	8	4
Apfelkuchen, gedeckter (Mürbeteig)	229	959	2,3	3	34	3,0	2	9	2	4
1 Stück, 100 g	229	959	2,3	3	34	3,0	2	9	2	4
Apfelstrudel	218	912	2,2	3	36	3,0	3	7	3	3
1 Stück, 150 g	327	1368	2,2	5	53	5,0	4	10	4	4
Apfeltasche (Blätterteig)	310	1297	3,1	3	30	2,5	2	20	12	6
1 Apfeltasche, 70 g	217	908	3,1	2	21	2,0	1	14	8	4

Getreide und Getreideerzeugnisse
jeweils essb. Anteil | Zeile 1: pro 100 g | Zeile 2: pro Portion

(FS) mehrfach unges. FS	Cholesterin	A (RÄ)	E (TÄ)	C	Folsäure	Natrium	Kalium	Kalzium	Magnesium	Eisen	
g	mg	µg	mg	mg	µg	mg	mg	mg	mg	mg	
											Cerealien
5	0	21	12,3	6	50	69	544	147	127	3,2	Müsli-Mandelriegel i. D.
3	0	11	6,1	3	25	34	272	73	64	1,6	1 Riegel, 50 g
6	0	25	13,1	3	27	89	420	119	101	3,0	Müsli-Nussriegel i. D.
3	0	12	6,5	2	13	45	210	60	51	1,5	1 Riegel, 50 g
7	0	9	6,1	✓	51	9	488	129	185	4,5	Nuss-Müsli
4	0	5	3,1	✓	25	5	244	65	93	2,3	1 Portion (trocken), 50 g
2	2	16	2,1	1	31	61	377	73	104	3,2	Schoko-Müsli
1	1	8	1,1	✓	16	31	189	37	52	1,6	1 Portion (trocken), 50 g
											Cerealien, Markenprodukte
Ø	Ø	Ø	Ø	Ø	Ø	164	Ø	Ø	Ø	Ø	Corny free Weiße Schoko, Schwartau
Ø	Ø	Ø	Ø	Ø	Ø	32	Ø	Ø	Ø	Ø	1 Riegel, 20 g
Ø	Ø	Ø	Ø	Ø	Ø	180	Ø	Ø	Ø	Ø	Corny Erdbeer-Joghurt, Schwartau
Ø	Ø	Ø	Ø	Ø	Ø	44	Ø	Ø	Ø	Ø	1 Riegel, 25 g
Ø	Ø	Ø	Ø	Ø	Ø	292	Ø	436	Ø	Ø	Corny Milchsandwich Classic, Schwartau
Ø	Ø	Ø	Ø	Ø	Ø	88	Ø	133	Ø	Ø	1 Riegel, 30 g
Ø	Ø	Ø	Ø	Ø	Ø	200	Ø	Ø	Ø	Ø	Corny Schoko, Schwartau
Ø	Ø	Ø	Ø	Ø	Ø	52	Ø	Ø	Ø	Ø	1 Riegel, 25 g
Ø	Ø	Ø	Ø	Ø	334	450	Ø	Ø	Ø	8,0	Crunchy Nut Corn Flakes, Kellogg's
Ø	Ø	Ø	Ø	Ø	100	135	Ø	Ø	Ø	2,4	1 Portion (trocken), 30 g
Ø	Ø	Ø	Ø	Ø	166	450	Ø	456	Ø	8,0	Frosties Original, Kellogg's
Ø	Ø	Ø	Ø	Ø	50	135	Ø	137	Ø	2,4	1 Portion (trocken), 30 g
3	Ø	Ø	Ø	Ø	Ø	4	Ø	Ø	280	7,8	Haferkleie Flocken, Kölln
1	Ø	Ø	Ø	Ø	Ø	1	Ø	Ø	70	2,0	1 Portion, 25 g
3	0	Ø	2,5	Ø	Ø	189	260	36	110	3,3	Müsli Knusper Klassik, Kölln
1	0	Ø	1,0	Ø	Ø	76	104	14	44	1,3	1 Portion (trocken), 40 g
Ø	Ø	Ø	Ø	Ø	166	700	Ø	Ø	Ø	8,0	Rice Krispies, Kellogg's
Ø	Ø	Ø	Ø	Ø	50	210	Ø	Ø	Ø	2,4	1 Portion (trocken), 30 g
Ø	Ø	Ø	Ø	Ø	166	10	Ø	264	Ø	8,0	Smacks, Kellogg's
Ø	Ø	Ø	Ø	Ø	50	3	Ø	79	Ø	2,4	1 Portion (trocken), 30 g
2	0	Ø	0,8	Ø	Ø	451	342	44	134	3,3	Vollkorn Haferfleks, Kölln
1	0	Ø	0,3	Ø	Ø	180	137	18	54	1,3	1 Portion (trocken), 40 g
Ø	0	Ø	Ø	Ø	170	260	Ø	Ø	Ø	11,9	Weetabix Original
Ø	0	Ø	Ø	Ø	64	100	Ø	Ø	Ø	4,5	1 Portion (2 Weetabix, trocken), 38 g
1	Ø	Ø	Ø	Ø	Ø	280	Ø	Ø	103	3,1	Zauberfleks Schoko, Kölln
✓	Ø	Ø	Ø	Ø	Ø	112	Ø	Ø	41	1,2	1 Portion (trocken), 40 g
											Kuchen, Torten und Gebäck
2	50	89	1,7	✓	6	148	79	43	11	0,9	Amerikaner
2	50	89	1,7	✓	6	148	79	43	11	0,9	1 Amerikaner, 100 g
✓	19	31	0,4	2	11	12	162	19	10	0,7	Apfelkuchen (Hefeteig)
1	29	47	0,6	3	17	18	243	29	15	1,1	1 Stück, 150 g
1	74	100	0,6	1	7	88	120	19	8	0,8	Apfelkuchen (Rührteig)
1	111	150	0,9	2	11	132	180	29	12	1,2	1 Stück, 150 g
2	17	70	2,1	2	5	49	140	14	12	0,7	Apfelkuchen, gedeckter (Mürbeteig)
2	17	70	2,1	2	5	49	140	14	12	0,7	1 Stück, 100 g
1	20	53	1,1	6	10	20	157	17	12	0,7	Apfelstrudel
1	30	79	1,7	9	15	31	236	26	18	1,1	1 Stück, 150 g
1	57	157	0,7	4	5	279	74	12	9	0,6	Apfeltasche (Blätterteig)
1	40	110	0,5	3	4	195	52	8	6	0,4	1 Apfeltasche, 70 g

Getreide und Getreideerzeugnisse

jeweils essb. Anteil | Zeile 1: pro 100 g | Zeile 2: pro Portion

	Energie		Energie-dichte	Eiweiß	Kohlen-hydrate	KH-Port.	Ballast-stoffe	Fett	gesättigte FS	einfach unges. FS
	kcal	kJ	kcal/g	g	g		g	g	g	g
Kuchen, Torten und Gebäck										
Baumkuchen	427	1786	4,3	4	52	4,5	1	22	12	8
1 Stück, 70 g	299	1250	4,3	3	36	3,5	1	16	8	5
Berliner	323	1350	3,2	8	43	4,0	2	13	7	4
1 Berliner, 60 g	194	810	3,2	5	26	2,5	1	8	4	2
Bienenstich, gefüllt	300	1257	3,0	6	33	3,0	2	16	7	7
1 Stück, 120 g	360	1508	3,0	7	40	3,5	3	19	9	8
Biskuitrolle mit Sahnefüllung	217	906	2,2	4	24	2,0	1	12	6	4
1 Stück, 80 g	173	725	2,2	3	19	2,0	1	9	5	3
Brownies	411	1719	4,1	6	58	5,5	2	17	7	7
1 Stück, 45 g	185	774	4,1	3	26	2,5	1	8	3	3
Buttercremetorte i. D.	396	1656	4,0	6	33	3,0	1	27	13	9
1 Stück, 100 g	396	1656	4,0	6	33	3,0	1	27	13	9
Butterkuchen	373	1559	3,7	7	42	4,0	3	20	10	8
1 Stück, 75 g	279	1169	3,7	5	31	3,0	2	15	7	6
Cremetorte i. D.	316	1323	3,2	4	31	3,0	1	19	11	6
1 Stück, 120 g	379	1588	3,2	5	38	3,5	1	23	14	7
Donauwellen	313	1308	3,1	4	31	3,0	2	19	11	6
1 Stück, 100 g	313	1308	3,1	4	31	3,0	2	19	11	6
Donuts	344	1440	3,4	7	46	4,0	2	15	6	5
1 Donut, 75 g	258	1080	3,4	5	35	3,0	2	11	5	4
Eiserkuchen	443	1854	4,4	5	54	5,0	2	23	6	11
1 Eiserkuchen, 30 g	133	556	4,4	1	16	1,5	✓	7	2	3
Frankfurter Kranz	364	1521	3,6	5	32	3,0	2	24	13	8
1 Stück, 80 g	291	1217	3,6	4	26	2,5	1	19	10	7
Früchtebrot	350	1466	3,5	7	53	5,0	5	12	1	8
1 Stück, 50 g	175	733	3,5	3	26	2,5	2	6	1	4
Gewürzkuchen	360	1508	3,6	7	48	4,5	1	16	5	7
1 Stück, 60 g	216	905	3,6	4	29	2,5	1	10	3	4
Hefegebäck (Hefeteilchen) i. D.	335	1403	3,4	7	46	4,0	3	14	3	7
1 Hefegebäck, 70 g	235	982	3,4	5	32	3,0	2	10	2	5
Hefezopf mit Rosinen	302	1263	3,0	8	47	4,0	3	9	5	3
1 Stück, 70 g	211	884	3,0	5	33	3,0	2	6	3	2
Honigkuchen	305	1275	3,0	4	67	6,0	2	1	1	✓
1 Stück, 70 g	213	892	3,0	3	47	4,5	1	1	✓	✓
Käsekuchen	195	815	1,9	10	23	2,0	1	6	2	3
1 Stück, 140 g	273	1141	1,9	15	33	3,0	1	9	2	4
Linzer Torte	418	1747	4,2	8	44	4,0	4	24	9	10
1 Stück, 100 g	418	1747	4,2	8	44	4,0	4	24	9	10
Marmorkuchen	392	1638	3,9	6	43	4,0	2	22	12	7
1 Stück, 80 g	313	1310	3,9	5	34	3,0	1	17	10	5
Muffins	327	1366	3,3	6	47	4,0	2	13	2	4
1 Muffin, 45 g	147	615	3,3	3	21	2,0	1	6	1	2
Napfkuchen	350	1464	3,5	5	54	5,0	3	12	7	4
1 Stück, 80 g	280	1171	3,5	4	43	4,0	2	10	6	3
Nussecke	540	2259	5,4	7	48	4,5	4	36	10	20
1 Nussecke, 50 g	270	1129	5,4	3	24	2,0	2	18	5	10
Nusskuchen (Rührteig)	426	1783	4,3	6	39	3,5	2	27	6	14
1 Stück, 80 g	341	1426	4,3	5	32	3,0	1	22	5	12
Obstkuchen (Quark-Öl-Teig)	292	1222	2,9	10	34	3,0	2	13	2	5
1 Stück, 100 g	292	1222	2,9	10	34	3,0	2	13	2	5

Getreide und Getreideerzeugnisse

jeweils essb. Anteil | Zeile 1: pro 100 g | Zeile 2: pro Portion

Kuchen, Torten und Gebäck

(FS) mehrfach unges. FS g	Cholesterin mg	Vitamine A (RÄ) µg	E (TÄ) mg	C mg	Folsäure µg	Mineralstoffe Natrium mg	Kalium mg	Kalzium mg	Magnesium mg	Eisen mg	
1	146	210	2,0	1	11	52	80	30	13	1,0	**Baumkuchen**
1	102	147	1,4	∕	8	36	56	21	9	0,7	1 Stück, 70 g
1	104	130	0,8	∕	14	246	113	38	16	1,3	**Berliner**
1	62	78	0,5	∕	8	148	68	23	10	0,8	1 Berliner, 60 g
1	52	117	2,5	1	10	48	166	80	28	0,9	**Bienenstich, gefüllt**
2	62	140	3,0	1	12	58	199	96	34	1,1	1 Stück, 120 g
1	91	162	0,7	13	10	40	108	45	11	0,8	**Biskuitrolle mit Sahnefüllung**
1	73	130	0,6	10	8	32	86	36	9	0,6	1 Stück, 80 g
3	57	109	2,0	∕	12	104	163	55	32	1,4	**Brownies**
1	26	49	0,9	∕	5	47	73	25	14	0,6	1 Stück, 45 g
3	193	277	2,3	∕	26	61	71	26	8	1,0	**Buttercremetorte i. D.**
3	193	277	2,3	∕	26	61	71	26	8	1,0	1 Stück, 100 g
2	60	134	2,4	∕	48	45	151	50	28	1,1	**Butterkuchen**
1	45	100	1,8	∕	36	33	113	37	21	0,8	1 Stück, 75 g
1	95	160	0,7	∕	6	120	132	63	19	0,8	**Cremetorte i. D.**
1	114	192	0,8	∕	7	144	158	76	23	1,0	1 Stück, 120 g
1	87	161	0,7	1	6	75	139	42	22	1,0	**Donauwellen**
1	87	161	0,7	1	6	75	139	42	22	1,0	1 Stück, 100 g
2	46	120	1,7	∕	42	27	111	34	17	1,2	**Donuts**
2	34	90	1,3	∕	31	20	83	26	13	0,9	1 Donut, 75 g
6	34	188	4,6	∕	9	68	59	16	13	1,0	**Eiserkuchen**
2	10	56	1,4	∕	3	20	18	5	4	0,3	1 Eiserkuchen, 30 g
2	105	174	2,6	1	9	92	138	71	24	0,9	**Frankfurter Kranz**
1	84	139	2,1	∕	7	74	110	57	19	0,7	1 Stück, 80 g
2	62	53	4,9	1	14	60	442	89	46	1,6	**Früchtebrot**
1	31	27	2,5	1	7	30	221	45	23	0,8	1 Stück, 50 g
3	74	135	2,5	∕	8	99	133	61	22	1,2	**Gewürzkuchen**
2	44	81	1,5	∕	5	59	80	37	13	0,7	1 Stück, 60 g
3	32	81	2,7	1	127	32	238	53	31	1,6	**Hefegebäck (Hefeteilchen) i. D.**
2	22	57	1,9	∕	89	23	167	37	21	1,1	1 Hefegebäck, 70 g
1	84	126	0,7	∕	12	69	205	39	16	1,1	**Hefezopf mit Rosinen**
∕	59	88	0,5	∕	8	48	144	27	11	0,8	1 Stück, 70 g
∕	2	6	0,1	∕	3	106	98	40	15	1,3	**Honigkuchen**
∕	1	4	0,1	∕	2	74	69	28	11	0,9	1 Stück, 70 g
1	67	79	1,2	∕	28	51	112	76	11	0,8	**Käsekuchen**
2	93	111	1,7	1	39	71	156	106	15	1,1	1 Stück, 140 g
3	97	148	4,8	∕	14	70	198	63	45	1,5	**Linzer Torte**
3	97	148	4,8	∕	14	70	198	63	45	1,5	1 Stück, 100 g
1	141	209	1,0	∕	9	141	105	39	15	1,2	**Marmorkuchen**
1	113	167	0,8	∕	7	113	84	31	12	1,0	1 Stück, 80 g
6	41	54	4,5	∕	12	88	93	45	12	1,0	**Muffins**
3	18	24	2,0	∕	5	39	42	20	6	0,5	1 Muffin, 45 g
1	73	130	0,7	∕	6	90	267	36	11	0,7	**Napfkuchen**
1	58	104	0,6	∕	5	72	214	29	9	0,6	1 Stück, 80 g
4	64	165	8,8	1	14	50	259	84	56	1,9	**Nussecke**
2	32	83	4,4	∕	7	25	130	42	28	1,0	1 Nussecke, 50 g
5	88	195	5,5	∕	21	201	130	57	27	1,3	**Nusskuchen (Rührteig)**
4	71	156	4,4	∕	17	161	104	46	22	1,0	1 Stück, 80 g
6	57	44	6,3	∕	13	409	173	91	25	1,1	**Obstkuchen (Quark-Öl-Teig)**
6	57	44	6,3	∕	13	409	173	91	25	1,1	1 Stück, 100 g

Getreide und Getreideerzeugnisse jeweils essb. Anteil | Zeile 1: pro 100 g | Zeile 2: pro Portion	Energie kcal	Energie kJ	Energie- dichte kcal/g	Eiweiß g	Kohlen- hydrate g	KH-Port.	Ballast- stoffe g	Fett g	gesättigte FS g	einfach unges. FS g
Kuchen, Torten und Gebäck										
Obstkuchen (Rührteig)	271	1133	2,7	4	36	3,5	2	12	3	5
1 Stück, 150 g	406	1700	2,7	6	54	5,0	2	18	5	8
Obsttorte	208	870	2,1	3	31	3,0	2	8	2	4
1 Stück, 110 g	229	957	2,1	3	34	3,0	2	9	2	4
Pflaumenkuchen (Hefeteig)	138	577	1,4	3	24	2,0	2	3	1	1
1 Stück, 150 g	207	865	1,4	5	36	3,5	3	5	1	2
Plundergebäck (-teilchen) mit Obst	250	1047	2,5	3	29	2,5	1	14	4	6
1 Plundergebäck, 120 g	300	1257	2,5	3	34	3,0	2	17	4	7
Quark-Sahne-Torte (Biskuitboden)	218	914	2,2	8	21	2,0	✓	12	7	4
1 Stück, 125 g	273	1142	2,2	10	26	2,5	✓	15	8	5
Quarkstrudel	224	937	2,2	10	28	2,5	1	8	2	4
1 Stück, 150 g	336	1405	2,2	14	42	4,0	2	12	3	5
Rhabarbertorte mit Baiser	181	758	1,8	2	20	2,0	2	10	6	3
1 Stück, 100 g	181	758	1,8	2	20	2,0	2	10	6	3
Rosinenkuchen (Rührteig)	306	1281	3,1	6	50	4,5	2	9	5	3
1 Stück, 80 g	245	1025	3,1	5	40	3,5	2	7	4	2
Rüblitorte (Möhren-Nuss-Torte)	317	1326	3,2	7	35	3,0	3	17	2	12
1 Stück, 120 g	380	1591	3,2	8	42	4,0	4	20	2	14
Sachertorte	443	1855	4,4	5	51	4,5	4	24	10	10
1 Stück, 110 g	488	2041	4,4	5	56	5,0	5	27	11	11
Sahnetorte i. D.	313	1309	3,1	5	23	2,0	✓	23	11	8
1 Stück, 120 g	375	1571	3,1	6	28	2,5	✓	27	14	9
Schokoladenkuchen (Rührteig)	359	1501	3,6	7	41	3,5	4	18	5	9
1 Stück, 80 g	287	1201	3,6	6	33	3,0	3	15	4	7
Schwarzwälder Kirschtorte	247	1034	2,5	4	21	2,0	1	16	9	5
1 Stück, 140 g	346	1447	2,5	5	30	2,5	1	23	13	7
Schweinsöhrchen (Blätterteig)	501	2096	5,0	6	53	5,0	2	30	7	5
1 Schweinsöhrchen, 60 g	301	1258	5,0	3	32	3,0	1	18	4	3
Stollen (Dresdner/Christ-)	409	1709	4,1	6	47	4,0	3	22	12	8
1 Stück, 70 g	286	1196	4,1	4	33	3,0	2	15	8	5
Streuselkuchen (Hefeteig)	336	1407	3,4	7	49	4,5	2	13	3	6
1 Stück, 75 g	252	1055	3,4	5	36	3,5	2	10	3	4
Waffeln (Herzwaffeln)	327	1368	3,3	6	40	3,5	1	16	4	7
1 Waffel, 55 g	180	752	3,3	3	22	2,0	1	9	2	4
Windbeutel mit Sahne u. Kirschen	315	1319	3,2	8	27	2,5	1	20	8	7
1 Stück, 100 g	315	1319	3,2	8	27	2,5	1	20	8	7
Zitronenkuchen	331	1384	3,3	5	43	4,0	1	16	7	6
1 Stück, 80 g	265	1107	3,3	4	34	3,0	1	12	5	5
Kleingebäck und Kekse										
Anisplätzchen	385	1610	3,8	9	77	7,0	2	4	1	2
1 Plätzchen, 8 g	31	129	3,8	1	6	0,5	✓	✓	✓	✓
Butterkeks	480	2008	4,8	10	62	5,5	3	21	13	6
1 Keks, 5 g	24	100	4,8	1	3	0,5	✓	1	1	1
Dominosteine	403	1687	4,0	6	62	5,5	5	14	7	6
1 Dominostein, 13 g	52	219	4,0	1	8	0,5	1	2	1	1
Haferplätzchen	417	1746	4,2	8	50	4,5	2	21	11	7
1 Plätzchen, 10 g	42	175	4,2	1	5	0,5	✓	2	1	1
Heidesand	461	1930	4,6	4	59	5,5	2	23	6	10
1 Plätzchen, 10 g	46	193	4,6	✓	6	0,5	✓	2	1	1

mehrfach unges. FS	Cholesterin	A (RÄ)	E (TÄ)	C	Folsäure	Natrium	Kalium	Kalzium	Magnesium	Eisen	
g	mg	µg	mg	mg	µg	mg	mg	mg	mg	mg	**Getreide und Getreideerzeugnisse** jeweils essb. Anteil | Zeile 1: pro 100 g | Zeile 2: pro Portion
											Kuchen, Torten und Gebäck
3	53	122	2,5	8	17	138	124	29	14	0,8	Obstkuchen (Rührteig)
4	79	183	3,8	12	26	207	185	43	21	1,2	1 Stück, 150 g
2	16	74	1,7	13	15	16	155	17	15	0,6	Obsttorte
2	18	82	1,9	14	16	18	171	18	17	0,7	1 Stück, 110 g
1	15	66	1,1	3	22	14	181	24	12	0,7	Pflaumenkuchen (Hefeteig)
1	22	99	1,7	5	33	21	272	36	18	1,1	1 Stück, 150 g
3	14	115	2,8	8	11	36	129	35	14	0,5	Plundergebäck (-teilchen) mit Obst
4	16	138	3,4	9	13	43	155	42	17	0,6	1 Plundergebäck, 120 g
1	83	157	0,6	1	23	43	107	75	10	0,6	Quark-Sahne-Torte (Biskuitboden)
1	104	197	0,8	1	28	53	134	94	12	0,8	1 Stück, 125 g
2	49	84	1,6	✓	11	105	136	70	13	0,9	Quarkstrudel
3	74	126	2,4	✓	17	158	204	105	20	1,4	1 Stück, 150 g
1	37	88	0,5	4	3	61	204	44	12	0,6	Rhabarbertorte mit Baiser
1	37	88	0,5	4	3	61	204	44	12	0,6	1 Stück, 100 g
1	72	90	0,6	✓	7	32	173	40	13	0,9	Rosinenkuchen (Rührteig)
✓	58	72	0,5	✓	6	26	138	32	10	0,7	1 Stück, 80 g
2	101	392	6,6	2	17	86	270	86	49	2,1	Rüblitorte (Möhren-Nuss-Torte)
2	121	470	7,9	3	20	103	324	103	59	2,5	1 Stück, 120 g
4	22	127	3,1	✓	10	27	250	21	52	1,9	Sachertorte
4	24	140	3,4	✓	11	30	275	23	57	2,1	1 Stück, 110 g
2	116	274	1,9	1	18	47	90	54	10	0,6	Sahnetorte i. D.
3	139	329	2,3	1	21	57	108	64	12	0,7	1 Stück, 120 g
4	49	136	4,0	✓	9	182	203	60	40	1,6	Schokoladenkuchen (Rührteig)
3	39	109	3,2	✓	7	146	162	48	32	1,3	1 Stück, 80 g
1	88	204	0,7	1	6	51	105	47	13	0,7	Schwarzwälder Kirschtorte
1	123	286	1,0	1	8	71	147	66	18	1,0	1 Stück, 140 g
11	20	53	1,5	✓	8	302	70	57	12	0,9	Schweinsöhrchen (Blätterteig)
6	12	32	0,9	✓	5	181	42	34	7	0,5	1 Schweinsöhrchen, 60 g
1	54	151	1,9	✓	21	11	254	39	24	1,0	Stollen (Dresdner/Christ-)
1	38	106	1,3	✓	15	8	178	27	17	0,7	1 Stück, 70 g
3	32	108	2,5	✓	40	33	102	31	16	1,1	Streuselkuchen (Hefeteig)
2	24	81	1,9	✓	30	25	76	24	12	0,8	1 Stück, 75 g
4	93	164	3,0	✓	15	216	88	48	13	1,1	Waffeln (Herzwaffeln)
2	51	90	1,7	✓	8	119	49	27	7	0,6	1 Waffel, 55 g
3	183	270	2,5	1	17	102	127	51	15	1,3	Windbeutel mit Sahne u. Kirschen
3	183	270	2,5	1	17	102	127	51	15	1,3	1 Stück, 100 g
2	102	158	1,9	3	16	147	75	36	11	0,9	Zitronenkuchen
2	82	126	1,5	2	13	117	60	29	9	0,7	1 Stück, 80 g
											Kleingebäck und Kekse
1	128	91	0,8	✓	13	82	107	31	15	1,8	Anisplätzchen
✓	10	7	0,1	✓	1	7	9	2	1	0,1	1 Plätzchen, 8 g
1	62	173	0,8	1	9	266	257	136	43	1,6	Butterkeks
✓	3	9	✓	✓	✓	13	13	7	2	0,1	1 Keks, 5 g
1	22	62	1,8	1	12	104	325	79	64	2,0	Dominosteine
✓	3	8	0,2	✓	2	14	42	10	8	0,3	1 Dominostein, 13 g
2	109	172	1,2	✓	10	119	155	40	51	2,1	Haferplätzchen
✓	11	17	0,1	✓	1	12	16	4	5	0,2	1 Plätzchen, 10 g
6	2	173	4,6	0	3	52	51	11	12	0,8	Heidesand
1	✓	17	0,5	0	✓	5	5	1	1	0,1	1 Plätzchen, 10 g

Alles aus Getreide

Getreide und Getreideerzeugnisse

jeweils essb. Anteil | Zeile 1: pro 100 g | Zeile 2: pro Portion

	Energie			Eiweiß	Kohlenhydrate			Fett/Fettsäuren		
	Energie		Energie-dichte	Eiweiß	Kohlen-hydrate	KH-Port.	Ballast-stoffe	Fett	gesättigte FS	einfach unges. FS
	kcal	kJ	kcal/g	g	g		g	g	g	g
Kleingebäck und Kekse										
Lebkuchen (Elisen-)	413	1727	4,1	9	49	4,5	5	20	2	13
1 Lebkuchen, 40 g	165	691	4,1	4	20	2,0	2	8	1	5
Löffelbiskuits	411	1720	4,1	11	75	7,0	2	7	2	3
1 Löffelbiskuit, 7 g	29	120	4,1	1	5	0,5	✓	✓	✓	✓
Makronen	449	1879	4,5	10	47	4,5	7	24	2	17
1 Makrone, 10 g	45	188	4,5	1	5	0,5	1	2	✓	2
Mutzen (Rheinische)	295	1232	2,9	9	54	5,0	2	4	1	1
1 Mutze, 15 g	44	185	2,9	1	8	0,5	✓	1	✓	✓
Nussplätzchen	466	1948	4,7	7	47	4,5	4	28	8	16
1 Plätzchen, 10 g	47	195	4,7	1	5	0,5	✓	3	1	2
Orangenplätzchen	378	1581	3,8	6	80	7,5	1	3	1	1
1 Plätzchen, 10 g	38	158	3,8	1	8	0,5	✓	✓	✓	✓
Pfeffernüsse	396	1656	4,0	7	79	7,0	3	5	1	3
1 Pfeffernuss, 12 g	47	199	4,0	1	9	1,0	✓	1	✓	✓
Plätzchen/Kekse, gemischt	499	2086	5,0	6	60	5,5	2	26	15	8
1 Plätzchen, 8 g	40	167	5,0	✓	5	0,5	✓	2	1	1
Printen (Schokoladen-)	466	1948	4,7	8	60	5,5	6	21	5	13
1 Printe, 20 g	93	390	4,7	2	12	1,0	1	4	1	3
Russisch Brot (ABC-Gebäck)	382	1596	3,8	9	83	7,5	2	1	✓	✓
1 „Buchstabe", 5 g	19	80	3,8	✓	4	0,5	✓	✓	✓	✓
Spekulatius	490	2048	4,9	8	57	5,0	3	26	12	10
1 Spekulatius, 10 g	49	205	4,9	1	6	0,5	✓	3	1	1
Spritzgebäck	531	2222	5,3	7	54	5,0	4	33	17	12
1 Plätzchen, 10 g	53	222	5,3	1	5	0,5	✓	3	2	1
Vanillekipferl	491	2056	4,9	7	46	4,0	4	31	14	13
1 Vanillekipferl, 7 g	34	144	4,9	1	3	0,5	✓	2	1	1
Vollkornkeks	471	1971	4,7	12	52	4,5	9	24	3	5
1 Keks, 10 g	47	197	4,7	1	5	0,5	1	2	✓	1
Waffelkekse/-plätzchen	554	2318	5,5	6	42	4,0	1	41	24	13
1 Keks, 10 g	55	232	5,5	1	4	0,5	✓	4	2	1
Zimtsterne	456	1907	4,6	11	44	4,0	7	26	2	18
1 Stern, 7 g	32	133	4,6	1	3	0,5	1	2	✓	1
Zwieback	365	1529	3,7	9	71	6,5	5	4	1	1
1 Zwieback, 10 g	37	153	3,7	1	7	0,5	1	✓	✓	✓
Kleingebäck und Kekse, Markenprodukte										
Aachener Printen, Lambertz	381	1616	3,8	6	83	7,5	Ø	2	Ø	Ø
1 Printe, 20 g	76	323	3,8	1	17	1,5	Ø	✓	Ø	Ø
Anis-Zwieback, Brandt	388	1644	3,9	7	81	7,5	2	4	Ø	Ø
1 Zwieback, 18 g	70	296	3,9	1	15	1,5	✓	1	Ø	Ø
Butterkeks, Leibniz	432	1823	4,3	8	75	7,0	2	11	7	Ø
6 Kekse, ca. 30 g	130	547	4,3	3	22	2,0	1	3	2	Ø
Cream Team, Leibniz	501	2097	5,0	6	63	5,5	Ø	24	15	Ø
8 Kekse, ca. 33 g	165	692	5,0	2	21	2,0	Ø	8	5	Ø
Ohne Gleichen Vollmilch, Bahlsen	555	2314	5,6	8	48	4,5	4	37	21	Ø
1 Plätzchen, 10 g	56	231	5,6	1	5	0,5	✓	4	2	Ø
Prinzen Rolle, Griesson de Beukelae⁻	472	1979	4,7	6	62	5,5	7	22	16	Ø
1 Keks, 24 g	112	469	4,7	1	15	1,5	2	5	4	Ø
Selection Mischung, Bahlsen	514	2148	5,1	7	57	5,0	4	29	16	Ø
1 Portion (3–4 Kekse), 30 g	154	644	5,1	2	17	1,5	1	9	5	Ø

Getreide und Getreideerzeugnisse

jeweils essb. Anteil | Zeile 1: pro 100 g | Zeile 2: pro Portion

(FS) mehrfach unges. FS	Cholesterin	Vitamine A (RÄ)	E (TÄ)	C	Folsäure	Mineralstoffe Natrium	Kalium	Kalzium	Magnesium	Eisen	
g	mg	µg	mg	mg	µg	mg	mg	mg	mg	mg	
											Kleingebäck und Kekse
4	77	151	8,9	7	23	43	325	119	76	2,3	**Lebkuchen (Elisen-)**
1	31	60	3,6	3	9	17	130	48	30	0,9	1 Lebkuchen, 40 g
1	249	176	1,3	0	17	99	127	39	17	2,4	**Löffelbiskuits**
⁄	17	12	0,1	0	1	7	9	3	1	0,2	1 Löffelbiskuit, 7 g
5	0	10	11,8	⁄	22	31	404	115	102	2,0	**Makronen**
⁄	0	1	1,2	⁄	2	3	40	12	10	0,2	1 Makrone, 10 g
1	107	77	0,7	0	11	63	106	28	15	1,5	**Mutzen (Rheinische)**
⁄	16	12	0,1	0	2	9	16	4	2	0,2	1 Mutze, 15 g
2	32	90	7,3	1	11	52	217	80	49	1,6	**Nussplätzchen**
⁄	3	9	0,7	⁄	1	5	22	8	5	0,2	1 Plätzchen, 10 g
1	103	88	0,6	3	11	69	92	27	10	1,3	**Orangenplätzchen**
⁄	10	9	0,1	⁄	1	7	9	3	1	0,1	1 Plätzchen, 10 g
1	46	37	2,0	1	9	75	141	41	28	1,8	**Pfeffernüsse**
⁄	6	4	0,2	⁄	1	9	17	5	3	0,2	1 Pfeffernuss, 12 g
1	127	243	1,2	⁄	6	82	70	19	11	1,1	**Plätzchen/Kekse, gemischt**
⁄	10	19	0,1	⁄	⁄	7	6	2	1	0,1	1 Plätzchen, 8 g
2	14	40	6,0	1	11	174	407	121	77	2,6	**Printen (Schokoladen-)**
⁄	3	8	1,2	⁄	2	35	81	24	15	0,5	1 Printe, 20 g
⁄	0	1	0,1	1	5	88	296	73	33	2,1	**Russisch Brot (ABC-Gebäck)**
⁄	0	⁄	⁄	⁄	⁄	4	15	4	2	0,1	1 „Buchstabe", 5 g
2	97	181	3,2	⁄	11	84	156	49	33	1,7	**Spekulatius**
⁄	10	18	0,3	⁄	1	8	16	5	3	0,2	1 Spekulatius, 10 g
2	76	208	3,5	⁄	8	3	154	38	36	1,3	**Spritzgebäck**
⁄	8	21	0,4	⁄	1	⁄	15	4	4	0,1	1 Plätzchen, 10 g
3	151	228	5,0	⁄	14	73	175	61	42	1,7	**Vanillekipferl**
⁄	11	16	0,4	⁄	1	5	12	4	3	0,1	1 Vanillekipferl, 7 g
15	Ø	8	15,5	1	24	333	317	40	86	4,3	**Vollkornkeks**
1	Ø	1	1,6	⁄	2	33	32	4	9	0,4	1 Keks, 10 g
2	240	426	1,6	⁄	11	137	96	59	11	1,2	**Waffelkekse/-plätzchen**
⁄	24	43	0,2	⁄	1	14	10	6	1	0,1	1 Keks, 10 g
5	0	10	12,6	1	24	27	436	126	110	2,2	**Zimtsterne**
⁄	0	1	0,9	⁄	2	2	31	9	8	0,2	1 Stern, 7 g
2	0	0	0,2	0	0	263	160	42	16	1,5	**Zwieback**
⁄	0	0	⁄	0	0	26	16	4	2	0,2	1 Zwieback, 10 g
											Kleingebäck und Kekse, Markenprodukte
Ø	Ø	Ø	Ø	Ø	Ø	Ø	Ø	Ø	Ø	Ø	**Aachener Printen, Lambertz**
Ø	Ø	Ø	Ø	Ø	Ø	Ø	Ø	Ø	Ø	Ø	1 Printe, 20 g
Ø	Ø	Ø	Ø	Ø	Ø	Ø	Ø	Ø	Ø	Ø	**Anis-Zwieback, Brandt**
Ø	Ø	Ø	Ø	Ø	Ø	Ø	Ø	Ø	Ø	Ø	1 Zwieback, 18 g
Ø	Ø	Ø	Ø	Ø	Ø	600	Ø	Ø	Ø	Ø	**Butterkeks, Leibniz**
Ø	Ø	Ø	Ø	Ø	Ø	180	Ø	Ø	Ø	Ø	6 Kekse, ca. 30 g
Ø	Ø	Ø	Ø	Ø	Ø	212	Ø	Ø	Ø	Ø	**Cream Team, Leibniz**
Ø	Ø	Ø	Ø	Ø	Ø	68	Ø	Ø	Ø	Ø	8 Kekse, ca. 33 g
Ø	Ø	Ø	Ø	Ø	Ø	130	Ø	Ø	Ø	Ø	**Ohne Gleichen Vollmilch, Bahlsen**
Ø	Ø	Ø	Ø	Ø	Ø	13	Ø	Ø	Ø	Ø	1 Plätzchen, 10 g
Ø	Ø	Ø	Ø	Ø	Ø	200	Ø	Ø	Ø	Ø	**Prinzen Rolle, Griesson de Beukelaer**
Ø	Ø	Ø	Ø	Ø	Ø	50	Ø	Ø	Ø	Ø	1 Keks, 24 g
Ø	Ø	Ø	Ø	Ø	Ø	170	Ø	Ø	Ø	Ø	**Selection Mischung, Bahlsen**
Ø	Ø	Ø	Ø	Ø	Ø	51	Ø	Ø	Ø	Ø	1 Portion (3–4 Kekse), 30 g

Alles aus Getreide

Getreide und Getreideerzeugnisse	Energie		Energie-dichte	Eiweiß	Kohlen-hydrate	KH-Port.	Ballast-stoffe	Fett	gesättigte FS	einfach unges. FS
jeweils essb. Anteil | Zeile 1: pro 100 g | Zeile 2: pro Portion	kcal	kJ	kcal/g	g	g		g	g	g	g
Kleingebäck und Kekse, Markenprodukte										
Schoko-Zwieback, Brandt	453	1923	4,5	10	64	6,0	3	18	Ø	Ø
1 Zwieback, 18 g	82	346	4,5	2	12	1,0	1	3	Ø	Ø
Vollkorn-Zwieback, Brandt	362	1531	3,6	14	64	6,0	9	6	3	Ø
1 Zwieback, 10 g	36	153	3,6	1	6	0,5	1	1	✓	Ø

(FS)		Vitamine				Mineralstoffe					Getreide und Getreideerzeugnisse
mehrfach unges. FS	Cholesterin	A (RÄ)	E (TÄ)	C	Folsäure	Natrium	Kalium	Kalzium	Mag- nesium	Eisen	
g	mg	µg	mg	mg	µg	mg	mg	mg	mg	mg	jeweils essb. Anteil | Zeile 1: pro 100 g | Zeile 2: pro Portion
											Kleingebäck und Kekse, Markenprodukte
Ø	Ø	Ø	Ø	Ø	Ø	Ø	Ø	Ø	Ø	Ø	**Schoko-Zwieback, Brandt**
Ø	Ø	Ø	Ø	Ø	Ø	Ø	Ø	Ø	Ø	Ø	1 Zwieback, 18 g
Ø	Ø	Ø	Ø	Ø	Ø	500	Ø	240	Ø	Ø	**Vollkorn-Zwieback, Brandt**
Ø	Ø	Ø	Ø	Ø	Ø	50	Ø	24	Ø	Ø	1 Zwieback, 10 g

Gemüse, Salat, Kartoffeln

jeweils essb. Anteil | Zeile 1: pro 100 g | Zeile 2: pro Portion

	Energie kcal	Energie kJ	Energie-dichte kcal/g	Eiweiß g	Kohlen-hydrate g	KH-Port.	Ballast-stoffe g	Fett g	gesättigte FS g	einfach unges. FS g
Gemüse, Salat, Kräuter										
Artischocke	22	93	0,2	2	3	0	11	✓	✓	✓
1 Portion, 100 g	22	93	0,2	2	3	0	11	✓	✓	✓
Artischocken, Konserve	16	67	0,2	2	2	0	9	✓	✓	✓
1 Portion, 50 g	8	33	0,2	1	1	0	4	✓	✓	✓
Aubergine	17	72	0,2	1	3	0	3	✓	✓	✓
1 Portion, 200 g	34	144	0,2	2	5	0,5	6	✓	✓	✓
Bambussprossen	18	76	0,2	3	1	0	3	✓	✓	✓
1 Portion, 150 g	27	114	0,2	4	2	0	4	✓	✓	✓
Blattsalat, gemischter (ohne Dress ng)	14	58	0,1	1	1	0	2	✓	✓	✓
1 Portion, 50 g	7	29	0,1	1	1	0	1	✓	✓	✓
Blumenkohl (Karfiol)	23	95	0,2	3	2	0	3	✓	✓	✓
1 Portion, 200 g	45	190	0,2	5	5	0,5	6	✓	✓	✓
Bohnen (Gemüsebohnen) i. D.	25	106	0,3	2	3	0,5	3	✓	✓	✓
1 Portion, 200 g	51	212	0,3	5	6	0,5	6	✓	✓	✓
Bohnen (Gemüsebohnen), Konserve	22	90	0,2	2	3	0	3	✓	✓	✓
1 Portion, 200 g	43	180	0,2	4	5	0,5	6	✓	✓	✓
Brokkoli	26	110	0,3	3	3	0	3	✓	✓	✓
1 Portion, 200 g	53	220	0,3	7	5	0,5	6	✓	✓	✓
Brunnenkresse	19	78	0,2	2	2	0	3	✓	✓	✓
1 EL, 3 g	1	2	0,2	✓	✓	0	✓	✓	✓	✓
Chicorée	17	72	0,2	1	2	0	1	✓	✓	✓
1 Portion, 75 g	13	54	0,2	1	2	0	1	✓	✓	✓
Chinakohl	14	57	0,1	1	1	0	2	✓	✓	✓
1 Portion, 200 g	27	114	0,1	2	2	0	4	✓	✓	✓
Dicke Bohnen	84	351	0,8	7	13	1,0	3	1	✓	✓
1 Portion, 200 g	168	702	0,8	14	25	2,5	6	1	✓	✓
Dill	55	232	0,6	4	8	0,5	5	1	✓	✓
1 EL gehackt, 5 g	3	12	0,6	✓	✓	0	✓	✓	✓	✓
Eisbergsalat	13	55	0,1	1	2	0	2	✓	✓	✓
1 Portion, 50 g	7	27	0,1	1	1	0	1	✓	✓	✓
Endivie	11	46	0,1	2	✓	0	1	✓	✓	✓
1 Portion, 50 g	6	23	0,1	1	✓	0	1	✓	✓	✓
Erbsen (Gemüseerbsen)	82	342	0,8	7	12	1,0	5	1	✓	✓
1 Portion, 200 g	163	684	0,8	13	25	2,0	10	1	✓	✓
Erbsen (Gemüseerbsen), Konserve	70	294	0,7	6	10	1,0	5	1	✓	✓
1 Portion, 200 g	141	588	0,7	12	20	2,0	10	1	✓	✓
Feldsalat	14	60	0,1	2	1	0	2	✓	✓	✓
1 Portion, 50 g	7	30	0,1	1	✓	0	1	✓	✓	✓
Fenchel (Gemüsefenchel)	19	79	0,2	1	3	0,5	2	✓	✓	✓
1 Portion, 150 g	29	119	0,2	2	5	0,5	3	1	✓	✓
Gartenkresse	38	159	0,4	4	2	0	3	1	✓	✓
1 EL, 3 g	1	5	0,4	✓	✓	0	✓	✓	✓	✓
Grünkohl (Braunkohl)	37	155	0,4	4	3	0	4	1	✓	✓
1 Portion, 200 g	74	310	0,4	9	5	0,5	8	2	✓	✓
Gurke (Salatgurke)	12	51	0,1	1	2	0	1	✓	✓	✓
1 Stück, 200 g	24	102	0,1	1	4	0,5	1	✓	✓	✓
Knoblauch	142	593	1,4	6	28	2,5	2	✓	✓	✓
1 Zehe, 3 g	4	18	1,4	✓	1	0	✓	✓	✓	✓
Kohlrabi	25	103	0,2	2	4	0,5	2	✓	✓	✓
1 Portion, 200 g	49	206	0,2	4	7	0,5	3	✓	✓	✓

Gemüse, Salat, Kartoffeln

jeweils essb. Anteil | Zeile 1: pro 100 g | Zeile 2: pro Portion

(FS) mehrfach unges. FS g	Cholesterin mg	Vitamine A (RÄ) µg	E (TÄ) mg	C mg	Folsäure µg	Mineralstoffe Natrium mg	Kalium mg	Kalzium mg	Magnesium mg	Eisen mg	Gemüse, Salat, Kräuter
✓	0	17	0,2	8	68	47	350	53	26	1,5	Artischocke
✓	0	17	0,2	8	68	47	350	53	26	1,5	1 Portion, 100 g
✓	0	11	0,2	2	12	248	164	45	17	0,9	Artischocken, Konserve
✓	0	6	0,1	1	6	124	82	23	9	0,5	1 Portion, 50 g
✓	0	7	✓	5	31	4	203	12	14	0,4	Aubergine
✓	0	14	0,1	10	62	8	406	24	28	0,7	1 Portion, 200 g
✓	0	2	0,3	7	60	6	470	15	3	0,7	Bambussprossen
✓	0	3	0,5	10	90	9	705	23	5	1,1	1 Portion, 150 g
✓	0	438	0,6	19	44	9	274	32	9	1,1	Blattsalat, gemischter (ohne Dressing)
✓	0	219	0,3	10	22	4	137	16	5	0,6	1 Portion, 50 g
✓	0	2	0,1	73	55	16	328	20	17	0,6	Blumenkohl (Karfiol)
✓	0	4	0,2	146	110	32	656	40	34	1,2	1 Portion, 200 g
✓	0	56	0,1	20	44	2	248	57	25	0,8	Bohnen (Gemüsebohnen) i. D.
✓	0	112	0,2	40	88	4	496	114	50	1,6	1 Portion, 200 g
✓	0	45	0,2	5	7	181	116	61	19	0,6	Bohnen (Gemüsebohnen), Konserve
✓	0	90	0,4	10	14	362	232	122	38	1,2	1 Portion, 200 g
✓	0	143	0,6	115	90	19	373	105	24	1,3	Brokkoli
✓	0	286	1,2	230	180	38	746	210	48	2,6	1 Portion, 200 g
✓	0	692	1,0	51	40	12	276	180	34	3,1	Brunnenkresse
✓	0	21	✓	2	1	✓	8	5	1	0,1	1 EL, 3 g
✓	0	572	0,1	9	52	4	194	26	13	0,7	Chicorée
✓	0	429	0,1	7	39	3	146	20	10	0,5	1 Portion, 75 g
✓	0	71	0,2	26	83	19	144	40	11	0,6	Chinakohl
✓	0	142	0,4	52	166	38	288	80	22	1,2	1 Portion, 200 g
✓	0	22	0,3	33	44	27	360	25	38	2,0	Dicke Bohnen
1	0	44	0,6	66	88	54	720	50	76	4,0	1 Portion, 200 g
✓	0	1017	1,7	70	50	27	647	230	28	5,5	Dill
✓	0	51	0,1	4	3	1	32	12	1	0,3	1 EL gehackt, 5 g
✓	0	600	0,6	4	53	12	160	19	7	0,5	Eisbergsalat
✓	0	300	0,3	2	27	6	80	10	4	0,3	1 Portion, 50 g
✓	0	280	1,0	10	49	53	346	54	10	1,4	Endivie
✓	0	140	0,5	5	25	27	173	27	5	0,7	1 Portion, 50 g
✓	0	72	0,3	25	33	2	304	24	33	1,8	Erbsen (Gemüseerbsen)
✓	0	144	0,6	50	66	4	608	48	66	3,6	1 Portion, 200 g
✓	0	58	0,3	7	7	222	177	26	27	1,3	Erbsen (Gemüseerbsen), Konserve
✓	0	116	0,6	13	14	444	354	52	54	2,6	1 Portion, 200 g
✓	0	650	0,6	35	30	4	420	35	13	2,0	Feldsalat
✓	0	325	0,3	18	15	2	210	18	7	1,0	1 Portion, 50 g
✓	0	23	Ø	9	37	27	395	38	12	0,7	Fenchel (Gemüsefenchel)
✓	0	35	Ø	14	56	41	593	57	18	1,1	1 Portion, 150 g
1	0	365	0,7	59	110	5	550	214	40	2,9	Gartenkresse
✓	0	11	✓	2	3	✓	17	6	1	0,1	1 EL, 3 g
1	0	862	1,7	105	60	42	490	212	31	1,9	Grünkohl (Braunkohl)
1	0	1724	3,4	210	120	84	980	424	62	3,8	1 Portion, 200 g
✓	0	62	0,1	8	15	3	164	16	8	0,2	Gurke (Salatgurke)
✓	0	124	0,1	16	30	6	328	32	16	0,4	1 Stück, 200 g
✓	0	✓	✓	14	20	19	530	38	35	1,4	Knoblauch
✓	0	✓	✓	✓	1	1	16	1	1	✓	1 Zehe, 3 g
✓	0	33	0,4	64	25	32	380	68	43	0,9	Kohlrabi
✓	0	66	0,8	128	50	64	760	136	86	1,8	1 Portion, 200 g

Gemüse, Salat, Kartoffeln	Energie		Energie-dichte	Eiweiß	Kohlen-hydrate	KH-Port.	Ballast-stoffe	Fett	gesättigte FS	einfach unges. FS
jeweils essb. Anteil | Zeile 1: pro 100 g | Zeile 2: pro Portion	kcal	kJ	kcal/g	g	g		g	g	g	g
Gemüse, Salat, Kräuter										
Kopfsalat	12	49	0,1	1	1	0	2	✓	✓	✓
1 Portion, 50 g	6	24	0,1	1	1	0	1	✓	✓	✓
Kürbis	25	105	0,3	1	5	0,5	2	✓	✓	✓
1 Portion, 200 g	50	209	0,3	2	9	1,0	4	✓	✓	✓
Löwenzahnblattsalat	28	117	0,3	3	2	0	3	1	✓	✓
1 Portion, 30 g	8	35	0,3	1	1	0	1	✓	✓	✓
Mangold	14	59	0,1	2	1	0	Ø	✓	✓	✓
1 Portion, 200 g	28	117	0,1	4	1	0	Ø	✓	✓	✓
Meerrettich, gerieben	64	266	0,6	3	12	1,0	8	✓	✓	✓
1 EL, 10 g	6	27	0,6	✓	1	0	1	✓	✓	✓
Möhre (Karotte)	26	108	0,3	1	5	0,5	4	✓	✓	✓
1 Möhre, 80 g	21	86	0,3	1	4	0,5	3	✓	✓	✓
Paprika (Gemüsepaprika), gelb	30	126	0,3	1	5	0,5	4	✓	✓	✓
1 Schote, 150 g	45	189	0,3	2	8	0,5	5	✓	✓	✓
Paprika (Gemüsepaprika), grün	20	85	0,2	1	3	0,5	4	✓	✓	✓
1 Schote, 150 g	30	127	0,2	2	4	0,5	5	✓	✓	✓
Paprika (Gemüsepaprika), rot	37	154	0,4	1	6	0,5	4	1	✓	✓
1 Schote, 150 g	55	231	0,4	2	10	1,0	5	1	✓	✓
Pastinake	59	247	0,6	1	12	1,0	2	✓	✓	✓
1 Portion, 125 g	74	309	0,6	2	15	1,5	3	✓	✓	✓
Petersilie	53	220	0,5	4	7	0,5	4	✓	✓	✓
1 EL gehackt, 5 g	3	11	0,5	✓	✓	0	✓	✓	✓	✓
Porree (Lauch)	26	107	0,3	2	3	0,5	2	✓	✓	✓
1 Portion, 200 g	51	214	0,3	4	6	0,5	4	✓	✓	✓
Portulak (Postelein)	16	67	0,2	1	3	0,5	Ø	✓	✓	✓
1 Portion, 50 g	8	33	0,2	1	2	0	Ø	✓	✓	✓
Radicchio	14	57	0,1	1	2	0	2	✓	✓	✓
1 Portion, 50 g	7	28	0,1	1	1	0	1	✓	✓	✓
Radieschen	15	61	0,1	1	2	0	2	✓	✓	✓
1 Bund (ca. 10 Stück), 80 g	12	49	0,1	1	2	0	1	✓	✓	✓
Rettich	14	57	0,1	1	2	0	3	✓	✓	✓
1 Portion, 100 g	14	57	0,1	1	2	0	3	✓	✓	✓
Rhabarber	13	55	0,1	1	1	0	2	✓	✓	✓
1 Portion, 125 g	16	69	0,1	1	2	0	3	✓	✓	✓
Rohkost, gemischte (ohne Blattsalat/Dressing)	18	76	0,2	1	3	0,5	2	✓	✓	✓
1 Portion, 250 g	45	189	0,2	2	7	0,5	5	1	✓	✓
Romanasalat	16	67	0,2	2	2	0	1	✓	✓	✓
1 Portion, 50 g	8	33	0,2	1	1	0	1	✓	✓	✓
Rosenkohl	36	151	0,4	4	3	0,5	4	✓	✓	✓
1 Portion, 200 g	72	302	0,4	9	7	0,5	9	✓	✓	✓
Rote Bete (Rote Rübe)	42	175	0,4	2	8	1,0	3	✓	✓	✓
1 Portion, 125 g	52	219	0,4	2	11	1,0	3	✓	✓	✓
Rotkohl (Rotkraut, Blaukraut)	23	95	0,2	2	4	0,5	3	✓	✓	✓
1 Portion, 200 g	45	190	0,2	3	7	0,5	5	✓	✓	✓
Rotkohl, Konserve	15	63	0,2	1	2	0	2	✓	✓	✓
1 Portion, 200 g	30	126	0,2	3	4	0,5	4	✓	✓	✓
Rucola (Rauke)	25	105	0,3	3	2	0	2	1	✓	✓
1 Portion, 50 g	13	52	0,3	1	1	0	1	✓	✓	✓
Sauerkraut	17	70	0,2	2	1	0	4	✓	✓	✓
1 Portion, 200 g	33	140	0,2	3	2	0	7	✓	✓	✓

mehrfach unges. FS	Cholesterin	Vitamine A (RÄ)	E (TÄ)	C	Folsäure	Mineralstoffe Natrium	Kalium	Kalzium	Mag- nesium	Eisen	Gemüse, Salat, Kartoffeln
g	mg	µg	mg	mg	µg	mg	mg	mg	mg	mg	jeweils essb. Anteil | Zeile 1: pro 100 g | Zeile 2: pro Portion
											Gemüse, Salat, Kräuter
✓	0	240	0,6	13	37	10	224	37	11	1,0	**Kopfsalat**
✓	0	120	0,3	7	19	5	112	19	6	0,5	1 Portion, 50 g
✓	0	128	1,1	12	36	3	304	22	8	0,8	**Kürbis**
✓	0	256	2,2	24	72	6	608	44	16	1,6	1 Portion, 200 g
✓	0	1300	2,5	68	40	76	501	168	37	3,4	**Löwenzahnblattsalat**
✓	0	390	0,8	20	12	23	150	50	11	1,0	1 Portion, 30 g
✓	0	588	1,5	39	30	90	376	103	81	2,7	**Mangold**
✓	0	1176	3,0	78	60	180	752	206	162	5,4	1 Portion, 200 g
✓	0	3	0,1	114	26	9	554	105	33	1,4	**Meerrettich, gerieben**
✓	0	✓	✓	11	3	1	55	11	3	0,1	1 EL, 10 g
✓	0	1574	0,5	7	12	60	290	41	18	2,1	**Möhre (Karotte)**
✓	0	1259	0,4	6	10	48	232	33	14	1,7	1 Möhre, 80 g
✓	0	31	2,5	130	18	4	220	8	16	0,4	**Paprika (Gemüsepaprika), gelb**
✓	0	47	3,8	195	27	6	330	12	24	0,6	1 Schote, 150 g
✓	0	180	2,5	139	18	3	177	11	12	0,8	**Paprika (Gemüsepaprika), grün**
✓	0	270	3,8	209	27	5	266	17	18	1,2	1 Schote, 150 g
✓	0	354	2,9	140	50	5	260	10	14	0,6	**Paprika (Gemüsepaprika), rot**
✓	0	531	4,4	210	75	8	390	15	21	0,9	1 Schote, 150 g
✓	0	3	0,9	18	59	8	523	47	26	0,7	**Pastinake**
✓	0	4	1,1	23	74	10	654	59	33	0,9	1 Portion, 125 g
✓	0	871	3,7	159	149	37	811	179	44	3,6	**Petersilie**
✓	0	44	0,2	8	7	2	41	9	2	0,2	1 EL gehackt, 5 g
✓	0	167	0,5	24	56	5	235	87	18	1,0	**Porree (Lauch)**
✓	0	334	1,0	48	112	10	470	174	36	2,0	1 Portion, 200 g
✓	0	66	Ø	21	12	45	494	65	68	2,0	**Portulak (Postelein)**
✓	0	33	Ø	11	6	23	247	33	34	1,0	1 Portion, 50 g
✓	0	133	0,5	28	34	10	240	40	11	1,5	**Radicchio**
✓	0	67	0,3	14	17	5	120	20	6	0,8	1 Portion, 50 g
✓	0	4	✓	29	24	17	255	34	8	1,5	**Radieschen**
✓	0	3	✓	23	19	14	204	27	6	1,2	1 Bund (ca. 10 Stück), 80 g
✓	0	2	✓	27	24	18	322	33	15	0,8	**Rettich**
✓	0	2	✓	27	24	18	322	33	15	0,8	1 Portion, 100 g
✓	0	12	0,3	10	3	2	270	52	13	0,5	**Rhabarber**
✓	0	15	0,4	13	4	3	338	65	16	0,6	1 Portion, 125 g
✓	0	382	0,8	42	23	19	221	23	12	1,1	**Rohkost, gemischte (ohne Blattsalat/Dressing)**
✓	0	954	1,9	104	57	47	553	58	30	2,7	1 Portion, 250 g
✓	0	260	0,6	24	55	8	290	36	6	1,1	**Romanasalat**
✓	0	130	0,3	12	28	4	145	18	3	0,6	1 Portion, 50 g
✓	0	75	0,6	112	78	10	387	31	22	1,1	**Rosenkohl**
✓	0	150	1,2	224	156	20	774	62	44	2,2	1 Portion, 200 g
✓	0	2	✓	10	93	58	336	29	25	0,9	**Rote Bete (Rote Rübe)**
✓	0	3	✓	13	116	73	420	36	31	1,1	1 Portion, 125 g
✓	0	3	1,7	50	39	4	266	35	18	0,5	**Rotkohl (Rotkraut, Blaukraut)**
✓	0	6	3,4	100	78	8	532	70	36	1,0	1 Portion, 200 g
✓	0	3	1,8	10	6	166	77	32	10	0,3	**Rotkohl, Konserve**
✓	0	6	3,6	19	12	332	154	64	20	0,6	1 Portion, 200 g
✓	0	233	Ø	Ø	Ø	27	369	160	Ø	1,5	**Rucola (Rauke)**
✓	0	117	Ø	Ø	Ø	14	185	80	Ø	0,8	1 Portion, 50 g
✓	0	3	0,2	20	16	355	288	48	14	0,6	**Sauerkraut**
✓	0	6	0,4	40	32	710	576	96	28	1,2	1 Portion, 200 g

Gemüse, Salat, Kartoffeln

jeweils essb. Anteil | Zeile 1: pro 100 g | Zeile 2: pro Portion

	Energie		Energie-dichte	Eiweiß	Kohlen-hydrate	KH-Port.	Ballast-stoffe	Fett	gesättigte FS	einfach unges. FS
	kcal	kJ	kcal/g	g	g		g	g	g	g
Gemüse, Salat, Kräuter										
Schnittlauch	27	114	0,3	4	2	0	6	1	✓	✓
1 EL gehackt, 5 g	1	6	0,3	✓	✓	0	✓	✓	✓	✓
Schwarzwurzel	17	70	0,2	1	2	0	4	✓	✓	✓
1 Portion, 200 g	33	140	0,2	3	3	0,5	9	1	✓	✓
Schwarzwurzel, Konserve	15	61	0,1	1	1	0	4	✓	✓	✓
1 Portion, 200 g	29	122	0,1	3	3	0	8	1	✓	✓
Sellerie, Knollensellerie	19	81	0,2	2	2	0	4	✓	✓	✓
¼ Knolle, 70 g	14	57	0,2	1	2	0	3	✓	✓	✓
Sellerie, Staudensellerie	17	70	0,2	1	2	0	3	✓	✓	✓
1 Portion, 150 g	25	105	0,2	2	3	0,5	4	✓	✓	✓
Spargel	18	75	0,2	2	2	0	1	✓	✓	✓
1 Portion, 250 g	45	188	0,2	5	5	0,5	3	✓	✓	✓
Spargel, Konserve	16	67	0,2	2	1	0	1	✓	✓	✓
1 Portion, 150 g	24	100	0,2	3	2	0	2	✓	✓	✓
Spinat	17	71	0,2	3	1	0	3	✓	✓	✓
1 Portion, 200 g	34	142	0,2	6	1	0	5	✓	✓	✓
Steckrübe (Kohlrübe)	28	115	0,3	1	5	0,5	2	✓	✓	✓
1 Portion, 200 g	55	230	0,3	2	10	1,0	5	✓	✓	✓
Stielmus (Rübstiel)	24	102	0,2	2	3	0,5	2	✓	✓	✓
1 Portion, 200 g	49	204	0,2	4	6	0,5	5	✓	✓	✓
Süßkartoffel (Batate)	111	466	1,1	2	24	2,0	3	1	✓	✓
1 Süßkartoffel, 50 g	56	233	1,1	1	12	1,0	2	✓	✓	✓
Tomate	17	73	0,2	1	3	0	1	✓	✓	✓
1 Tomate, 80 g	14	58	0,2	1	2	0	1	✓	✓	✓
1 Cocktailtomate, 11 g	2	8	0,2	✓	✓	0	✓	✓	✓	✓
Tomaten in Dosen	18	75	0,2	1	2	0	1	✓	✓	✓
1 Portion, 200 g	36	151	0,2	2	5	0,5	2	✓	✓	✓
Topinambur	31	130	0,3	2	4	0,5	13	✓	✓	✓
1 Portion, 150 g	47	195	0,3	4	6	0,5	19	✓	✓	✓
Weißkohl (Weißkraut)	25	105	0,3	1	4	0,5	3	✓	✓	✓
1 Portion, 200 g	50	209	0,3	3	8	1,0	6	✓	✓	✓
Wirsing	26	109	0,3	3	3	0,5	3	✓	✓	✓
1 Portion, 200 g	52	218	0,3	6	6	0,5	5	✓	✓	✓
Wurzelpetersilie	40	167	0,4	3	6	0,5	4	✓	✓	✓
1 Portion, 125 g	50	209	0,4	4	8	0,5	5	✓	✓	✓
Zucchini	20	84	0,2	2	2	0	1	✓	✓	✓
1 Zucchini, 150 g	30	126	0,2	3	3	0,5	2	✓	✓	✓
Zuckererbsen	60	249	0,6	4	10	1,0	5	✓	✓	✓
1 Portion, 200 g	119	498	0,6	8	20	2,0	10	✓	✓	✓
Zuckermais	89	374	0,9	3	16	1,5	3	1	✓	✓
1 Portion, 100 g	89	374	0,9	3	16	1,5	3	1	✓	✓
Zuckermais in Dosen	76	317	0,8	3	13	1,0	3	1	✓	✓
1 EL, 25 g	19	79	0,8	1	3	0,5	1	✓	✓	✓
Zwiebel	27	113	0,3	1	5	0,5	2	✓	✓	✓
1 Zwiebel, 40 g	11	45	0,3	✓	2	0	1	✓	✓	✓
Gemüsesäfte										
Gemüsesaft i. D.	22	93	0,2	2	3	0,5	✓	✓	✓	✓
1 Glas, 150 ml	33	140	0,2	3	5	0,5	✓	✓	✓	✓

Gemüse, Salat, Kartoffeln

jeweils essb. Anteil | Zeile 1: pro 100 g | Zeile 2: pro Portion

mehrfach unges. FS g	Cholesterin mg	A (RÄ) µg	E (TÄ) mg	C mg	Folsäure µg	Natrium mg	Kalium mg	Kalzium mg	Magnesium mg	Eisen mg	
											Gemüse, Salat, Kräuter
✓	0	50	1,6	47	80	3	434	129	44	1,9	Schnittlauch
✓	0	3	0,1	2	4	✓	22	6	2	0,1	1 EL gehackt, 5 g
✓	0	3	6,0	4	57	5	320	53	23	3,3	Schwarzwurzel
✓	0	6	12,0	8	114	10	640	106	46	6,6	1 Portion, 200 g
✓	0	3	6,1	1	12	218	180	50	17	2,3	Schwarzwurzel, Konserve
✓	0	6	12,2	2	24	436	360	100	34	4,6	1 Portion, 200 g
✓	0	3	0,5	8	12	77	321	68	9	0,5	Sellerie, Knollensellerie
✓	0	2	0,4	6	8	54	225	48	6	0,4	¼ Knolle, 70 g
✓	0	483	0,2	7	7	132	344	80	12	0,5	Sellerie, Staudensellerie
✓	0	725	0,3	11	11	198	516	120	18	0,8	1 Portion, 150 g
✓	0	87	2,0	20	108	4	203	26	17	0,7	Spargel
✓	0	218	5,0	50	270	10	508	65	43	1,7	1 Portion, 250 g
✓	0	58	Ø	15	55	375	121	17	8	0,7	Spargel, Konserve
✓	0	87	Ø	23	83	563	182	26	12	1,0	1 Portion, 150 g
✓	0	795	1,4	51	145	69	554	117	62	3,4	Spinat
✓	0	1590	2,8	102	290	138	1108	234	124	6,8	1 Portion, 200 g
✓	0	17	0,2	33	27	10	227	48	11	0,4	Steckrübe (Kohlrübe)
✓	0	34	0,4	66	54	20	454	96	22	0,8	1 Portion, 200 g
✓	0	600	1,5	130	30	100	400	100	10	1,5	Stielmus (Rübstiel)
✓	0	1200	3,0	260	60	200	800	200	20	3,0	1 Portion, 200 g
✓	0	1426	4,6	30	12	4	413	35	25	0,9	Süßkartoffel (Batate)
✓	0	713	2,3	15	6	2	207	18	13	0,5	1 Süßkartoffel, 50 g
✓	0	97	0,8	19	22	3	235	9	11	0,3	Tomate
✓	0	78	0,6	15	18	2	188	7	9	0,3	1 Tomate, 80 g
✓	0	11	0,1	2	2	✓	26	1	1	✓	1 Cocktailtomate, 11 g
✓	0	81	0,8	17	8	9	186	27	13	0,5	Tomaten in Dosen
✓	0	162	1,6	34	16	18	372	54	26	1,1	1 Portion, 200 g
✓	0	2	0,2	4	35	3	478	10	20	3,7	Topinambur
✓	0	3	0,3	6	53	5	717	15	30	5,6	1 Portion, 150 g
✓	0	12	1,7	52	31	12	269	45	13	0,4	Weißkohl (Weißkraut)
✓	0	24	3,4	104	62	24	538	90	26	0,7	1 Portion, 200 g
✓	0	8	2,5	49	90	9	236	64	12	0,6	Wirsing
✓	0	16	5,0	98	180	18	472	128	24	1,1	1 Portion, 200 g
✓	0	5	1,7	41	22	12	399	39	26	0,9	Wurzelpetersilie
✓	0	6	2,1	51	28	15	499	49	33	1,1	1 Portion, 125 g
✓	0	31	0,5	18	48	3	177	25	18	1,0	Zucchini
✓	0	47	0,8	27	72	5	266	38	27	1,5	1 Zucchini, 150 g
✓	0	68	0,5	25	33	4	300	20	30	2,0	Zuckererbsen
✓	0	136	1,0	50	66	8	600	40	60	4,0	1 Portion, 200 g
1	0	10	0,1	12	43	✓	300	2	27	0,4	Zuckermais
1	0	10	0,1	12	43	✓	300	2	27	0,4	1 Portion, 100 g
1	0	7	0,1	3	9	223	175	10	38	0,4	Zuckermais in Dosen
✓	0	2	✓	1	2	56	44	3	10	0,1	1 EL, 25 g
✓	0	1	0,1	7	11	3	162	22	10	0,2	Zwiebel
✓	0	✓	✓	3	4	1	65	9	4	0,1	1 Zwiebel, 40 g
											Gemüsesäfte
✓	0	299	0,6	18	9	213	180	19	15	0,9	Gemüsesaft i. D.
✓	0	448	0,9	27	14	319	269	29	23	1,4	1 Glas, 150 ml

Gemüse, Salat, Kartoffeln

jeweils essb. Anteil | Zeile 1: pro 100 g | Zeile 2: pro Portion

	Energie kcal	Energie kJ	Energiedichte kcal/g	Eiweiß g	Kohlenhydrate g	KH-Port.	Ballaststoffe g	Fett g	gesättigte FS g	einfach unges. FS g
Gemüsesäfte										
Möhren-/Karottensaft	22	91	0,2	1	4	0,5	✓	✓	✓	✓
1 Glas, 150 ml	33	136	0,2	1	6	0,5	1	✓	✓	✓
Rote-Bete-Saft	35	147	0,4	1	7	0,5	✓	✓	✓	✓
1 Glas, 150 ml	53	220	0,4	2	11	1,0	✓	✓	✓	✓
Sauerkrautsaft	15	64	0,2	1	1	0	1	✓	✓	✓
1 Glas, 150 ml	23	96	0,2	2	1	0	1	✓	✓	✓
Spinatsaft	15	64	0,2	2	1	0	✓	✓	✓	✓
1 Glas, 150 ml	23	96	0,2	3	1	0	✓	✓	✓	✓
Tomatensaft	15	61	0,1	1	2	0	✓	✓	✓	✓
1 Glas, 150 ml	22	92	0,1	1	3	0,5	✓	✓	✓	✓
Gemüsesauerkonserven										
Gewürz-/Salz-/Dillgurken	16	68	0,2	1	2	0	1	✓	✓	✓
1 Gurke, 50 g	8	34	0,2	✓	1	0	1	✓	✓	✓
Mixed Pickles	36	150	0,4	1	6	0,5	1	✓	✓	✓
1 Portion, 50 g	18	75	0,4	1	3	0,5	1	✓	✓	✓
Oliven, eingelegt, grün	145	607	1,5	1	4	0,5	4	15	2	11
1 Olive, 5 g	7	30	1,5	✓	✓	0	✓	1	✓	1
Oliven, eingelegt, schwarz	294	1230	2,9	2	8	0,5	4	30	4	21
1 Olive, 5 g	15	61	2,9	✓	✓	0	✓	2	✓	1
Rote Bete (Rote Rübe), Konserve	30	127	0,3	1	6	0,5	2	✓	✓	✓
1 Portion, 50 g	15	64	0,3	1	3	0,5	1	✓	✓	✓
Silber-/Perlzwiebeln	62	259	0,6	1	13	1,0	2	✓	✓	✓
1 Portion, 50 g	31	129	0,6	1	7	0,5	1	✓	✓	✓
Tomatenpaprika	29	121	0,3	1	5	0,5	2	✓	✓	✓
1 Portion, 50 g	14	60	0,3	✓	2	0	1	✓	✓	✓
Gemüsegerichte										
Apfel-Rotkohl	63	265	0,6	1	6	0,5	2	4	2	2
1 Portion, 200 g	127	531	0,6	2	12	1,0	4	8	3	3
Blumenkohl mit Buttersoße	99	413	1,0	3	9	1,0	3	6	3	2
1 Portion, 200 g	197	825	1,0	6	19	1,5	6	11	6	3
Brokkoli mit Mandelbutter	120	500	1,2	4	2	0	4	11	4	5
1 Portion, 200 g	239	1001	1,2	8	4	0,5	7	21	8	9
Frühlingsrolle	155	649	1,6	9	17	1,5	1	5	2	2
1 Frühlingsrolle, 150 g	233	973	1,6	14	26	2,5	2	8	2	3
Gemüse im Teigmantel	133	554	1,3	5	12	1,0	2	7	2	2
1 Portion, 200 g	265	1109	1,3	9	25	2,5	4	14	4	5
Leipziger Allerlei mit Butter	86	360	0,9	3	7	0,5	3	5	3	2
1 Portion, 200 g	172	720	0,9	6	14	1,5	6	10	6	3
Rahm-Blumenkohl	85	354	0,8	3	6	0,5	3	6	3	2
1 Portion, 200 g	169	709	0,8	5	11	1,0	5	11	6	4
Rahm-Brokkoli	87	362	0,9	3	5	0,5	3	6	3	2
1 Portion, 200 g	173	724	0,9	7	11	1,0	6	11	6	4
Rahm-Gemüse i. D.	86	358	0,9	3	7	0,5	3	5	2	2
1 Portion, 200 g	171	715	0,9	6	14	1,5	6	10	5	4
Rahm-Kohlrabi	90	375	0,9	3	7	0,5	2	6	3	2
1 Portion, 200 g	179	750	0,9	5	15	1,5	3	11	6	4
Rahm-Porree	79	329	0,8	3	6	0,5	2	5	2	2
1 Portion, 200 g	157	658	0,8	5	13	1,0	5	9	4	3

Gemüse, Salat, Kartoffeln
jeweils essb. Anteil | Zeile 1: pro 100 g | Zeile 2: pro Portion

(FS) mehrfach unges. FS	Cholesterin	Vitamine				Mineralstoffe					Gemüse, Salat, Kartoffeln
		A (RÄ)	E (TÄ)	C	Folsäure	Natrium	Kalium	Kalzium	Mag- nesium	Eisen	
g	mg	µg	mg	mg	µg	mg	mg	mg	mg	mg	
											Gemüsesäfte
✓	0	437	0,5	4	5	274	271	42	19	2,0	Möhren-/Karottensaft
✓	0	656	0,8	6	8	411	407	63	29	3,0	1 Glas, 150 ml
✓	0	2	✓	4	38	272	314	30	26	0,9	Rote-Bete-Saft
✓	0	3	✓	6	57	408	471	45	39	1,4	1 Glas, 150 ml
✓	0	3	0,2	8	7	547	267	49	15	0,6	Sauerkrautsaft
✓	0	5	0,3	12	11	821	401	74	23	0,9	1 Glas, 150 ml
✓	0	Ø	1,4	21	32	274	583	125	57	3,8	Spinatsaft
✓	0	Ø	2,1	32	48	411	875	188	86	5,7	1 Glas, 150 ml
✓	0	77	0,8	10	16	218	221	14	13	0,5	Tomatensaft
✓	0	116	1,2	15	24	327	332	21	20	0,8	1 Glas, 150 ml
											Gemüsesauerkonserven
✓	0	50	0,1	2	5	345	107	22	12	0,5	Gewürz-/Salz-/Dillgurken
✓	0	25	0,1	1	3	173	54	11	6	0,3	1 Gurke, 50 g
✓	0	32	0,1	10	10	257	171	21	18	0,6	Mixed Pickles
✓	0	16	0,1	5	5	129	86	11	9	0,3	1 Portion, 50 g
1	0	180	2,0	0	6	1610	42	52	20	1,2	Oliven, eingelegt, grün
✓	0	9	0,1	0	✓	81	2	3	1	0,1	1 Olive, 5 g
3	0	40	2,0	0	11	3288	40	61	22	1,5	Oliven, eingelegt, schwarz
✓	0	2	0,1	0	1	164	2	3	1	0,1	1 Olive, 5 g
✓	0	1	✓	3	30	234	233	23	21	0,7	Rote Bete (Rote Rübe), Konserve
✓	0	1	✓	2	15	117	117	12	11	0,4	1 Portion, 50 g
✓	0	✓	0,2	4	2	225	145	40	10	0,7	Silber-/Perlzwiebeln
✓	0	✓	0,1	2	1	113	73	20	5	0,4	1 Portion, 50 g
✓	0	194	1,9	45	16	199	183	11	14	0,4	Tomatenpaprika
✓	0	97	1,0	23	8	100	92	6	7	0,2	1 Portion, 50 g
											Gemüsegerichte
1	3	4	1,2	15	13	188	121	25	9	0,4	Apfel-Rotkohl
1	6	9	2,4	30	25	376	242	50	19	0,8	1 Portion, 200 g
✓	15	41	0,2	30	27	113	219	23	15	0,6	Blumenkohl mit Buttersoße
1	29	82	0,4	60	54	226	438	46	30	1,2	1 Portion, 200 g
1	18	167	2,7	52	48	74	317	115	37	1,3	Brokkoli mit Mandelbutter
2	37	335	5,4	104	96	148	635	230	73	2,6	1 Portion, 200 g
1	16	13	0,9	4	21	239	132	21	14	1,1	Frühlingsrolle
2	24	20	1,4	6	32	359	198	31	20	1,7	1 Frühlingsrolle, 150 g
2	30	182	0,6	6	27	153	118	68	34	1,4	Gemüse im Teigmantel
5	60	364	1,2	11	53	306	236	136	67	2,8	1 Portion, 200 g
✓	13	236	0,6	18	20	69	198	29	24	1,0	Leipziger Allerlei mit Butter
1	26	472	1,2	35	39	138	397	57	49	2,0	1 Portion, 200 g
1	7	26	0,1	49	33	76	286	23	16	0,6	Rahm-Blumenkohl
1	14	52	0,2	98	67	152	571	46	32	1,2	1 Portion, 200 g
1	7	147	0,7	55	44	76	278	106	23	1,1	Rahm-Brokkoli
1	14	294	1,4	109	87	152	556	211	45	2,2	1 Portion, 200 g
1	4	316	0,7	23	13	82	171	45	15	0,9	Rahm-Gemüse i. D.
1	8	631	1,4	47	25	164	343	89	31	1,8	1 Portion, 200 g
1	7	51	0,4	45	16	91	349	66	40	0,9	Rahm-Kohlrabi
1	14	103	0,8	91	33	182	697	132	79	1,8	1 Portion, 200 g
1	3	156	0,6	19	39	65	239	89	19	1,1	Rahm-Porree
1	6	312	1,2	38	78	130	477	177	38	2,2	1 Portion, 200 g

	Energie			Eiweiß	Kohlenhydrate			Fett/Fettsäuren		
Gemüse, Salat, Kartoffeln	Energie		Energiedichte	Eiweiß	Kohlenhydrate	KH-Port.	Ballaststoffe	Fett	gesättigte FS	einfach unges. FS
jeweils essb. Anteil | Zeile 1: pro 100 g | Zeile 2: pro Portion	kcal	kJ	kcal/g	g	g		g	g	g	g
Gemüsegerichte										
Rahm-Rosenkohl	103	430	1,0	4	7	0,5	4	7	3	2
1 Portion, 200 g	205	859	1,0	8	13	1,0	7	13	6	4
Rahm-Spinat, Rahm-Blattspinat	63	262	0,6	3	1	0	3	5	3	2
1 Portion, 200 g	125	524	0,6	5	2	0	5	10	5	3
Rahm-Wirsing	79	328	0,8	3	5	0,5	2	5	2	2
1 Portion, 200 g	157	657	0,8	6	10	1,0	5	10	5	4
Ratatouille	74	311	0,7	1	3	0,5	2	6	1	3
1 Portion, 250 g	186	778	0,7	3	7	0,5	6	16	2	7
Spargel-Schinken-Röllchen	101	422	1,0	6	3	0,5	1	7	3	3
2 Röllchen, 240 g	242	1013	1,0	14	7	0,5	2	18	8	7
Pilze										
Austernpilze	11	46	0,1	3	0	0	6	✓	✓	✓
1 Portion, 150 g	17	69	0,1	5	0	0	9	✓	✓	✓
Birkenpilze	18	75	0,2	5	0	0	6	1	✓	✓
1 Portion, 150 g	27	113	0,2	7	0	0	10	1	✓	✓
Butterpilze	11	46	0,1	3	✓	0	4	✓	✓	✓
1 Portion, 150 g	17	69	0,1	4	✓	0	7	1	✓	✓
Champignons	16	67	0,2	4	1	0	2	✓	✓	✓
1 Portion, 150 g	24	100	0,2	6	1	0	3	✓	✓	✓
1 Champignon, 10 g	2	7	0,2	✓	✓	0	✓	✓	✓	✓
Champignons, Konserve	14	59	0,1	3	✓	0	2	1	✓	✓
1 Portion, 150 g	21	88	0,1	5	✓	0	2	1	✓	✓
Hallimasche	15	63	0,2	3	✓	0	6	1	✓	✓
1 Portion, 150 g	23	94	0,2	5	✓	0	8	1	✓	✓
Morcheln (Speise-)	10	42	0,1	2	0	0	7	✓	✓	✓
1 Portion, 150 g	15	63	0,1	4	0	0	11	✓	✓	✓
Pfifferlinge	11	46	0,1	2	✓	0	3	✓	✓	✓
1 Portion, 150 g	17	69	0,1	4	✓	0	5	1	✓	✓
Pfifferlinge, getrocknet	93	389	0,9	25	2	0	46	2	Ø	Ø
1 Portion, 25 g	23	97	0,9	6	✓	0	12	1	Ø	Ø
Pfifferlinge, Konserve	13	54	0,1	2	✓	0	4	1	✓	✓
1 Portion, 150 g	20	82	0,1	3	✓	0	6	1	✓	✓
Steinpilze	21	88	0,2	5	1	0	6	✓	✓	✓
1 Portion, 150 g	32	132	0,2	8	1	0	9	1	✓	✓
Steinpilze, getrocknet	149	623	1,5	27	4	0,5	55	3	1	✓
1 Portion, 25 g	37	156	1,5	7	1	0	14	1	✓	✓
Kartoffelgerichte und -produkte										
Bratkartoffeln, in Öl gebraten	133	556	1,3	2	15	1,5	2	7	1	3
1 Portion, 200 g	266	1111	1,3	4	30	2,5	5	14	2	6
Gnocchi	128	536	1,3	5	21	2,0	2	2	1	1
1 Portion, 200 g	256	1071	1,3	10	42	4,0	4	4	1	2
Herzoginkartoffeln (Pommes Duchesse)	162	679	1,6	3	13	1,0	2	11	6	4
1 Portion, 150 g	243	1018	1,6	5	19	1,5	3	16	8	5
Kartoffel, gekocht	69	287	0,7	2	14	1,5	2	✓	✓	✓
1 mittelgroße Kartoffel, 80 g	55	230	0,7	2	11	1,0	2	✓	✓	✓
Kartoffelgratin	151	632	1,5	2	11	1,0	2	11	6	3
1 Portion, 200 g	302	1264	1,5	5	23	2,0	3	21	12	7

mehrfach unges. FS	Cholesterin	A (RÄ)	E (TÄ)	C	Folsäure	Natrium	Kalium	Kalzium	Magnesium	Eisen	Gemüse, Salat, Kartoffeln
g	mg	µg	mg	mg	µg	mg	mg	mg	mg	mg	jeweils essb. Anteil | Zeile 1: pro 100 g | Zeile 2: pro Portion
											Gemüsegerichte
1	7	76	0,5	69	43	70	310	30	18	0,9	**Rahm-Rosenkohl**
2	15	152	1,0	138	86	140	620	61	37	1,8	1 Portion, 200 g
1	7	739	1,5	21	36	112	327	127	36	3,1	**Rahm-Spinat, Rahm-Blattspinat**
1	14	1479	3,0	42	71	224	654	254	72	6,2	1 Portion, 200 g
1	5	21	2,2	20	41	332	126	47	8	0,7	**Rahm-Wirsing**
1	10	42	4,4	39	81	664	253	94	16	1,4	1 Portion, 200 g
3	0	89	2,8	28	20	63	182	18	13	0,7	**Ratatouille**
7	0	223	7,0	71	50	158	455	46	33	1,8	1 Portion, 250 g
1	22	64	2,3	7	33	252	111	25	13	0,7	**Spargel-Schinken-Röllchen**
2	52	154	5,5	16	79	605	267	59	31	1,7	2 Röllchen, 240 g
											Pilze
✓	0	Ø	Ø	1	Ø	6	254	12	13	1,2	**Austernpilze**
✓	0	Ø	Ø	1	Ø	9	381	18	20	1,8	1 Portion, 150 g
✓	0	0	0,1	7	25	2	360	9	10	1,6	**Birkenpilze**
✓	0	0	0,2	11	38	3	540	14	15	2,4	1 Portion, 150 g
✓	0	0	0,1	8	25	3	190	25	6	1,3	**Butterpilze**
✓	0	0	0,2	12	38	5	285	38	9	2,0	1 Portion, 150 g
✓	0	2	0,1	5	25	8	422	11	13	1,2	**Champignons**
✓	0	3	0,2	7	38	12	633	17	20	1,8	1 Portion, 150 g
✓	0	✓	✓	✓	3	1	42	1	1	0,1	1 Champignon, 10 g
✓	0	2	0,1	2	3	320	110	19	15	0,8	**Champignons, Konserve**
✓	0	3	0,2	3	5	480	165	29	23	1,2	1 Portion, 150 g
✓	0	Ø	Ø	5	Ø	Ø	427	4	13	0,9	**Hallimasche**
✓	0	Ø	Ø	8	Ø	Ø	641	6	20	1,3	1 Portion, 150 g
✓	0	0	0,2	5	25	2	390	11	16	1,2	**Morcheln (Speise-)**
✓	0	0	0,3	8	38	3	585	17	24	1,8	1 Portion, 150 g
✓	0	217	0,1	6	25	3	332	4	14	Ø	**Pfifferlinge**
✓	0	326	0,2	9	38	5	498	6	21	Ø	1 Portion, 150 g
Ø	0	Ø	Ø	2	Ø	32	5370	85	135	Ø	**Pfifferlinge, getrocknet**
Ø	0	Ø	Ø	1	Ø	8	1343	21	34	Ø	1 Portion, 25 g
✓	0	217	0,1	3	6	165	155	5	6	Ø	**Pfifferlinge, Konserve**
✓	0	326	0,2	5	9	248	233	8	9	Ø	1 Portion, 150 g
✓	0	1	0,2	3	25	6	327	4	12	1,0	**Steinpilze**
✓	0	2	0,2	4	38	9	491	6	18	1,5	1 Portion, 150 g
2	0	8	1,2	8	98	14	2000	34	83	8,4	**Steinpilze, getrocknet**
✓	0	2	0,3	2	25	4	500	9	21	2,1	1 Portion, 25 g
											Kartoffelgerichte und -produkte
3	0	15	2,3	10	19	63	382	6	20	0,4	**Bratkartoffeln, in Öl gebraten**
5	0	29	4,6	21	37	126	764	13	39	0,8	1 Portion, 200 g
✓	71	51	0,4	8	21	75	253	16	17	0,8	**Gnocchi**
1	143	102	0,8	16	42	150	507	32	34	1,6	1 Portion, 200 g
1	151	150	0,8	11	30	128	361	21	19	1,1	**Herzoginkartoffeln (Pommes Duchesse)**
1	226	225	1,2	16	45	192	542	31	28	1,7	1 Portion, 150 g
✓	0	1	0,1	12	15	62	333	6	18	0,4	**Kartoffel, gekocht**
✓	0	1	0,1	10	12	50	266	5	14	0,3	1 mittelgroße Kartoffel, 80 g
1	50	122	0,4	11	21	69	321	26	17	0,5	**Kartoffelgratin**
1	100	244	0,8	21	42	138	642	51	34	1,0	1 Portion, 200 g

Gemüse, Salat, Kartoffeln	Energie		Energiedichte	Eiweiß	Kohlenhydrate	KH-Port.	Ballaststoffe	Fett	gesättigte FS	einfach unges. FS
jeweils essb. Anteil | Zeile 1: pro 100 g | Zeile 2: pro Portion	kcal	kJ	kcal/g	g	g		g	g	g	g
Kartoffelgerichte und -produkte										
Kartoffelklöße/-knödel, Trockenprodukt	325	1360	3,3	6	74	6,5	6	✓	✓	✓
für 2 Klöße, 50 g Pulver	163	680	3,3	3	37	3,5	3	✓	✓	✓
Kartoffelklöße/-knödel, zubereitet	108	451	1,1	3	22	2,0	3	1	✓	✓
1 Kloß, 100 g	108	451	1,1	3	22	2,0	3	1	✓	✓
Kartoffelkroketten, frittiert	214	895	2,1	4	22	2,0	1	13	2	3
1 Portion (7–8 Kroketten), 150 g	321	1343	2,1	6	32	3,0	2	20	3	5
Kartoffelpüree, Trockenprodukt	329	1375	3,3	9	71	6,5	6	1	✓	✓
für 1 Portion, 30 g Pulver	99	412	3,3	3	21	2,0	2	✓	✓	✓
Kartoffelpüree, zub. mit Milch u. Butter	91	380	0,9	3	12	1,0	2	3	2	1
1 Portion, 200 g	182	761	0,9	5	24	2,0	3	7	4	2
Kartoffelpuffer (Reibekuchen), in Öl gebraten	255	1065	2,5	4	15	1,5	2	20	3	7
1 Puffer, 120 g	306	1278	2,5	4	19	1,5	2	24	3	8
Kartoffelwedges (Kartoffelecken), frittiert	283	1184	2,8	4	34	3,0	3	15	3	9
1 Portion, 150 g	425	1776	2,8	6	50	4,5	5	22	4	13
Pommes frites, frittiert	316	1323	3,2	3	38	3,5	3	17	5	9
1 Portion, 150 g	474	1984	3,2	5	58	5,0	5	25	7	13
Pommes frites aus dem Backofen	157	657	1,6	3	26	2,5	3	5	1	3
1 Portion, 150 g	236	985	1,6	4	38	3,5	4	8	2	4
Rösti, frittiert	257	1075	2,6	2	25	2,5	3	17	3	7
1 Rösti, 50 g	129	538	2,6	1	13	1,0	2	9	2	4
Schupfnudeln, gekocht	150	628	1,5	6	27	2,5	2	2	1	1
1 Portion, 200 g	300	1255	1,5	11	54	5,0	5	4	1	1
Zwetschgenknödel	186	776	1,9	3	28	2,5	3	7	4	2
1 Knödel, 65 g	121	504	1,9	3	18	1,5	2	4	2	1
Kartoffelprodukte, Markenprodukte										
Country Potatoes Classic, TK, McCain	141	592	1,4	3	20	2,0	Ø	5	1	2
1 Portion, 150 g	212	888	1,4	4	30	3,0	Ø	8	1	3
Kroketten, TK, McCain	213	893	2,1	3	29	2,5	3	9	1	4
1 Portion, 150 g	320	1340	2,1	5	43	4,0	5	14	2	5
Rösti, TK, McCain	191	798	1,9	2	25	2,5	3	9	1	3
1 Portion, 150 g	287	1197	1,9	3	38	3,5	5	13	1	5
1·2·3 Frites Original, TK, McCain	153	643	1,5	3	23	2,0	3	5	1	2
1 Portion, 150 g	230	965	1,5	4	34	3,0	5	7	2	3
Hülsenfrüchte										
Bohnen, weiß, Trockenprodukt	237	992	2,4	21	35	3,0	23	2	✓	✓
1 Portion, 60 g	142	595	2,4	13	21	2,0	14	1	✓	✓
Bohnen, weiß, Konserve	66	274	0,7	5	10	1,0	4	✓	✓	✓
1 Portion, 125 g	82	343	0,7	7	12	1,0	5	1	✓	✓
Erbsen, Trockenprodukt	271	1134	2,7	23	41	3,5	17	1	✓	✓
1 Portion, 60 g	163	680	2,7	14	25	2,0	10	1	✓	✓
Kichererbsen, Trockenprodukt	305	1276	3,1	19	44	4,0	16	6	1	✓
1 Portion, 60 g	183	766	3,1	11	27	2,5	9	4	1	✓
Kidneybohnen, Konserve	84	351	0,8	5	15	1,5	5	1	✓	✓
1 Portion, 125 g	105	439	0,8	7	18	1,5	7	1	✓	✓
Kidneybohnen, Trockenprodukt	333	1393	3,3	24	60	5,5	25	1	✓	✓
1 Portion, 60 g	200	836	3,3	14	36	3,5	15	✓	✓	✓
Limabohnen (Butterbohnen), Trockenprodukt	275	1151	2,8	21	45	4,0	14	1	✓	✓
1 Portion, 60 g	165	690	2,8	12	27	2,5	9	1	✓	✓

Gemüse, Salat, Kartoffeln

jeweils essb. Anteil | Zeile 1: pro 100 g | Zeile 2: pro Portion

(FS) mehrfach unges. FS (g)	Cholesterin (mg)	Vitamine A (RÄ) µg	E (TÄ) mg	C mg	Folsäure µg	Mineralstoffe Natrium mg	Kalium mg	Kalzium mg	Magnesium mg	Eisen mg	
											Kartoffelgerichte und -produkte
✓	0	0	0	20	24	1260	749	40	45	2,4	**Kartoffelklöße/-knödel, Trockenprodukt**
✓	0	0	0	10	12	630	375	20	23	1,2	für 2 Klöße, 50 g Pulver
✓	15	11	0,2	12	17	210	340	13	21	0,7	**Kartoffelklöße/-knödel, zubereitet**
✓	15	11	0,2	12	17	210	340	13	21	0,7	1 Kloß, 100 g
8	0	0	Ø	2	2	420	360	44	19	0,9	**Kartoffelkroketten, frittiert**
11	0	0	Ø	3	3	630	540	66	29	1,4	1 Portion (7–8 Kroketten), 150 g
✓	0	0	0,3	20	24	160	1150	30	69	2,4	**Kartoffelpüree, Trockenprodukt**
✓	0	0	0,1	6	7	48	345	9	21	0,7	für 1 Portion, 30 g Pulver
✓	29	38	0,2	11	20	74	342	32	18	0,4	**Kartoffelpüree, zub. mit Milch u. Butter**
✓	57	76	0,4	22	40	148	685	64	36	0,8	1 Portion, 200 g
9	49	70	7,6	6	23	173	321	15	18	0,7	**Kartoffelpuffer (Reibekuchen), in Öl gebraten**
11	59	84	9,1	8	28	207	385	18	22	0,8	1 Puffer, 120 g
2	0	Ø	1,8	Ø	Ø	757	522	26	30	1,1	**Kartoffelwedges (Kartoffelecken), frittiert**
3	0	Ø	2,8	Ø	Ø	1136	783	39	45	1,6	1 Portion, 150 g
3	0	Ø	1,5	3	12	320	561	13	29	1,1	**Pommes frites, frittiert**
4	0	Ø	2,3	5	18	480	842	20	44	1,7	1 Portion, 150 g
✓	0	Ø	0,3	14	13	222	461	8	23	0,5	**Pommes frites aus dem Backofen**
✓	0	Ø	0,5	21	20	333	692	12	35	0,8	1 Portion, 150 g
4	0	0	1,8	3	38	546	391	18	21	0,8	**Rösti, frittiert**
2	0	0	0,9	2	19	273	196	9	11	0,4	1 Rösti, 50 g
✓	55	39	0,4	9	24	132	290	15	19	0,9	**Schupfnudeln, gekocht**
1	110	79	0,8	18	47	264	581	30	37	1,8	1 Portion, 200 g
✓	32	74	0,5	5	12	87	215	14	13	0,6	**Zwetschgenknödel**
✓	21	48	0,3	3	7	57	139	9	9	0,4	1 Knödel, 65 g
											Kartoffelprodukte, Markenprodukte
3	Ø	Ø	Ø	Ø	Ø	Ø	Ø	Ø	Ø	Ø	**Country Potatoes Classic, TK, McCain**
4	Ø	Ø	Ø	Ø	Ø	Ø	Ø	Ø	Ø	Ø	1 Portion, 150 g
4	Ø	Ø	Ø	Ø	Ø	350	Ø	Ø	Ø	Ø	**Kroketten, TK, McCain**
7	Ø	Ø	Ø	Ø	Ø	525	Ø	Ø	Ø	Ø	1 Portion, 150 g
4	Ø	Ø	Ø	Ø	Ø	350	Ø	Ø	Ø	Ø	**Rösti, TK, McCain**
6	Ø	Ø	Ø	Ø	Ø	525	Ø	Ø	Ø	Ø	1 Portion, 150 g
3	Ø	Ø	Ø	Ø	Ø	400	Ø	Ø	Ø	Ø	**1·2·3 Frites Original, TK, McCain**
4	Ø	Ø	Ø	Ø	Ø	600	Ø	Ø	Ø	Ø	1 Portion, 150 g
											Hülsenfrüchte
1	0	67	0,2	3	205	4	1337	113	140	6,5	**Bohnen, weiß, Trockenprodukt**
1	0	40	0,1	2	123	2	802	68	84	3,9	1 Portion, 60 g
✓	0	15	0,1	✓	52	195	332	33	36	1,5	**Bohnen, weiß, Konserve**
✓	0	19	0,1	✓	65	244	415	41	45	1,9	1 Portion, 125 g
1	0	13	0,8	2	151	24	992	50	118	5,2	**Erbsen, Trockenprodukt**
✓	0	8	0,5	1	91	14	595	30	71	3,1	1 Portion, 60 g
4	0	30	5,8	5	340	23	800	124	126	6,1	**Kichererbsen, Trockenprodukt**
2	0	18	3,5	3	204	14	480	74	76	3,7	1 Portion, 60 g
✓	0	0	✓	1	36	296	237	34	27	1,2	**Kidneybohnen, Konserve**
✓	0	0	✓	2	45	370	296	43	34	1,5	1 Portion, 125 g
✓	0	0	0,2	5	394	24	1406	143	140	8,2	**Kidneybohnen, Trockenprodukt**
✓	0	0	0,1	3	236	14	844	86	84	4,9	1 Portion, 60 g
1	0	0	Ø	Ø	1	360	13	1750	89	216	**Limabohnen (Butterbohnen), Trockenprodukt**
✓	0	Ø	Ø	1	216	8	1050	53	130	4,1	1 Portion, 60 g

Gemüse, Salat, Kartoffeln

jeweils essb. Anteil | Zeile 1: pro 100 g | Zeile 2: pro Portion

	Energie	Energie	Energie-dichte	Eiweiß	Kohlen-hydrate	KH-Port.	Ballast-stoffe	Fett	gesättigte FS	einfach unges. FS
	kcal	kJ	kcal/g	g	g		g	g	g	g
Hülsenfrüchte										
Linsen, Trockenprodukt	270	1130	2,7	23	41	3,5	17	2	Ø	Ø
1 Portion, 60 g	162	678	2,7	14	24	2,0	10	1	Ø	Ø
Mungobohnensprossen	24	99	0,2	3	2	0	6	✓	✓	✓
1 Portion, 50 g	12	50	0,2	2	1	0	3	✓	✓	✓
Mungobohnen, Trockenprodukt	269	1125	2,7	23	42	4,0	17	1	✓	✓
1 Portion, 60 g	161	675	2,7	14	25	2,5	10	1	✓	✓
Sojabohnen, Trockenprodukt	329	1377	3,3	38	6	0,5	22	18	2	4
1 Portion, 60 g	197	826	3,3	23	4	0,5	13	11	1	2
Sojamehl (vollfett)	347	1452	3,5	41	3	0,5	19	21	3	3
1 EL, 15 g	52	218	3,5	6	✓	0	3	3	✓	1
Sojaschrot	246	1027	2,5	36	✓	0	32	11	2	2
1 EL, 15 g	37	154	2,5	5	✓	0	5	2	✓	✓
Sojasprossen (Sojakeime)	52	217	0,5	5	5	0,5	2	1	✓	✓
1 Portion, 50 g	26	109	0,5	3	2	0	1	1	✓	✓

Gemüse, Salat, Kartoffeln

jeweils essb. Anteil | Zeile 1: pro 100 g | Zeile 2: pro Portion

(FS) mehrfach unges. FS	Cholesterin	Vitamine A (RÄ)	E (TÄ)	C	Folsäure	Mineralstoffe Natrium	Kalium	Kalzium	Mag-nesium	Eisen	Gemüse, Salat, Kartoffeln
g	mg	µg	mg	mg	µg	mg	mg	mg	mg	mg	
											Hülsenfrüchte
Ø	0	17	Ø	7	168	7	837	65	129	8,0	**Linsen, Trockenprodukt**
Ø	0	10	Ø	4	101	4	502	39	77	4,8	1 Portion, 60 g
✓	0	7	0,1	11	61	5	134	13	18	0,9	**Mungobohnensprossen**
✓	0	4	0,1	6	31	3	67	7	9	0,5	1 Portion, 50 g
1	0	6	1,9	3	140	9	171	90	166	6,8	**Mungobohnen, Trockenprodukt**
✓	0	4	1,1	2	84	5	103	54	100	4,1	1 Portion, 60 g
11	0	63	1,5	✓	250	5	1800	200	220	6,6	**Sojabohnen, Trockenprodukt**
6	0	38	0,9	✓	150	3	1080	120	132	4,0	1 Portion, 60 g
12	0	14	1,5	0	190	4	1870	195	247	12,0	**Sojamehl (vollfett)**
2	0	2	0,2	0	29	1	281	29	37	1,8	1 EL, 15 g
7	0	3	1,5	0	340	4	1700	200	250	10,0	**Sojaschrot**
1	0	✓	0,2	0	51	1	255	30	38	1,5	1 EL, 15 g
1	0	4	0,1	20	160	30	235	32	19	0,9	**Sojasprossen (Sojakeime)**
✓	0	2	0,1	10	80	15	118	16	10	0,5	1 Portion, 50 g

Gemüse, Salat, Kartoffeln

	Energie		Energie-dichte	Eiweiß	Kohlenhydrate			Fett/Fettsäuren		
Obst, Obsterzeugnisse und Nüsse jeweils essb. Anteil | Zeile 1: pro 100 g | Zeile 2: pro Portion	Energie		Energie-dichte	Eiweiß	Kohlen-hydrate	KH-Port.	Ballast-stoffe	Fett	gesättigte FS	einfach unges. FS
	kcal	kJ	kcal/g	g	g		g	g	g	g
Obst und Tiefkühlobst										
Acerola (Westindische Kirschen)	20	85	0,2	✓	4	0,5	2	✓	✓	✓
1 Portion, 50 g	10	42	0,2	✓	2	0	1	✓	✓	✓
Ananas	59	246	0,6	1	13	1,0	1	✓	✓	✓
1 Portion, 150 g	88	369	0,6	1	20	2,0	2	✓	✓	✓
Apfel	54	226	0,5	✓	11	1,0	2	1	✓	✓
1 Apfel, 180 g	97	407	0,5	1	21	2,0	4	1	✓	✓
Apfelsine (Orange)	47	197	0,5	1	9	1,0	2	✓	✓	✓
1 Apfelsine, 145 g	68	286	0,5	1	13	1,0	3	✓	✓	✓
Aprikosen (Marillen)	42	177	0,4	1	9	1,0	2	✓	✓	✓
1 Aprikose, 65 g	27	115	0,4	1	6	0,5	1	✓	✓	✓
Avocado	217	909	2,2	2	✓	0	6	24	4	17
½ Avocado, 115 g	250	1046	2,2	2	✓	0	7	27	4	19
Banane	95	398	1,0	1	21	2,0	2	✓	✓	✓
1 Banane, 110 g	105	438	1,0	1	24	2,0	2	✓	✓	✓
Beerenmischung, TK-Produkt	42	174	0,4	1	7	0,5	6	1	✓	✓
1 EL, 40 g	17	69	0,4	✓	3	0	2	✓	✓	✓
Birne	55	230	0,6	✓	12	1,0	3	✓	✓	✓
1 Birne, 180 g	99	414	0,6	1	22	2,0	6	✓	✓	✓
Brombeeren	44	184	0,4	1	6	0,5	3	1	✓	✓
1 Portion, 125 g	55	230	0,4	2	8	0,5	4	1	✓	✓
Clementine	46	192	0,5	1	9	1,0	2	✓	✓	✓
1 Clementine, 90 g	41	173	0,5	✓	8	1,0	2	✓	✓	✓
Cranberrys (Moosbeeren)	46	192	0,5	✓	12	1,0	5	✓	✓	✓
1 Portion, 110 g	51	212	0,5	✓	13	1,0	5	✓	✓	✓
Datteln	114	477	1,1	1	27	2,5	3	✓	✓	✓
1 Dattel, 7 g	8	33	1,1	✓	2	0	✓	✓	✓	✓
Erdbeeren	32	134	0,3	1	6	0,5	2	✓	✓	✓
6–7 Erdbeeren, 150 g	48	201	0,3	1	8	1,0	2	1	✓	✓
Erdbeeren, TK-Produkt	32	134	0,3	1	6	0,5	2	✓	✓	✓
1 EL, 40 g	13	54	0,3	✓	2	0	1	✓	✓	✓
Feigen	63	264	0,6	1	13	1,0	2	1	✓	✓
1 Feige, 60 g	38	158	0,6	1	8	0,5	1	✓	✓	✓
Granatapfel	78	326	0,8	1	17	1,5	2	1	✓	✓
1 Granatapfel, 125 g	97	407	0,8	1	21	2,0	3	1	✓	✓
Grapefruit (Pampelmuse)	50	209	0,5	1	9	1,0	1	✓	✓	✓
½ Grapefruit, 130 g	65	272	0,5	1	12	1,0	2	✓	✓	✓
Guave (Guajave)	38	158	0,4	1	7	0,5	5	1	✓	✓
1 Guave, 40 g	15	63	0,4	✓	3	0	2	✓	✓	✓
Heidelbeeren (Blaubeeren)	36	151	0,4	1	6	0,5	5	1	✓	✓
1 Portion, 125 g	45	188	0,4	1	8	0,5	6	1	✓	✓
Himbeeren	34	142	0,3	1	5	0,5	5	✓	✓	✓
1 Portion, 125 g	43	178	0,3	2	6	0,5	6	✓	✓	✓
Himbeeren, TK-Produkt	34	142	0,3	1	5	0,5	5	✓	✓	✓
1 EL, 40 g	14	57	0,3	1	2	0	2	✓	✓	✓
Honigmelone (Zuckermelone)	54	226	0,5	1	12	1,0	1	✓	✓	✓
1 Portion, 150 g	81	339	0,5	1	19	1,5	2	✓	✓	✓
Jackfrucht	72	302	0,7	1	15	1,5	4	✓	✓	✓
1 Portion, 100 g	72	302	0,7	1	15	1,5	4	✓	✓	✓
Johannisbeeren, rot	33	138	0,3	1	5	0,5	4	✓	✓	✓
1 Portion, 125 g	41	173	0,3	1	6	0,5	4	✓	✓	✓

Obst, Obsterzeugnisse und Nüsse

jeweils essb. Anteil | Zeile 1: pro 100 g | Zeile 2: pro Portion

Obst und Tiefkühlobst

(FS) mehrfach unges. FS g	Cholesterin mg	A (RÄ) µg	E (TÄ) mg	C mg	Folsäure µg	Natrium mg	Kalium mg	Kalzium mg	Magnesium mg	Eisen mg	Obst und Tiefkühlobst
✓	0	28	0,3	1700	6	3	83	12	12	0,2	**Acerola (Westindische Kirschen)**
✓	0	14	0,2	850	3	2	42	6	6	0,1	1 Portion, 50 g
✓	0	10	0,1	19	4	2	173	16	17	0,4	**Ananas**
✓	0	15	0,2	29	6	3	260	24	26	0,6	1 Portion, 150 g
✓	0	8	0,5	12	7	3	144	7	6	0,5	**Apfel**
✓	0	14	0,9	22	13	5	259	13	11	0,9	1 Apfel, 180 g
✓	0	15	0,3	50	29	1	177	42	14	0,4	**Apfelsine (Orange)**
✓	0	22	0,4	73	42	1	257	61	20	0,6	1 Apfelsine, 145 g
✓	0	298	0,5	9	4	2	280	17	10	0,7	**Aprikosen (Marillen)**
✓	0	194	0,3	6	3	1	182	11	7	0,4	1 Aprikose, 65 g
2	0	12	1,3	13	30	3	503	10	29	0,6	**Avocado**
3	0	14	1,5	15	35	3	578	12	33	0,7	½ Avocado, 115 g
✓	0	38	0,3	12	20	1	393	9	36	0,4	**Banane**
✓	0	42	0,3	13	22	1	432	10	40	0,4	1 Banane, 110 g
✓	0	15	1,0	50	14	2	202	36	19	1,0	**Beerenmischung, TK-Produkt**
✓	0	6	0,4	20	5	1	81	14	7	0,4	1 EL, 40 g
✓	0	3	0,4	5	14	2	125	9	7	0,2	**Birne**
✓	0	5	0,7	9	25	4	225	16	13	0,3	1 Birne, 180 g
1	0	45	0,7	17	34	3	190	45	30	0,9	**Brombeeren**
1	0	56	0,9	21	43	4	238	56	38	1,1	1 Portion, 125 g
✓	0	50	0,3	30	15	2	180	35	11	0,3	**Clementine**
✓	0	45	0,3	27	14	2	162	32	10	0,3	1 Clementine, 90 g
✓	0	3	1,2	13	1	2	85	8	6	0,3	**Cranberrys (Moosbeeren)**
✓	0	3	1,3	14	1	2	94	9	7	0,3	1 Portion, 110 g
✓	0	2	0,1	58	21	6	350	21	21	0,8	**Datteln**
✓	0	✓	✓	4	1	✓	25	1	1	0,1	1 Dattel, 7 g
✓	0	8	0,1	65	43	3	145	25	15	0,6	**Erdbeeren**
✓	0	12	0,2	98	65	5	218	38	23	1,0	6–7 Erdbeeren, 150 g
✓	0	8	0,1	54	41	3	145	25	15	0,6	**Erdbeeren, TK-Produkt**
✓	0	3	✓	22	16	1	58	10	6	0,3	1 EL, 40 g
✓	0	8	0,5	3	7	2	240	54	20	0,6	**Feigen**
✓	0	5	0,3	2	4	1	144	32	12	0,4	1 Feige, 60 g
✓	0	7	0,2	7	7	7	290	8	3	0,5	**Granatapfel**
✓	0	9	0,3	9	9	9	363	10	4	0,6	1 Granatapfel, 125 g
✓	0	3	0,3	44	11	2	180	18	10	0,3	**Grapefruit (Pampelmuse)**
✓	0	4	0,4	57	14	3	234	23	13	0,4	½ Grapefruit, 130 g
✓	0	119	0,4	273	30	4	290	17	13	0,8	**Guave (Guajave)**
✓	0	48	0,2	109	12	2	116	7	5	0,3	1 Guave, 40 g
✓	0	6	2,1	22	10	1	78	10	2	0,7	**Heidelbeeren (Blaubeeren)**
1	0	8	2,6	28	13	1	98	13	3	0,9	1 Portion, 125 g
✓	0	4	0,9	25	30	1	200	40	30	1,0	**Himbeeren**
✓	0	5	1,1	31	38	1	250	50	38	1,3	1 Portion, 125 g
✓	0	3	0,9	21	15	1	200	40	30	1,0	**Himbeeren, TK-Produkt**
✓	0	1	0,4	8	6	✓	80	16	12	0,4	1 EL, 40 g
✓	0	784	0,1	33	30	12	309	14	11	0,2	**Honigmelone (Zuckermelone)**
✓	0	1176	0,2	50	45	18	464	21	17	0,3	1 Portion, 150 g
✓	0	9	0,5	9	7	2	407	27	37	0,6	**Jackfrucht**
✓	0	9	0,5	9	7	2	407	27	37	0,6	1 Portion, 100 g
✓	0	4	0,7	36	11	2	240	30	13	0,9	**Johannisbeeren, rot**
✓	0	5	0,9	45	14	3	300	38	16	1,1	1 Portion, 125 g

	Energie			Eiweiß	Kohlenhydrate			Fett/Fettsäuren		
	Energie		Energie-dichte	Eiweiß	Kohlen-hydrate	KH-Port.	Ballast-stoffe	Fett	gesättigte FS	einfach unges. FS

Obst, Obsterzeugnisse und Nüsse
jeweils essb. Anteil | Zeile 1: pro 100 g | Zeile 2: pro Portion

	kcal	kJ	kcal/g	g	g		g	g	g	g
Obst und Tiefkühlobst										
Johannisbeeren, schwarz	39	163	0,4	1	6	0,5	7	✓	✓	✓
1 Portion, 125 g	49	204	0,4	2	8	0,5	8	✓	✓	✓
Johannisbeeren, weiß	30	126	0,3	1	7	0,5	6	✓	✓	✓
1 Portion, 125 g	38	157	0,3	1	8	1,0	8	✓	✓	✓
Kaki (Kakipflaume)	71	297	0,7	1	16	1,5	3	✓	✓	✓
1 Kaki, 150 g	107	446	0,7	1	24	2,0	5	✓	✓	✓
Kaktusfeige (Kaktusbirne, Kaktusapfel)	37	154	0,4	1	7	0,5	5	✓	✓	✓
1 Kaktusfeige, 80 g	29	123	0,4	1	6	0,5	4	✓	✓	✓
Kirschen (Süßkirschen)	63	265	0,6	1	13	1,0	1	✓	✓	✓
1 Handvoll (ca. 12 Stück), 150 g	95	397	0,6	1	20	2,0	2	✓	✓	✓
Kiwi	61	255	0,6	1	11	1,0	2	1	✓	✓
1 Kiwi, 50 g	30	127	0,6	1	5	0,5	1	✓	✓	✓
Kumquat (Zwergorange)	68	286	0,7	1	15	1,5	4	✓	✓	✓
1 Kumquat, 30 g	21	86	0,7	✓	4	0,5	1	✓	✓	✓
Limette (Limone)	47	195	0,5	1	2	0	2	2	✓	✓
1 Limette, 50 g	23	97	0,5	✓	1	0	1	1	✓	✓
Litschi	76	319	0,8	1	17	1,5	2	✓	✓	✓
1 Litschi, 10 g	8	32	0,8	✓	2	0	✓	✓	✓	✓
Mandarine	50	210	0,5	1	10	1,0	2	✓	✓	✓
1 Mandarine, 90 g	45	189	0,5	✓	9	1,0	2	✓	✓	✓
Mango	60	252	0,6	1	13	1,0	2	✓	✓	✓
½ Mango, 125 g	75	315	0,6	1	16	1,5	2	1	✓	✓
Maracuja (Passionsfrucht)	80	335	0,8	2	13	1,0	2	✓	✓	✓
1 Frucht, 40 g	32	134	0,8	1	5	0,5	1	✓	✓	✓
Mirabellen	64	269	0,6	1	14	1,5	1	✓	✓	✓
1 Handvoll (ca. 12 Stück), 150 g	96	404	0,6	1	21	2,0	2	✓	✓	✓
Nektarine	57	238	0,6	1	12	1,0	2	✓	✓	✓
1 Nektarine, 175 g	100	417	0,6	2	22	2,0	4	✓	✓	✓
Papaya (Baummelone)	32	134	0,3	1	7	0,5	2	✓	✓	✓
½ Papaya, 150 g	48	201	0,3	1	11	1,0	3	✓	✓	✓
Pfirsich	41	170	0,4	1	9	1,0	2	✓	✓	✓
1 Pfirsich, 125 g	51	212	0,4	1	11	1,0	3	✓	✓	✓
Pflaumen (Zwetschgen)	47	197	0,5	1	10	1,0	2	✓	✓	✓
1 Pflaume, 35 g	16	69	0,5	✓	4	0,5	1	✓	✓	✓
Physalis (Kapstachelbeere)	76	319	0,8	2	13	1,0	1	1	✓	✓
1 Physalis, 5 g	4	16	0,8	✓	1	0	✓	✓	✓	✓
Quitte	39	162	0,4	✓	7	0,5	6	1	✓	✓
1 Quitte, 80 g	31	130	0,4	✓	6	0,5	5	✓	✓	✓
Reineclaude	63	264	0,6	1	14	1,0	2	✓	✓	✓
6 Reinecauden, 150 g	95	396	0,6	1	20	2,0	3	✓	✓	✓
Sauerkirschen	58	241	0,6	1	10	1,0	1	1	✓	✓
1 Portion, 100 g	58	241	0,6	1	10	1,0	1	1	✓	✓
Stachelbeeren	44	184	0,4	1	9	1,0	3	✓	✓	✓
1 Portion, 125 g	55	230	0,4	1	11	1,0	4	✓	✓	✓
Tamarillo (Baumtomate)	59	245	0,6	2	11	1,0	2	1	✓	✓
1 Tamarillo, 70 g	41	172	0,6	1	7	0,5	1	1	✓	✓
Wassermelone	38	160	0,4	1	8	1,0	✓	✓	✓	✓
1 Portion, 150 g	57	240	0,4	1	12	1,0	✓	✓	✓	✓
Weintrauben	71	297	0,7	1	16	1,5	2	✓	✓	✓
1 Handvoll, 165 g	117	490	0,7	1	26	2,5	2	✓	✓	✓

mehrfach unges. FS (g)	Cholesterin (mg)	Vitamine A (RÄ) µg	E (TÄ) mg	C mg	Folsäure µg	Natrium mg	Kalium mg	Kalzium mg	Magnesium mg	Eisen mg	**Obst, Obsterzeugnisse und Nüsse** jeweils essb. Anteil | Zeile 1: pro 100 g | Zeile 2: pro Portion
											Obst und Tiefkühlobst
✓	0	14	1,9	177	9	2	341	53	17	1,3	**Johannisbeeren, schwarz**
✓	0	18	2,4	221	11	3	426	66	21	1,6	1 Portion, 125 g
✓	0	0	0,1	35	6	2	267	30	9	1,0	**Johannisbeeren, weiß**
✓	0	0	0,1	44	8	3	334	38	11	1,2	1 Portion, 125 g
✓	0	267	0,8	16	8	4	170	8	8	0,4	**Kaki (Kakipflaume)**
✓	0	401	1,2	24	12	6	255	12	12	0,6	1 Kaki, 150 g
✓	0	9	0,5	23	7	4	90	28	85	0,3	**Kaktusfeige (Kaktusbirne, Kaktusapfel)**
✓	0	7	0,4	18	6	3	72	22	68	0,2	1 Kaktusfeige, 80 g
✓	0	14	0,1	15	52	3	210	17	11	0,4	**Kirschen (Süßkirschen)**
✓	0	21	0,2	23	78	5	315	26	17	0,6	1 Handvoll (ca. 12 Stück), 150 g
✓	0	8	0,5	71	20	4	295	38	24	0,8	**Kiwi**
✓	0	4	0,3	36	10	2	148	19	12	0,4	1 Kiwi, 50 g
✓	0	35	0,3	38	7	111	198	16	13	0,6	**Kumquat (Zwergorange)**
✓	0	11	0,1	11	2	33	59	5	4	0,2	1 Kumquat, 30 g
1	0	2	0,4	44	8	2	82	13	15	0,2	**Limette (Limone)**
1	0	1	0,2	22	4	1	41	7	8	0,1	1 Limette, 50 g
✓	0	0	0,5	39	25	3	180	9	10	0,3	**Litschi**
✓	0	0	0,1	4	3	✓	18	1	1	✓	1 Litschi, 10 g
✓	0	57	0,3	30	7	1	210	33	11	0,3	**Mandarine**
✓	0	51	0,3	27	6	1	189	30	10	0,3	1 Mandarine, 90 g
✓	0	201	1,0	39	36	5	190	12	18	0,4	**Mango**
✓	0	251	1,3	48	45	6	238	15	23	0,5	½ Mango, 125 g
✓	0	40	0,4	24	20	28	340	17	Ø	1,3	**Maracuja (Passionsfrucht)**
✓	0	16	0,2	10	8	11	136	7	Ø	0,5	1 Frucht, 40 g
✓	0	35	0,5	7	3	✓	230	12	15	0,5	**Mirabellen**
✓	0	53	0,8	11	5	✓	345	18	23	0,8	1 Handvoll (ca. 12 Stück), 150 g
✓	0	73	0,5	8	5	9	212	4	10	0,5	**Nektarine**
✓	0	128	0,9	14	9	16	371	7	18	0,9	1 Nektarine, 175 g
✓	0	161	0,7	82	2	3	211	21	41	0,4	**Papaya (Baummelone)**
✓	0	242	1,1	123	3	5	317	32	62	0,6	½ Papaya, 150 g
✓	0	16	1,0	10	3	1	176	7	9	0,5	**Pfirsich**
✓	0	20	1,3	13	4	1	220	9	11	0,6	1 Pfirsich, 125 g
✓	0	65	0,9	5	2	2	220	14	10	0,4	**Pflaumen (Zwetschgen)**
✓	0	23	0,3	2	1	1	77	5	4	0,1	1 Pflaume, 35 g
✓	0	150	0,5	28	8	5	170	12	8	1,3	**Physalis (Kapstachelbeere)**
✓	0	8	✓	1	0	✓	9	1	✓	0,1	1 Physalis, 5 g
✓	0	6	0,4	13	8	2	200	10	8	0,6	**Quitte**
✓	0	5	0,3	10	6	2	160	8	6	0,5	1 Quitte, 80 g
✓	0	30	0,7	6	3	1	245	13	10	1,1	**Reineclaude**
✓	0	45	1,1	9	5	2	368	20	15	1,7	6 Reineclauden, 150 g
✓	0	50	0,1	12	75	2	115	8	8	0,6	**Sauerkirschen**
✓	0	50	0,1	12	75	2	115	8	8	0,6	1 Portion, 100 g
✓	0	18	0,6	35	19	2	200	30	15	0,6	**Stachelbeeren**
✓	0	23	0,8	44	24	3	250	38	19	0,8	1 Portion, 125 g
✓	0	217	0,5	24	24	2	320	12	21	0,7	**Tamarillo (Baumtomate)**
✓	0	152	0,4	17	17	1	224	8	15	0,5	1 Tamarillo, 70 g
✓	0	87	0,1	6	5	1	158	11	3	0,4	**Wassermelone**
✓	0	131	0,2	9	8	2	237	17	5	0,6	1 Portion, 150 g
✓	0	6	0,7	4	43	2	190	18	9	0,4	**Weintrauben**
✓	0	10	1,2	7	71	3	314	30	15	0,7	1 Handvoll, 165 g

Obst, Obsterzeugnisse und Nüsse

jeweils essb. Anteil | Zeile 1: pro 100 g | Zeile 2: pro Portion

	Energie kcal	kJ	Energiedichte kcal/g	Eiweiß g	Kohlenhydrate g	KH-Port.	Ballaststoffe g	Fett g	gesättigte FS g	einfach unges. FS g
Obst und Tiefkühlobst										
Zitrone	56	235	0,6	1	8	0,5	1	1	✓	✓
1 Zitrone, 80 g	45	188	0,6	1	6	0,5	1	✓	✓	✓
Obstkonserven/-kompott										
Ananas, Konserve, gezuckert	88	367	0,9	✓	21	2,0	1	✓	✓	✓
1 Portion (mit Saft), 150 g	132	550	0,9	1	31	3,0	1	✓	✓	✓
Apfelmus (Apfelkompott), gezuckert	102	428	1,0	1	23	2,0	3	1	✓	✓
1 Portion, 125 g	128	536	1,0	1	29	2,5	4	1	✓	✓
Aprikosen, Konserve, gezuckert	79	329	0,8	1	18	1,5	1	✓	✓	✓
1 Portion (mit Saft), 150 g	118	493	0,8	1	27	2,5	2	✓	✓	✓
Birne, Konserve, gezuckert	67	280	0,7	✓	16	1,5	2	✓	✓	✓
1 Portion (mit Saft), 150 g	101	420	0,7	✓	24	2,0	2	✓	✓	✓
Erdbeeren, Konserve, gezuckert	68	283	0,7	✓	16	1,5	1	✓	✓	✓
1 Portion (mit Saft), 150 g	101	424	0,7	✓	24	2,0	2	✓	✓	✓
Mandarinen, Konserve, gezuckert	83	348	0,8	✓	19	1,5	1	✓	✓	✓
1 Portion (mit Saft), 150 g	125	522	0,8	1	29	2,5	1	✓	✓	✓
Mirabellen, Konserve, gezuckert	91	379	0,9	✓	21	2,0	1	✓	✓	✓
1 Portion (mit Saft), 150 g	136	569	0,9	1	32	3,0	1	✓	✓	✓
Obstkompott i. D., Konserve, gezuckert	81	339	0,8	✓	19	1,5	1	✓	✓	✓
1 Portion (mit Saft), 150 g	122	508	0,8	1	29	2,5	2	✓	✓	✓
Pfirsiche, Konserve, gezuckert	78	325	0,8	✓	19	1,5	1	✓	✓	✓
1 Portion (mit Saft), 150 g	117	488	0,8	1	28	2,5	2	✓	✓	✓
Pflaumen, Konserve, gezuckert	82	341	0,8	✓	19	1,5	1	✓	✓	✓
1 Portion (mit Saft), 150 g	122	511	0,8	1	29	2,5	1	✓	✓	✓
Preiselbeeren (Wildpreiselbeeren)	174	726	1,7	✓	42	4,0	1	✓	✓	✓
1 EL, 40 g	69	290	1,7	✓	17	1,5	1	✓	✓	✓
Schattenmorellen, Konserve, gezuckert	87	364	0,9	1	20	2,0	1	✓	✓	✓
1 Portion (mit Saft), 150 g	131	546	0,9	1	30	2,5	1	✓	✓	✓
Süßkirschen, Konserve, gezuckert	90	377	0,9	1	21	2,0	1	✓	✓	✓
1 Portion (mit Saft), 150 g	135	565	0,9	1	31	3,0	1	✓	✓	✓
Trockenobst										
Apfel, getrocknet (Apfelschnitze)	278	1165	2,8	2	61	5,5	11	2	1	✓
1 Portion, 40 g	111	466	2,8	1	25	2,0	4	1	✓	✓
Aprikosen, getrocknet	250	1044	2,5	5	51	4,5	11	1	✓	✓
1 Portion, 40 g	100	418	2,5	2	20	2,0	4	✓	✓	✓
Banane, getrocknet („Bananenchips")	291	1216	2,9	4	65	6,0	6	1	✓	✓
1 Portion, 40 g	116	486	2,9	1	26	2,5	2	✓	✓	✓
Birne, getrocknet (Birnenschnitze)	252	1056	2,5	2	60	5,5	14	1	✓	1
1 Portion, 40 g	101	422	2,5	1	24	2,0	5	1	✓	✓
Cranberrys (Moosbeeren), getrocknet	308	1289	3,1	✓	82	7,5	6	1	✓	✓
1 Portion, 40 g	123	515	3,1	✓	33	3,0	2	1	✓	✓
Datteln, getrocknet	285	1194	2,9	2	66	6,0	9	1	✓	✓
1 Dattel, 10 g	29	119	2,9	✓	7	0,5	1	✓	✓	✓
Feigen, getrocknet	284	1190	2,8	6	58	5,5	12	2	✓	✓
1 Feige, 20 g	57	238	2,8	1	12	1,0	2	✓	✓	✓
Mischobst, getrocknet (Backobst)	258	1078	2,6	4	56	5,0	12	1	✓	✓
1 Portion, 40 g	103	431	2,6	1	23	2,0	5	✓	✓	✓
Pfirsich, getrocknet (Pfirsichschnitze)	247	1035	2,5	5	54	5,0	14	1	✓	✓
1 Portion, 40 g	99	414	2,5	2	22	2,0	6	✓	✓	✓

Obst, Obsterzeugnisse und Nüsse
jeweils essb. Anteil | Zeile 1: pro 100 g | Zeile 2: pro Portion

(FS) mehrfach unges. FS [g]	Cholesterin [mg]	Vitamine A (RÄ) [µg]	E (TÄ) [mg]	C [mg]	Folsäure [µg]	Mineralstoffe Natrium [mg]	Kalium [mg]	Kalzium [mg]	Magnesium [mg]	Eisen [mg]	
											Obst und Tiefkühlobst
✓	0	3	0,4	53	6	3	149	11	28	0,4	Zitrone
✓	0	2	0,3	42	5	2	119	9	22	0,3	1 Zitrone, 80 g
											Obstkonserven/-kompott
✓	0	6	0,1	6	1	1	79	11	10	0,2	Ananas, Konserve, gezuckert
✓	0	9	0,2	9	2	2	119	17	15	0,3	1 Portion (mit Saft), 150 g
✓	0	6	0,7	4	4	3	114	4	10	0,7	Apfelmus (Apfelkompott), gezuckert
✓	0	8	0,9	5	5	4	143	5	12	0,9	1 Portion, 125 g
✓	0	161	0,3	4	1	10	127	11	10	0,6	Aprikosen, Konserve, gezuckert
✓	0	242	0,5	6	2	15	191	17	15	0,9	1 Portion (mit Saft), 150 g
✓	0	2	0,2	2	6	1	57	7	4	0,2	Birne, Konserve, gezuckert
✓	0	3	0,3	3	9	2	86	11	6	0,3	1 Portion (mit Saft), 150 g
✓	0	3	✓	14	3	2	45	12	6	0,4	Erdbeeren, Konserve, gezuckert
✓	0	5	✓	21	5	3	68	18	9	0,6	1 Portion (mit Saft), 150 g
✓	0	31	0,2	9	2	1	96	21	6	0,2	Mandarinen, Konserve, gezuckert
✓	0	47	0,3	14	3	2	144	32	9	0,3	1 Portion (mit Saft), 150 g
✓	0	19	0,3	2	1	✓	105	8	9	0,3	Mirabellen, Konserve, gezuckert
✓	0	29	0,5	3	2	✓	158	12	14	0,5	1 Portion (mit Saft), 150 g
✓	0	53	0,3	4	2	1	92	11	5	0,3	Obstkompott i. D., Konserve, gezuckert
✓	0	80	0,5	6	3	2	138	16	8	0,5	1 Portion (mit Saft), 150 g
✓	0	29	0,5	4	5	1	80	6	5	0,4	Pfirsiche, Konserve, gezuckert
✓	0	44	0,8	6	8	2	120	9	8	0,6	1 Portion (mit Saft), 150 g
✓	0	33	0,5	2	1	1	101	9	6	0,3	Pflaumen, Konserve, gezuckert
✓	0	50	0,8	2	2	2	152	14	9	0,5	1 Portion (mit Saft), 150 g
✓	0	2	0,4	2	1	1	30	8	3	0,3	Preiselbeeren (Wildpreiselbeeren)
✓	0	1	0,2	1	✓	✓	12	3	1	0,1	1 EL, 40 g
✓	0	27	0,1	4	10	1	52	6	5	0,3	Schattenmorellen, Konserve, gezuckert
✓	0	41	0,2	6	15	2	78	9	8	0,5	1 Portion (mit Saft), 150 g
✓	0	8	0,1	5	11	2	96	11	6	0,2	Süßkirschen, Konserve, gezuckert
✓	0	12	0,2	8	17	3	144	17	9	0,3	1 Portion (mit Saft), 150 g
											Trockenobst
1	0	32	1,8	12	21	16	541	38	32	1,2	Apfel, getrocknet (Apfelschnitze)
✓	0	13	0,7	5	8	6	216	15	13	0,5	1 Portion, 40 g
✓	0	5800	2,7	11	5	12	1654	100	59	4,4	Aprikosen, getrocknet
✓	0	2320	1,1	4	2	5	662	40	24	1,8	1 Portion, 40 g
✓	0	107	0,7	29	49	3	1201	27	110	1,7	Banane, getrocknet („Bananenchips")
✓	0	43	0,3	12	20	1	480	11	44	0,7	1 Portion, 40 g
1	0	10	1,5	15	39	10	424	43	34	1,3	Birne, getrocknet (Birnenschnitze)
✓	0	4	0,6	6	16	4	170	17	14	0,5	1 Portion, 40 g
1	0	Ø	1,1	✓	Ø	3	40	10	5	0,5	Cranberrys (Moosbeeren), getrocknet
✓	0	Ø	0,4	✓	Ø	1	16	4	2	0,2	1 Portion, 40 g
✓	0	25	0,2	3	21	35	659	66	51	1,9	Datteln, getrocknet
✓	0	3	✓	✓	2	4	66	7	5	0,2	1 Dattel, 10 g
1	0	32	2,0	10	27	40	1082	244	90	2,7	Feigen, getrocknet
✓	0	6	0,4	2	5	8	216	49	18	0,5	1 Feige, 20 g
1	0	468	3,1	33	20	11	982	60	47	2,6	Mischobst, getrocknet (Backobst)
✓	0	187	1,2	13	8	4	393	24	19	1,0	1 Portion, 40 g
✓	0	83	5,3	17	12	6	1073	43	55	6,9	Pfirsich, getrocknet (Pfirsichschnitze)
✓	0	33	2,1	7	5	2	429	17	22	2,8	1 Portion, 40 g

Obst, Obsterzeugnisse und Nüsse

jeweils essb. Anteil | Zeile 1: pro 100 g | Zeile 2: pro Portion

	Energie		Energie-dichte	Eiweiß	Kohlen-hydrate	KH-Port.	Ballast-stoffe	Fett	gesättigte FS	einfach unges. FS
	kcal	kJ	kcal/g	g	g		g	g	g	g
Trockenobst										
Pflaumen, getrocknet	261	1092	2,6	3	57	5,0	18	1	✓	✓
1 Frucht, 7 g	18	76	2,6	✓	4	0,5	1	✓	✓	✓
Rosinen, Sultaninen	298	1247	3,0	3	66	6,0	5	1	✓	✓
1 EL, 20 g	60	249	3,0	1	13	1,0	1	✓	✓	✓
Obstsäfte und -konzentrate										
Ananassaft	59	248	0,6	✓	13	1,0	0	✓	✓	✓
1 Glas, 200 ml	119	496	0,6	1	27	2,5	0	✓	✓	✓
Apfelsaft	50	207	0,5	✓	11	1,0	0	✓	✓	✓
1 Glas, 200 ml	99	414	0,5	1	21	2,0	0	1	✓	✓
Aprikosennektar	58	244	0,6	✓	14	1,0	0	✓	✓	✓
1 Glas, 200 ml	117	488	0,6	1	27	2,5	0	✓	✓	✓
Fruchtsirup i. D.	289	1208	2,9	✓	71	6,5	1	✓	✓	✓
1 EL, 20 g	58	242	2,9	✓	14	1,5	✓	✓	✓	✓
Grapefruitsaft	47	197	0,5	1	10	1,0	0	✓	✓	✓
1 Glas, 200 ml	94	393	0,5	1	20	2,0	0	✓	✓	✓
Grapefruitnektar	64	269	0,6	✓	14	1,5	0	✓	✓	✓
1 Glas, 200 ml	129	538	0,6	1	28	2,5	0	✓	✓	✓
Holunderbeersaft (Muttersaft, ungesüßt)	38	159	0,4	2	7	0,5	0	✓	✓	✓
1 Glas (unverdünnt), 100 ml	38	159	0,4	2	7	0,5	0	✓	✓	✓
Johannisbeernektar, rot	67	282	0,7	✓	16	1,5	0	✓	✓	✓
1 Glas, 200 ml	135	564	0,7	✓	31	3,0	0	✓	✓	✓
Johannisbeernektar, schwarz	70	294	0,7	✓	16	1,5	0	✓	✓	✓
1 Glas, 200 ml	141	588	0,7	1	32	3,0	0	✓	✓	✓
Mandarinensaft	47	198	0,5	1	10	1,0	0	✓	✓	✓
1 Glas, 200 ml	95	396	0,5	1	19	1,5	0	✓	✓	✓
Maracujanektar	80	334	0,8	2	14	1,0	0	✓	✓	✓
1 Glas, 200 ml	160	668	0,8	4	27	2,5	0	1	✓	✓
Orangensaft (Apfelsinensaft)	42	176	0,4	1	9	1,0	✓	✓	✓	✓
1 Glas, 200 ml	84	351	0,4	1	17	1,5	1	✓	✓	✓
Orangennektar (Apfelsinennektar)	63	264	0,6	1	14	1,5	✓	✓	✓	✓
1 Glas, 200 ml	126	528	0,6	1	29	2,5	✓	✓	✓	✓
Sauerkirschnektar	61	255	0,6	✓	14	1,5	0	✓	✓	✓
1 Glas, 200 ml	122	510	0,6	✓	28	2,5	0	✓	✓	✓
Sanddornbeerensaft (Muttersaft, ungesüßt)	40	167	0,4	1	1	0	Ø	2	Ø	Ø
1 Glas (verdünnt u. gesüßt), 100 ml	31	131	0,3	1	4	0,5	Ø	1	Ø	Ø
Traubensaft	70	293	0,7	✓	17	1,5	0	✓	✓	✓
1 Glas, 200 ml	140	586	0,7	✓	33	3,0	0	✓	✓	✓
Zitronensaft	26	109	0,3	✓	2	0	✓	✓	✓	✓
1 EL, 15 ml	4	16	0,3	✓	✓	0	✓	✓	✓	✓
Obstsäfte und Fruchtgetränke, Marken-produkte										
A-C-E Saft, beckers bester	20	84	0,2	✓	4	0,5	✓	✓	✓	Ø
1 Glas, 200 ml	40	167	0,2	✓	8	0,5	1	✓	✓	Ø
Chiquita Smoothies i. D.	56	234	0,6	1	13	1,0	Ø	✓	Ø	Ø
1 Flasche, 250 ml	140	586	0,6	2	31	3,0	Ø	✓	Ø	Ø
Fruit2day zum Trinken i. D., Schwartau	56	234	0,6	✓	13	1,0	1	✓	0	Ø
1 Flasche, 200 ml	112	469	0,6	1	27	2,5	2	✓	0	Ø

Obst, Obsterzeugnisse und Nüsse
jeweils essb. Anteil | Zeile 1: pro 100 g | Zeile 2: pro Portion

(FS) mehrfach unges. FS	Cholesterin	Vitamine A (RÄ)	E (TÄ)	C	Folsäure	Mineralstoffe Natrium	Kalium	Kalzium	Magnesium	Eisen	
g	mg	µg	mg	mg	µg	mg	mg	mg	mg	mg	
											Trockenobst
1	0	23	4,3	4	4	11	1218	78	55	2,4	Pflaumen, getrocknet
✓	0	2	0,3	✓	✓	1	85	5	4	0,2	1 Frucht, 7 g
✓	0	5	0,6	1	4	21	782	80	41	2,3	Rosinen, Sultaninen
✓	0	1	0,1	✓	1	4	156	16	8	0,5	1 EL, 20 g
											Obstsäfte und -konzentrate
✓	0	10	0,1	12	2	2	149	16	18	0,3	Ananassaft
✓	0	20	0,2	23	4	4	298	32	36	0,6	1 Glas, 200 ml
✓	0	8	0,5	7	4	3	126	7	6	0,3	Apfelsaft
✓	0	16	1,0	15	8	6	252	14	12	0,6	1 Glas, 200 ml
✓	0	118	0,2	2	1	1	97	10	5	0,3	Aprikosennektar
✓	0	236	0,4	4	2	2	194	20	10	0,6	1 Glas, 200 ml
✓	0	3	0,2	4	2	1	49	3	2	0,4	Fruchtsirup i. D.
✓	0	1	✓	1	✓	✓	10	1	✓	0,1	1 EL, 20 g
✓	0	1	0,3	36	9	1	149	9	8	0,6	Grapefruitsaft
✓	0	2	0,6	72	18	2	298	18	16	1,1	1 Glas, 200 ml
✓	0	2	0,1	12	4	1	77	11	5	0,2	Grapefruitnektar
✓	0	4	0,2	24	8	2	154	22	10	0,4	1 Glas, 200 ml
✓	0	Ø	Ø	26	6	1	288	5	Ø	Ø	Holunderbeersaft (Muttersaft, ungesüßt)
✓	0	Ø	Ø	26	6	1	288	5	Ø	Ø	1 Glas (unverdünnt), 100 ml
✓	0	4	0,2	6	1	1	110	10	4	0,3	Johannisbeernektar, rot
✓	0	8	0,4	12	2	2	220	20	8	0,6	1 Glas, 200 ml
✓	0	4	0,4	30	1	5	98	15	4	0,3	Johannisbeernektar, schwarz
✓	0	8	0,8	60	2	10	196	30	8	0,6	1 Glas, 200 ml
✓	0	21	0,3	32	4	1	183	19	11	0,2	Mandarinensaft
✓	0	42	0,6	64	8	2	366	38	22	0,4	1 Glas, 200 ml
✓	0	40	0,4	15	12	25	295	18	Ø	1,3	Maracujanektar
✓	0	80	0,8	29	24	50	590	36	Ø	2,6	1 Glas, 200 ml
✓	0	1	0,2	43	20	1	142	15	12	0,3	Orangensaft (Apfelsinensaft)
✓	0	2	0,3	86	40	2	284	30	24	0,5	1 Glas, 200 ml
✓	0	8	0,1	14	7	1	78	24	8	0,2	Orangennektar (Apfelsinennektar)
✓	0	16	0,2	28	14	2	156	48	16	0,4	1 Glas, 200 ml
✓	0	17	✓	2	2	1	35	6	3	0,2	Sauerkirschnektar
✓	0	34	✓	5	4	2	70	12	6	0,4	1 Glas, 200 ml
Ø	0	Ø	Ø	266	Ø	6	209	9	Ø	Ø	Sanddornbeerensaft (Muttersaft, ungesüßt)
Ø	0	Ø	Ø	129	Ø	3	102	6,8	Ø	Ø	1 Glas (verdünnt u. gesüßt), 100 ml
✓	0	2	0,7	2	2	2	163	18	9	0,4	Traubensaft
✓	0	4	1,4	4	4	4	326	36	18	0,9	1 Glas, 200 ml
✓	0	2	0,4	53	1	1	138	11	10	0,1	Zitronensaft
✓	0	✓	0,1	8	✓	✓	21	2	2	✓	1 EL, 15 ml
											Obstsäfte und Fruchtgetränke, Marken-produkte
Ø	Ø	240	3,0	18	70	‹10	Ø	Ø	Ø	Ø	A-C-E Saft, beckers bester
Ø	Ø	480	6,0	36	140	‹ 20	Ø	Ø	Ø	Ø	1 Glas, 200 ml
Ø	Ø	Ø	Ø	26	Ø	Ø	Ø	Ø	Ø	Ø	Chiquita Smoothies i. D.
Ø	Ø	Ø	Ø	66	Ø	Ø	Ø	Ø	Ø	Ø	1 Flasche, 250 ml
Ø	Ø	Ø	Ø	Ø	Ø	3	Ø	Ø	Ø	Ø	Fruit2day zum Trinken i. D., Schwartau
Ø	Ø	Ø	Ø	Ø	Ø	6	Ø	Ø	Ø	Ø	1 Flasche, 200 ml

Obst, Obsterzeugnisse und Nüsse
jeweils essb. Anteil | Zeile 1: pro 100 g | Zeile 2: pro Portion

	Energie		Energie-dichte	Eiweiß	Kohlenhydrate	KH-Port.	Ballast-stoffe	Fett	gesättigte FS	einfach unges. FS
	kcal	kJ	kcal/g	g	g	g	g	g	g	g
Obstsäfte und Fruchtgetränke, Marken-produkte										
Multivitamin-Saft, hohes C	46	192	0,5	✓	10	1,0	✓	✓	✓	Ø
1 Glas, 200 ml	92	385	0,5	✓	21	2,0	✓	✓	✓	Ø
true fruits smoothie triple orange	50	209	0,5	1	11	1,0	1	✓	✓	Ø
1 Flasche, 250 ml	125	523	0,5	2	28	2,5	2	✓	✓	Ø
Nüsse, Saaten und Samen										
Cashews, Cashewkerne	553	2314	5,5	18	30	2,5	3	44	8	24
1 Portion, 40 g	221	926	5,5	7	12	1,0	1	18	3	10
Cashews, geröstet u. gesalzen	574	2402	5,7	15	33	3,0	3	46	9	27
1 Portion, 40 g	230	961	5,7	6	13	1,0	1	19	4	11
Chiasamen	486	2033	4,9	17	8	0,5	34	31	3	2
1 EL, 15 g	73	305	4,9	2	1	0	5	5	✓	✓
Erdnüsse	564	2360	5,6	25	8	1,0	11	48	8	22
1 Portion, 40 g	226	944	5,6	10	3	0,5	4	19	3	9
Erdnüsse, dragiert	530	2219	5,3	20	27	2,5	9	39	7	19
1 Portion, 40 g	212	888	5,3	8	11	1,0	3	15	3	8
Erdnüsse, geröstet u. gesalzen	585	2448	5,9	26	9	1,0	11	49	9	23
1 Portion, 40 g	234	979	5,9	10	4	0,5	4	20	4	9
Esskastanien (Maronen), geröstet	173	724	1,7	3	36	3,5	8	2	✓	1
1 Portion, 40 g	69	290	1,7	1	14	1,5	3	1	✓	✓
Haselnusskerne	636	2662	6,4	12	11	1,0	8	62	5	48
1 Portion, 40 g	254	1065	6,4	5	4	0,5	3	25	2	19
Kokosnuss	358	1498	3,6	4	5	0,5	9	37	32	2
1 Stück, 40 g	143	599	3,6	2	2	0	4	15	13	1
Kokosmilch (20 % Fett)	197	824	2,0	2	3	0,5	Ø	21	19	1
1 EL, 15 g	30	124	2,0	✓	✓	0	Ø	3	3	✓
Kokosnuss-Fruchtwasser	10	42	0,1	✓	1	0	✓	✓	✓	✓
1 Glas, 100 ml	10	42	0,1	✓	1	0	✓	✓	✓	✓
Kokosraspeln	611	2555	6,1	6	6	0,5	14	63	55	4
1 EL, 15 g	92	383	6,1	1	1	0	2	9	8	1
Kürbiskerne	560	2344	5,6	24	14	1,5	9	46	9	11
1 EL, 15 g	84	352	5,6	4	2	0	1	7	1	2
Leinsaat (Leinsamen)	372	1558	3,7	24	0	0	39	31	3	6
1 EL, 15 g	56	234	3,7	4	0	0	6	5	✓	1
Macadamianüsse	703	2941	7,0	9	4	0,5	11	73	11	58
1 Portion, 40 g	281	1177	7,0	4	2	0	4	29	4	23
Mandeln	570	2383	5,7	19	4	0,5	15	54	5	37
1 Portion (23–25 Stück), 40 g	228	953	5,7	7	1	0	6	22	2	15
Gebrannte Mandeln	537	2246	5,4	15	23	2,0	12	43	4	29
1 Portion, 40 g	215	898	5,4	6	9	1,0	5	17	1	12
Mohnsamen	472	1976	4,7	20	4	0,5	21	42	5	5
1 EL, 10 g	47	198	4,7	2	✓	0	2	4	✓	✓
Paranüsse	660	2763	6,6	14	4	0,5	8	67	17	22
1 Portion (ca. 10 Stück), 40 g	264	1105	6,6	5	1	0	3	27	7	9
Pekannüsse	703	2941	7,0	11	4	0,5	9	72	6	45
1 Portion, 40 g	281	1177	7,0	4	2	0	4	29	2	18
Pinienkerne	576	2408	5,8	24	7	0,5	7	51	6	20
1 Portion, 40 g	230	963	5,8	10	3	0,5	3	20	2	8

Obst, Obsterzeugnisse und Nüsse

jeweils essb. Anteil | Zeile 1: pro 100 g | Zeile 2: pro Portion

(FS) mehrfach unges. FS g	Cholesterin mg	Vitamine A (RÄ) µg	E (TÄ) mg	C mg	Folsäure µg	Mineralstoffe Natrium mg	Kalium mg	Kalzium mg	Magnesium mg	Eisen mg	
											Obstsäfte und Fruchtgetränke, Marken-produkte
Ø	Ø	300	5,0	35	100	2	Ø	Ø	Ø	Ø	Multivitamin-Saft, hohes C
Ø	Ø	600	10,0	70	200	4	Ø	Ø	Ø	Ø	1 Glas, 200 ml
Ø	Ø	Ø	Ø	264	Ø	4	Ø	Ø	Ø	Ø	true fruits smoothie triple orange
Ø	Ø	Ø	Ø	660	Ø	10	Ø	Ø	Ø	Ø	1 Flasche, 250 ml
											Nüsse, Saaten und Samen
8	0	0	2,0	0	25	12	660	37	292	6,7	Cashews, Cashewkerne
3	0	0	0,8	0	10	5	264	15	117	2,7	1 Portion, 40 g
8	0	0	0,9	0	69	640	565	45	260	6,0	Cashews, geröstet u. gesalzen
3	0	0	0,4	0	28	256	226	18	104	2,4	1 Portion, 40 g
24	0	54	0,5	2	49	16	407	631	335	7,7	Chiasamen
4	0	8	✓	✓	7	2	61	95	50	1,2	1 EL, 15 g
14	0	0	11,0	0	169	11	661	41	160	1,8	Erdnüsse
6	0	0	4,4	0	68	4	264	16	64	0,7	1 Portion, 40 g
11	0	0	8,8	0	20	9	528	32	128	1,5	Erdnüsse, dragiert
4	0	0	3,5	0	8	4	211	13	51	0,6	1 Portion, 40 g
15	0	0	8,6	0	52	400	800	37	180	2,0	Erdnüsse, geröstet u. gesalzen
6	0	0	3,4	0	21	160	320	15	72	0,8	1 Portion, 40 g
1	0	4	1,2	27	62	2	707	35	45	1,3	Esskastanien (Maronen), geröstet
✓	0	2	0,5	11	25	1	283	14	18	0,5	1 Portion, 40 g
7	0	5	26,3	3	71	2	635	225	155	3,8	Haselnusskerne
3	0	2	10,5	1	28	1	254	90	62	1,5	1 Portion, 40 g
1	0	0	0,7	2	30	35	380	20	39	2,3	Kokosnuss
✓	0	0	0,3	1	12	14	152	8	16	0,9	1 Stück, 40 g
✓	0	0	Ø	1	14	13	220	18	46	3,3	Kokosmilch (20 % Fett)
✓	0	0	Ø	✓	2	2	33	3	7	0,5	1 EL, 15 g
✓	0	0	0	2	10	47	282	27	30	0,1	Kokosnuss-Fruchtwasser
✓	0	0	0	2	10	47	282	27	30	0,1	1 Glas, 100 ml
1	0	0	1,3	1	50	33	600	25	90	3,5	Kokosraspeln
✓	0	0	0,2	✓	8	5	90	4	14	0,5	1 EL, 15 g
24	0	38	4,0	✓	50	18	814	41	402	12,5	Kürbiskerne
4	0	6	0,6	✓	8	3	122	6	60	1,9	1 EL, 15 g
21	0	80	3,0	0	20	60	725	198	350	8,2	Leinsaat (Leinsamen)
3	0	12	0,5	0	3	9	109	30	53	1,2	1 EL, 15 g
2	0	0	1,5	0	11	5	265	51	108	0,2	Macadamianüsse
1	0	0	0,6	0	4	2	106	20	43	0,1	1 Portion, 40 g
10	0	20	26,1	1	45	5	835	250	170	4,1	Mandeln
4	0	8	10,4	✓	18	2	334	100	68	1,6	1 Portion (23–25 Stück), 40 g
8	0	16	20,9	1	77	4	668	200	176	3,4	Gebrannte Mandeln
3	0	6	8,4	✓	31	2	267	80	70	1,4	1 Portion, 40 g
31	0	5	4,0	0	100	21	705	1460	333	9,5	Mohnsamen
3	0	1	0,4	0	10	2	71	146	33	1,0	1 EL, 10 g
25	0	0	7,6	1	40	2	645	132	160	3,4	Paranüsse
10	0	0	3,0	✓	16	1	258	53	64	1,4	1 Portion (ca. 10 Stück), 40 g
17	0	13	3,1	2	39	3	604	73	142	2,4	Pekannüsse
7	0	5	1,2	1	16	1	242	29	57	1,0	1 Portion, 40 g
23	0	3	13,6	2	57	4	600	26	235	9,2	Pinienkerne
9	0	1	5,4	1	23	2	240	10	94	3,7	1 Portion, 40 g

Obst, Nüsse

Obst, Obsterzeugnisse und Nüsse jeweils essb. Anteil | Zeile 1: pro 100 g | Zeile 2: pro Portion	Energie		Eiweiß	Kohlenhydrate			Fett/Fettsäuren		
	Energie	Energie-dichte	Eiweiß	Kohlen-hydrate	KH-Port.	Ballast-stoffe	Fett	gesättigte FS	einfach unges. FS
	kcal	kJ	kcal/g	g	g		g	g	g	g
Nüsse, Saaten und Samen									
Pistazien, geröstet u. gesalzen	615	2573	6,2	18	16	1,5	6	54	7	37
1 Portion, 25 g	154	643	6,2	4	4	0,5	2	14	2	9
Sesamsaat	565	2364	5,7	21	10	1,0	10	50	8	20
1 EL, 15 g	85	355	5,7	3	2	0	2	8	1	3
Sonnenblumenkerne	575	2405	5,7	23	12	1,0	6	49	6	11
1 EL, 15 g	86	361	5,7	3	2	0	1	7	1	2
Studentenfutter mit Rosinen	484	2023	4,8	10	35	3,0	7	33	4	18
1 Portion, 40 g	193	809	4,8	4	14	1,5	3	13	2	7
Walnüsse	654	2738	6,5	14	11	1,0	6	63	7	10
1 Portion (ca. 20 Hälften), 40 g	262	1095	6,5	6	4	0,5	2	25	3	4

Obst, Obsterzeugnisse und Nüsse

jeweils essb. Anteil | Zeile 1: pro 100 g | Zeile 2: pro Portion

mehrfach unges. FS (g)	Cholesterin (mg)	A (RÄ) (µg)	E (TÄ) (mg)	C (mg)	Folsäure (µg)	Natrium (mg)	Kalium (mg)	Kalzium (mg)	Magnesium (mg)	Eisen (mg)	Obst, Obsterzeugnisse und Nüsse
											Nüsse, Saaten und Samen
8	0	23	4,1	7	58	768	985	93	130	3,0	**Pistazien, geröstet u. gesalzen**
2	0	6	1,0	2	15	192	246	23	33	0,8	1 Portion, 25 g
19	0	7	2,5	0	97	45	458	783	347	10,0	**Sesamsaat**
3	0	1	0,4	0	15	7	69	117	52	1,5	1 EL, 15 g
30	0	3	33,0	0	100	2	725	100	395	6,3	**Sonnenblumenkerne**
5	0	⁄	5,0	0	15	⁄	109	15	59	0,9	1 EL, 15 g
10	0	8	9,1	1	48	12	698	101	122	2,1	**Studentenfutter mit Rosinen**
4	0	3	3,6	1	19	5	279	41	49	0,8	1 Portion, 40 g
43	0	8	6,0	3	77	2	544	87	130	2,5	**Walnüsse**
17	0	3	2,4	1	31	1	218	35	52	1,0	1 Portion (ca. 20 Hälften), 40 g

Vitamine · **Mineralstoffe**

Süße und herzhafte Produkte

jeweils essb. Anteil | Zeile 1: pro 100 g | Zeile 2: pro Portion

	Energie		Energiedichte	Eiweiß	Kohlenhydrate	KH-Port.	Ballaststoffe	Fett	gesättigte FS	einfach unges. FS
	kcal	kJ	kcal/g	g	g	g	g	g	g	g
Zucker und Sirup										
Ahornsirup	261	1092	2,6	0	67	6,0	0	✓	✓	✓
1 TL, 10 g	26	109	2,6	0	7	0,5	0	✓	✓	✓
Fruchtzucker	406	1697	4,1	0	100	9,0	0	0	0	0
1 TL, 5 g	20	85	4,1	0	5	0,5	0	0	0	0
Milchzucker	406	1697	4,1	0	100	9,0	0	0	0	0
1 TL, 5 g	20	85	4,1	0	5	0,5	0	0	0	0
Traubenzucker	406	1697	4,1	0	100	9,0	0	0	0	0
1 TL, 5 g	20	85	4,1	0	5	0,5	0	0	0	0
Zucker (Haushaltszucker, Zuckerraffinade)	406	1697	4,1	0	100	9,0	0	0	0	0
1 TL, 5 g	20	85	4,1	0	5	0,5	0	0	0	0
Kakaopulver										
Kakaopulver, schwach entölt	343	1433	3,4	20	11	1,0	33	25	14	8
1 TL, 5 g	17	72	3,4	1	1	0	2	1	1	✓
Kakaopulver, stark entölt	253	1058	2,5	23	13	1,0	38	12	7	4
1 TL, 5 g	13	53	2,5	1	1	0	2	1	✓	✓
Kakaogetränkepulver, löslich	392	1638	3,9	6	77	7,0	6	6	4	2
1 TL, 5 g	20	82	3,9	✓	4	0,5	✓	✓	✓	✓
Schokoladenpulver	385	1612	3,9	6	71	6,5	11	8	5	3
1 TL, 5 g	19	81	3,9	✓	4	0,5	1	✓	✓	✓
Süße Brotaufstriche										
Apfelgelee	259	1084	2,6	✓	64	6,0	1	0	0	0
1 TL, 10 g	26	108	2,6	✓	6	0,5	✓	0	0	0
Apfelsinenkonfitüre (Orangenkonfitüre)	259	1084	2,6	✓	64	6,0	1	0	0	0
1 TL, 10 g	26	108	2,6	✓	6	0,5	✓	0	0	0
Aprikosenkonfitüre	248	1038	2,5	✓	61	5,5	1	0	0	0
1 TL, 10 g	25	104	2,5	✓	6	0,5	✓	0	0	0
Erdbeerkonfitüre	256	1071	2,6	✓	63	5,5	1	0	0	0
1 TL, 10 g	26	107	2,6	✓	6	0,5	✓	0	0	0
Erdnussbutter	589	2464	5,9	22	9	1,0	10	52	10	25
1 TL, 10 g	59	246	5,9	2	1	0	1	5	1	3
Erdnussmus	588	2460	5,9	25	20	2,0	6	50	10	24
1 TL, 10 g	59	246	5,9	3	2	0	1	5	1	2
Gelee i. D.	280	1172	2,8	✓	69	6,0	✓	0	0	0
1 TL, 10 g	28	117	2,8	✓	7	0,5	✓	0	0	0
Heidelbeerkonfitüre	257	1075	2,6	✓	64	6,0	2	0	0	0
1 TL, 10 g	26	108	2,6	✓	6	0,5	✓	0	0	0
Himbeerkonfitüre	251	1050	2,5	1	61	5,5	1	0	0	0
1 TL, 10 g	25	105	2,5	✓	6	0,5	✓	0	0	0
Honig	307	1283	3,1	✓	75	7,0	0	0	0	0
1 TL, 10 g	31	128	3,1	✓	8	0,5	0	0	0	0
Johannisbeergelee	247	1033	2,5	✓	61	5,5	✓	0	0	0
1 TL, 10 g	25	103	2,5	✓	6	0,5	✓	0	0	0
Konfitüre i. D.	274	1146	2,7	✓	67	6,0	1	0	0	0
1 TL, 10 g	27	115	2,7	✓	7	0,5	✓	0	0	0
Mandelmus	579	2421	5,8	18	4	0,5	15	55	5	38
1 TL, 10 g	58	242	5,8	2	✓	0	1	6	✓	4
Marmelade i. D.	280	1170	2,8	✓	68	6,0	1	0	0	0
1 TL, 10 g	28	117	2,8	✓	7	0,5	✓	0	0	0

Süße und herzhafte Produkte
jeweils essb. Anteil | Zeile 1: pro 100 g | Zeile 2: pro Portion

(FS) mehrfach unges. FS (g)	Cholesterin (mg)	Vitamine A (RÄ) µg	E (TÄ) mg	C (mg)	Folsäure (µg)	Mineralstoffe Natrium (mg)	Kalium (mg)	Kalzium (mg)	Magnesium (mg)	Eisen (mg)	
											Zucker und Sirup
✓	0	0	0	0	0	9	204	67	14	1,2	Ahornsirup
✓	0	0	0	0	0	1	20	7	1	0,1	1 TL, 10 g
0	0	0	0	0	0	0	2	1	0	0,3	Fruchtzucker
0	0	0	0	0	0	0	✓	✓	0	✓	1 TL, 5 g
0	0	0	0	0	0	0	2	1	0	0,3	Milchzucker
0	0	0	0	0	0	0	✓	✓	0	✓	1 TL, 5 g
0	0	0	0	0	0	0	2	1	0	0,3	Traubenzucker
0	0	0	0	0	0	0	✓	✓	0	✓	1 TL, 5 g
0	0	0	0	0	0	0	2	1	0	0,3	Zucker (Haushaltszucker, Zuckerraffinade)
0	0	0	0	0	0	0	✓	✓	0	✓	1 TL, 5 g
											Kakaopulver
1	0	7	0,7	0	38	17	1920	114	414	12,5	Kakaopulver, schwach entölt
✓	0	✓	✓	0	2	1	96	6	21	0,6	1 TL, 5 g
✓	0	2	0,4	0	44	19	2238	133	483	14,6	Kakaopulver, stark entölt
✓	0	✓	✓	0	2	1	112	7	24	0,7	1 TL, 5 g
✓	0	0	0,2	0	10	250	410	33	150	2,4	Kakaogetränkepulver, löslich
✓	0	0	✓	0	1	13	21	2	8	0,1	1 TL, 5 g
✓	0	2	0,2	0	12	5	616	37	132	4,2	Schokoladenpulver
✓	0	✓	✓	0	1	✓	31	2	7	0,2	1 TL, 5 g
											Süße Brotaufstriche
0	0	3	0	Ø	1	15	49	10	Ø	Ø	Apfelgelee
0	0	✓	0	Ø	✓	2	5	1	Ø	Ø	1 TL, 10 g
0	0	3	✓	4	1	11	53	32	5	0,3	Apfelsinenkonfitüre (Orangenkonfitüre)
0	0	✓	✓	✓	✓	1	5	3	1	✓	1 TL, 10 g
0	0	55	0,1	1	0	5	75	8	4	0,4	Aprikosenkonfitüre
0	0	6	✓	✓	0	1	8	1	✓	✓	1 TL, 10 g
0	0	2	✓	6	1	5	59	10	6	0,5	Erdbeerkonfitüre
0	0	✓	✓	1	✓	1	6	1	1	0,1	1 TL, 10 g
15	0	0	10,6	0	148	126	579	36	141	1,6	Erdnussbutter
1	0	0	1,1	0	15	13	58	4	14	0,2	1 TL, 10 g
14	0	0	11,0	0	74	17	649	43	154	1,9	Erdnussmus
1	0	0	1,1	0	7	2	65	4	15	0,2	1 TL, 10 g
0	0	3	0,2	3	✓	1	48	3	2	0,4	Gelee i. D.
0	0	✓	✓	✓	✓	✓	5	✓	✓	✓	1 TL, 10 g
0	0	1	0,4	1	0	✓	28	5	1	0,5	Heidelbeerkonfitüre
0	0	✓	✓	✓	0	✓	3	1	✓	0,1	1 TL, 10 g
0	0	1	0,2	3	1	7	56	15	11	0,6	Himbeerkonfitüre
0	0	✓	✓	✓	✓	1	6	2	1	0,1	1 TL, 10 g
0	0	0	0	2	0	7	47	5	6	1,3	Honig
0	0	0	0	✓	0	1	5	1	1	0,1	1 TL, 10 g
0	0	Ø	Ø	Ø	Ø	4	80	6	Ø	Ø	Johannisbeergelee
0	0	Ø	Ø	Ø	Ø	✓	8	1	Ø	Ø	1 TL, 10 g
0	0	40	0,1	✓	✓	1	97	7	4	0,4	Konfitüre i. D.
0	0	4	✓	✓	✓	✓	10	1	✓	✓	1 TL, 10 g
11	0	19	26,5	1	93	5	811	243	214	4,0	Mandelmus
1	0	2	2,7	✓	9	1	81	24	21	0,4	1 TL, 10 g
0	0	3	0,2	4	1	1	55	3	2	0,4	Marmelade i. D.
0	0	✓	✓	✓	✓	✓	6	✓	✓	✓	1 TL, 10 g

Süße und herzhafte Produkte	Energie		Energiedichte	Eiweiß	Kohlenhydrate	KH-Port.	Ballaststoffe	Fett	gesättigte FS	einfach unges. FS
jeweils essb. Anteil | Zeile 1: pro 100 g | Zeile 2: pro Portion	kcal	kJ	kcal/g	g	g		g	g	g	g
Süße Brotaufstriche										
Nuss-Nougat-Creme	522	2183	5,2	4	60	5,5	4	30	18	9
1 TL, 10 g	52	218	5,2	✓	6	0,5	✓	3	2	1
Pflaumenmus	202	845	2,0	1	48	4,5	3	0	0	0
1 TL, 10 g	20	85	2,0	✓	5	0,5	✓	0	0	0
Rübensirup (Rübenkraut)	273	1142	2,7	1	67	6,0	3	0	0	0
1 TL, 10 g	27	114	2,7	✓	7	0,5	✓	0	0	0
Sauerkirschkonfitüre	250	1046	2,5	✓	61	5,5	1	0	0	0
1 TL, 10 g	25	105	2,5	✓	6	0,5	✓	0	0	0
Süßigkeiten										
Bitterschokolade i. D.	497	2078	5,0	7	44	4,0	12	33	19	11
1 Riegel, 20 g	99	416	5,0	1	9	1,0	2	7	4	2
Bonbons i. D.	391	1635	3,9	1	95	8,5	0	✓	✓	✓
1 Stück, 5 g	20	82	3,9	✓	5	0,5	0	✓	✓	✓
Fruchtgummi, Weingummi	348	1456	3,5	6	78	7,0	✓	0	0	0
1 Portion, 50 g	174	728	3,5	3	39	3,5	✓	0	0	0
gefüllte Schokolade i. D.	514	2150	5,1	8	50	4,5	7	32	14	14
1 Riegel, 20 g	103	430	5,1	2	10	1,0	1	6	3	3
Geleefrüchte	329	1378	3,3	2	79	7,0	Ø	✓	✓	✓
1 Stück, 5 g	16	69	3,3	✓	4	0,5	Ø	✓	✓	✓
kandierte Früchte	263	1102	2,6	✓	64	6,0	✓	✓	✓	✓
1 Stück, 5 g	13	55	2,6	✓	3	0,5	✓	✓	✓	✓
Lakritze i. D.	376	1571	3,8	4	86	8,0	2	1	✓	✓
1 Portion, 50 g	188	786	3,8	2	43	4,0	1	✓	✓	✓
Marshmallows („Mäusespeck")	318	1331	3,2	2	81	7,5	0	✓	✓	✓
1 Portion (7–8 Stück), 50 g	159	665	3,2	1	41	3,5	0	✓	✓	✓
Marzipan	459	1920	4,6	6	69	6,0	5	18	2	12
1 Stück, 10 g	46	192	4,6	1	7	0,5	✓	2	✓	1
Nougat	474	1985	4,7	5	65	6,0	5	21	3	16
1 Stück, 10 g	47	198	4,7	1	7	0,5	1	2	✓	2
Nuss-Schokolade i. D.	520	2177	5,2	9	49	4,5	6	32	18	11
1 Riegel, 20 g	104	435	5,2	2	10	1,0	1	6	4	2
Pralinen i. D.	502	2102	5,0	11	43	4,0	2	33	6	20
1 Praline, 12 g	60	252	5,0	1	5	0,5	✓	4	1	2
Pralinen mit Alkohol	387	1620	3,9	1	69	6,0	2	6	4	2
1 Praline, 12 g	46	194	3,9	✓	8	0,5	✓	1	✓	✓
Schokoladenstreusel	442	1851	4,4	6	59	5,5	11	20	12	7
1 EL, 20 g	88	370	4,4	1	12	1,0	2	4	2	1
Toffeebonbons	355	1487	3,6	✓	79	7,0	0	4	2	1
1 Stück, 5 g	18	74	3,6	✓	4	0,5	0	✓	✓	✓
Trüffel (Schokotrüffel)	520	2175	5,2	4	54	5,0	2	32	19	11
1 Stück, 12 g	62	261	5,2	1	6	0,5	✓	4	2	1
Vollmilch-Schokolade	537	2245	5,4	9	54	5,0	3	32	19	10
1 Riegel, 20 g	107	449	5,4	2	11	1,0	1	6	4	2
Weiße Schokolade	542	2268	5,4	5	63	5,5	0	30	18	10
1 Riegel, 20 g	108	454	5,4	1	13	1,0	0	6	4	2
Süßigkeiten, Markenprodukte										
After Eight	428	1803	4,3	3	74	6,5	3	13	7	Ø
1 Stück, 8 g	34	144	4,3	✓	6	0,5	✓	1	1	Ø

mehrfach unges. FS g	Cholesterin mg	A (RÄ) µg	E (TÄ) mg	C mg	Folsäure µg	Natrium mg	Kalium mg	Kalzium mg	Magnesium mg	Eisen mg	
		Vitamine				**Mineralstoffe**					**Süße und herzhafte Produkte** jeweils essb. Anteil | Zeile 1: pro 100 g | Zeile 2: pro Portion
											Süße Brotaufstriche
1	0	31	4,5	1	15	13	288	71	60	3,5	**Nuss-Nougat-Creme**
✓	0	3	0,5	✓	2	1	29	7	6	0,4	1 TL, 10 g
0	0	7	0,2	1	1	13	137	30	3	0,2	**Pflaumenmus**
0	0	1	✓	✓	✓	1	14	3	✓	✓	1 TL, 10 g
0	0	0	✓	0	✓	90	1450	500	140	9,0	**Rübensirup (Rübenkraut)**
0	0	0	✓	0	✓	9	145	50	14	0,9	1 TL, 10 g
0	0	10	✓	1	0	11	90	9	3	0,4	**Sauerkirschkonfitüre**
0	0	1	✓	✓	0	1	9	1	✓	✓	1 TL, 10 g
											Süßigkeiten
1	0	0	0,5	0	14	6	692	41	149	4,6	**Bitterschokolade i. D.**
✓	0	0	0,1	0	3	1	138	8	30	0,9	1 Riegel, 20 g
✓	0	0	0	0	0	25	9	4	3	0,1	**Bonbons i. D.**
✓	0	0	0	0	0	1	✓	✓	✓	✓	1 Stück, 5 g
0	0	0	0	0	0	60	10	10	2	0,1	**Fruchtgummi, Weingummi**
0	0	0	0	0	0	30	5	5	1	0,1	1 Portion, 50 g
2	5	16	4,7	1	23	40	508	146	99	2,6	**gefüllte Schokolade i. D.**
✓	1	3	0,9	✓	5	8	102	29	20	0,5	1 Riegel, 20 g
✓	0	0	0	0	0	85	123	99	12	0,7	**Geleefrüchte**
✓	0	0	0	0	0	4	6	5	1	✓	1 Stück, 5 g
✓	0	4	0	7	1	68	121	13	8	0,6	**kandierte Früchte**
✓	0	✓	0	✓	✓	3	6	1	✓	✓	1 Stück, 5 g
✓	0	0	0,1	1	4	3	171	16	18	2,0	**Lakritze i. D.**
✓	0	0	0,1	1	2	2	86	8	9	1,0	1 Portion, 50 g
✓	0	0	0	0	0	80	5	3	2	0,2	**Marshmallows („Mäusespeck")**
✓	0	0	0	0	0	40	3	2	1	0,1	1 Portion (7–8 Stück), 50 g
3	0	✓	8,5	✓	31	2	273	82	72	1,5	**Marzipan**
✓	0	✓	0,9	✓	3	✓	27	8	7	0,2	1 Stück, 10 g
2	0	2	8,4	✓	25	2	341	80	79	2,3	**Nougat**
✓	0	✓	0,8	✓	3	✓	34	8	8	0,2	1 Stück, 10 g
1	9	27	1,3	2	17	75	560	202	93	2,4	**Nuss-Schokolade i. D.**
✓	2	5	0,3	✓	3	15	112	40	19	0,5	1 Riegel, 20 g
5	0	✓	12,8	✓	49	4	538	130	135	3,0	**Pralinen i. D.**
1	0	✓	1,5	✓	6	✓	65	16	16	0,4	1 Praline, 12 g
✓	0	✓	0,1	0	3	2	132	8	28	1,0	**Pralinen mit Alkohol**
✓	0	✓	✓	0	✓	✓	16	1	3	0,1	1 Praline, 12 g
1	0	2	0,3	0	12	5	616	37	132	4,2	**Schokoladenstreusel**
✓	0	✓	0,1	0	2	1	123	7	26	0,8	1 EL, 20 g
✓	11	43	0,1	0	✓	121	117	21	5	0,8	**Toffeebonbons**
✓	1	2	✓	0	✓	6	6	1	✓	✓	1 Stück, 5 g
1	Ø	2	0,4	0	8	4	420	25	90	2,9	**Trüffel (Schokotrüffel)**
✓	Ø	✓	✓	0	1	✓	50	3	11	0,3	1 Stück, 12 g
1	9	59	0,3	0	10	58	471	214	86	2,3	**Vollmilch-Schokolade**
✓	2	12	0,1	0	2	12	94	43	17	0,5	1 Riegel, 20 g
1	20	63	0,4	2	8	74	241	185	20	0,3	**Weiße Schokolade**
✓	4	13	0,1	✓	2	15	48	37	4	0,1	1 Riegel, 20 g
											Süßigkeiten, Markenprodukte
Ø	Ø	Ø	Ø	Ø	Ø	Ø	Ø	Ø	Ø	Ø	**After Eight**
Ø	Ø	Ø	Ø	Ø	Ø	Ø	Ø	Ø	Ø	Ø	1 Stück, 8 g

Süße und herzhafte Produkte

jeweils essb. Anteil | Zeile 1: pro 100 g | Zeile 2: pro Portion

	Energie		Energiedichte	Eiweiß	Kohlenhydrate	KH-Port.	Ballaststoffe	Fett	gesättigte FS	einfach unges. FS
	kcal	kJ	kcal/g	g	g		g	g	g	g
Süßigkeiten, Markenprodukte										
Amicelli	513	2155	5,1	6	62	5,5	2	27	17	Ø
2 Röllchen, 25 g	128	539	5,1	2	15	1,5	1	7	4	Ø
Balisto Korn-Mix	500	2093	5,0	7	62	5,5	4	24	11	Ø
1 Doppelriegel, 37 g	185	774	5,0	2	23	2,5	1	9	4	Ø
Bounty	488	2040	4,9	4	58	5,5	2	26	21	Ø
1 Doppelriegel, 57 g	278	1163	4,9	2	33	3,0	1	15	12	Ø
Caramac	571	2380	5,7	6	56	5,0	0	36	30	Ø
1 Riegel, 30 g	171	714	5,7	2	17	1,5	0	11	9	Ø
Choclait Chips, Nestlé	506	2119	5,1	6	61	5,5	3	26	14	Ø
8 Stück, 20 g	101	424	5,1	1	12	1,0	1	5	3	Ø
Choco Crossies	514	2151	5,1	7	60	5,5	3	27	14	Ø
1 Portion, 20 g	103	430	5,1	1	12	1,0	1	5	3	Ø
duplo	552	2305	5,5	6	56	5,0	3	33	19	Ø
1 Riegel, 18 g	100	420	5,5	1	10	1,0	✓	6	3	Ø
Ferrero Küsschen	630	2614	6,3	8	40	3,5	Ø	47	20	Ø
1 Stück, 9 g	56	233	6,3	1	4	0,5	Ø	4	2	Ø
Ferrero Giotto	632	2525	6,3	10	38	3,5	Ø	48	14	Ø
3 Stück, 13 g	82	326	6,3	1	5	1,0	Ø	6	2	Ø
hanuta	542	2260	5,4	8	54	5,0	Ø	32	19	Ø
1 Stück, 22 g	119	497	5,4	2	12	1,0	Ø	7	4	Ø
Haribo Color-Rado	358	1518	3,6	4	79	7,0	1	2	1	Ø
1 Portion, 50 g	179	759	3,6	2	40	3,5	✓	1	1	Ø
Haribo Goldbären	343	1459	3,4	7	77	7,0	✓	✓	✓	Ø
1 Portion (ca. 25 Stück), 50 g	172	730	3,4	3	39	3,5	✓	✓	✓	Ø
Haribo Lakritz Schnecken	317	1343	3,2	3	74	6,5	2	1	✓	Ø
1 Portion, 50 g	159	672	3,2	2	37	3,5	1	✓	✓	Ø
Karamell Riesen, Storck	406	1710	4,1	2	78	7,0	✓	10	6	Ø
1 Stange (= 6 Bonbons), 30 g	122	513	4,1	1	23	2,0	✓	3	2	Ø
Katjes Katzen Pfötchen	342	1452	3,4	1	84	7,5	Ø	✓	Ø	Ø
1 Portion, 50 g	171	726	3,4	1	42	4,0	Ø	✓	Ø	Ø
Katjes Salzige Heringe	345	1465	3,5	5	81	7,5	Ø	✓	✓	Ø
1 Portion, 50 g	173	733	3,5	3	41	4,0	Ø	✓	✓	Ø
Katjes Tropen-Früchte	326	1365	3,3	4	76	7,0	Ø	✓	✓	Ø
1 Portion, 50 g	163	683	3,3	2	38	3,5	Ø	✓	✓	Ø
Kinder country	358	2329	3,6	9	55	5,0	1	34	22	Ø
1 Riegel, 24 g	84	547	3,6	2	13	1,0	✓	8	5	Ø
Kinder pingui	452	1883	4,5	7	39	3,5	2	30	19	Ø
1 Stück, 30 g	136	565	4,5	2	12	1,0	✓	9	6	Ø
Kinder Riegel	564	2352	5,6	9	54	4,5	1	35	23	Ø
1 Riegel, 21 g	118	494	5,6	2	11	1,0	✓	7	5	Ø
Kinder Schoko Bons	576	2401	5,8	8	53	4,5	Ø	37	21	Ø
1 Stück, 6 g	33	139	5,8	✓	3	0,5	Ø	2	1	Ø
Kinder Schokolade	566	2360	5,7	9	54	4,5	Ø	35	23	Ø
1 Riegel, 13 g	71	295	5,7	1	7	0,5	Ø	4	3	Ø
KitKat Riegel	521	2179	5,2	7	60	5,5	2	28	16	Ø
4-Finger Riegel, 45 g	234	981	5,2	3	27	2,5	1	12	7	Ø
Knoppers	548	2286	5,5	10	50	4,5	3	33	19	Ø
1 Knoppers, 25 g	137	572	5,5	2	13	1,0	1	8	5	Ø
Lindt Excellence, 70 % Kakao	566	2350	5,7	10	34	3,0	Ø	41	24	Ø
1 Riegel, 20 g	113	470	5,7	2	7	0,5	Ø	8	5	Ø

mehrfach unges. FS	Cholesterin	A (RÄ)	E (TÄ)	C	Folsäure	Natrium	Kalium	Kalzium	Mag- nesium	Eisen	
g	mg	µg	mg	mg	µg	mg	mg	mg	mg	mg	**Süße und herzhafte Produkte** jeweils essb. Anteil | Zeile 1: pro 100 g | Zeile 2: pro Portion
											Süßigkeiten, Markenprodukte
Ø	Ø	Ø	Ø	Ø	Ø	100	Ø	Ø	Ø	Ø	**Amicelli**
Ø	Ø	Ø	Ø	Ø	Ø	25	Ø	Ø	Ø	Ø	2 Röllchen, 25 g
Ø	Ø	Ø	Ø	Ø	Ø	290	Ø	Ø	Ø	Ø	**Balisto Korn-Mix**
Ø	Ø	Ø	Ø	Ø	Ø	107	Ø	Ø	Ø	Ø	1 Doppelriegel, 37 g
Ø	Ø	Ø	Ø	Ø	Ø	100	Ø	Ø	Ø	Ø	**Bounty**
Ø	Ø	Ø	Ø	Ø	Ø	57	Ø	Ø	Ø	Ø	1 Doppelriegel, 57 g
Ø	Ø	Ø	Ø	Ø	Ø	100	Ø	Ø	Ø	Ø	**Caramac**
Ø	Ø	Ø	Ø	Ø	Ø	30	Ø	Ø	Ø	Ø	1 Riegel, 30 g
Ø	Ø	Ø	Ø	Ø	Ø	Ø	Ø	Ø	Ø	Ø	**Choclait Chips, Nestlé**
Ø	Ø	Ø	Ø	Ø	Ø	Ø	Ø	Ø	Ø	Ø	8 Stück, 20 g
Ø	Ø	Ø	Ø	Ø	Ø	300	Ø	Ø	Ø	Ø	**Choco Crossies**
Ø	Ø	Ø	Ø	Ø	Ø	60	Ø	Ø	Ø	Ø	1 Portion, 20 g
Ø	Ø	Ø	3	Ø	Ø	69	Ø	122	61	Ø	**duplo**
Ø	Ø	Ø	✓	Ø	Ø	13	Ø	22	11	Ø	1 Riegel, 18 g
Ø	Ø	Ø	5,0	Ø	Ø	60	Ø	Ø	97	Ø	**Ferrero Küsschen**
Ø	Ø	Ø	0,4	Ø	Ø	5	Ø	Ø	9	Ø	1 Stück, 9 g
Ø	Ø	Ø	Ø	Ø	Ø	122	Ø	Ø	Ø	Ø	**Ferrero Giotto**
Ø	Ø	Ø	Ø	Ø	Ø	16	Ø	Ø	Ø	Ø	3 Stück, 13 g
Ø	Ø	Ø	3,9	Ø	Ø	173	Ø	Ø	100	Ø	**hanuta**
Ø	Ø	Ø	0,9	Ø	Ø	38,1	Ø	Ø	22	Ø	1 Stück, 22 g
Ø	Ø	Ø	Ø	Ø	Ø	110	Ø	Ø	Ø	Ø	**Haribo Color-Rado**
Ø	Ø	Ø	Ø	Ø	Ø	55	Ø	Ø	Ø	Ø	1 Portion, 50 g
Ø	Ø	Ø	Ø	Ø	Ø	30	Ø	Ø	Ø	Ø	**Haribo Goldbären**
Ø	Ø	Ø	Ø	Ø	Ø	15	Ø	Ø	Ø	Ø	1 Portion (ca. 25 Stück), 50 g
Ø	Ø	Ø	Ø	Ø	Ø	470	Ø	Ø	Ø	Ø	**Haribo Lakritz Schnecken**
Ø	Ø	Ø	Ø	Ø	Ø	235	Ø	Ø	Ø	Ø	1 Portion, 50 g
Ø	Ø	Ø	Ø	Ø	Ø	120	Ø	Ø	Ø	Ø	**Karamell Riesen, Storck**
Ø	Ø	Ø	Ø	Ø	Ø	36	Ø	Ø	Ø	Ø	1 Stange (= 6 Bonbons), 30 g
Ø	Ø	Ø	Ø	Ø	Ø	Ø	Ø	Ø	Ø	Ø	**Katjes Katzen Pfötchen**
Ø	Ø	Ø	Ø	Ø	Ø	Ø	Ø	Ø	Ø	Ø	1 Portion, 50 g
Ø	Ø	Ø	Ø	Ø	Ø	76	Ø	Ø	Ø	Ø	**Katjes Salzige Heringe**
Ø	Ø	Ø	Ø	Ø	Ø	38	Ø	Ø	Ø	Ø	1 Portion, 50 g
Ø	Ø	Ø	Ø	Ø	Ø	24	Ø	Ø	Ø	Ø	**Katjes Tropen-Früchte**
Ø	Ø	Ø	Ø	Ø	Ø	12	Ø	Ø	Ø	Ø	1 Portion, 50 g
Ø	Ø	Ø	1,5	Ø	Ø	108	Ø	290	45	Ø	**Kinder country**
Ø	Ø	Ø	0,4	Ø	Ø	25	Ø	68	11	Ø	1 Riegel, 24 g
Ø	Ø	Ø	1,5	Ø	Ø	90	Ø	149	45	Ø	**Kinder pingui**
Ø	Ø	Ø	0,5	Ø	Ø	27	Ø	45	14	Ø	1 Stück, 30 g
Ø	Ø	Ø	1,5	Ø	Ø	123	Ø	323	45	Ø	**Kinder Riegel**
Ø	Ø	Ø	0,3	Ø	Ø	26	Ø	68	9	Ø	1 Riegel, 21 g
Ø	Ø	Ø	2,3	Ø	Ø	112	Ø	275	52	Ø	**Kinder Schoko Bons**
Ø	Ø	Ø	0,1	Ø	Ø	6	Ø	16	3	Ø	1 Stück, 6 g
Ø	Ø	Ø	1,5	Ø	Ø	313	Ø	323	45	Ø	**Kinder Schokolade**
Ø	Ø	Ø	0,2	Ø	Ø	39	Ø	40	6	Ø	1 Riegel, 13 g
Ø	Ø	Ø	Ø	Ø	Ø	100	Ø	Ø	Ø	Ø	**KitKat Riegel**
Ø	Ø	Ø	Ø	Ø	Ø	45	Ø	Ø	Ø	Ø	4-Finger Riegel, 45 g
Ø	Ø	Ø	Ø	Ø	Ø	200	Ø	Ø	Ø	Ø	**Knoppers**
Ø	Ø	Ø	Ø	Ø	Ø	50	Ø	Ø	Ø	Ø	1 Knoppers, 25 g
Ø	Ø	Ø	Ø	Ø	Ø	40	Ø	Ø	Ø	Ø	**Lindt Excellence, 70 % Kakao**
Ø	Ø	Ø	Ø	Ø	Ø	8	Ø	Ø	Ø	Ø	1 Riegel, 20 g

Süße und herzhafte Produkte
jeweils essb. Anteil | Zeile 1: pro 100 g | Zeile 2: pro Portion

	Energie			Eiweiß	Kohlenhydrate			Fett/Fettsäuren		
	Energie		Energie-dichte	Eiweiß	Kohlen-hydrate	KH-Port.	Ballast-stoffe	Fett	gesättigte FS	einfach unges. FS
	kcal	kJ	kcal/g	g	g		g	g	g	g
Süßigkeiten, Markenprodukte										
Lindt Excellence, 85 % Kakao	558	2308	5,6	11	19	1,5	Ø	46	29	Ø
1 Riegel, 20 g	112	462	5,6	2	4	0,5	Ø	9	6	Ø
Lindt Lindor Milch	622	2582	6,2	5	44	4,0	Ø	47	36	Ø
1 Riegel, 17 g	104	431	6,2	1	7	0,5	Ø	8	6	Ø
Lindt Fioretto i. D.	531	2225	5,3	8	57	5,0	Ø	29	14	Ø
1 Praline, 23 g	122	512	5,3	2	13	1,0	Ø	7	3	Ø
M & M's Peanut	506	2119	5,1	9	60	5,5	3	25	10	Ø
1 kl. Tüte, 45 g	228	954	5,1	4	27	2,5	1	11	5	Ø
Maoam Würfel	394	1636	3,9	1	84	7,6	Ø	6	Ø	Ø
1 Würfel, 22 g	87	360	3,9	✓	18	1,5	Ø	1	Ø	Ø
Mars	448	1881	4,5	4	70	6,5	1	17	8	Ø
1 Riegel, 51 g	228	959	4,5	2	36	3,5	1	9	4	Ø
merci Vielfalt i. D.	561	2337	5,6	7	50	4,5	3	36	20	Ø
1 Riegel, 13 g	70	292	5,6	1	6	0,5	✓	5	2	Ø
Milch-Schnitte, Ferrero	422	1756	4,2	8	34	3,0	1	28	17	Ø
1 Stück, 28 g	118	492	4,2	2	10	1,0	✓	8	5	Ø
Milka, I love Milka Pralinés i. D.	550	2295	5,5	6	56	5,0	2	33	13	Ø
1 Praline, 6 g	33	138	5,5	✓	3	0,5	✓	2	1	Ø
Milka Schoko & Keks	560	2330	5,6	6	55	5,0	2	35	12	Ø
1 Riegel, 33 g	186	776	5,6	2	18	1,5	1	12	4	Ø
Milka Tender	425	1775	4,3	6	56	5,0	1	20	13	Ø
1 Stück, 37 g	157	657	4,3	2	21	2,0	✓	7	5	Ø
Milky Way	448	1884	4,5	4	72	6,5	1	16	8	Ø
1 Riegel, 43 g	193	810	4,5	2	31	3,0	✓	7	3	Ø
Mini Dickmann's	416	1745	4,2	3	64	6,0	Ø	16	10	Ø
1 Stück, 8 g	35	145	4,2	✓	5	0,5	Ø	1	1	Ø
Mon chéri	455	1902	4,6	3	53	5,0	Ø	20	13	Ø
1 Stück, 11 g	48	200	4,6	✓	6	0,5	Ø	2	1	Ø
nimm2 Bonbons	374	1588	3,7	Ø	92	8,5	Ø	✓	✓	Ø
1 Bonbon, 6 g	23	97	3,7	Ø	6	0,5	Ø	✓	✓	Ø
Nuts	498	2083	5,0	5	62	5,5	3	25	12	Ø
1 Riegel, 42 g	209	875	5,0	2	26	2,5	1	10	5	Ø
Raffaello	628	2607	6,3	8	38	3,5	Ø	49	30	Ø
1 Stück, 10 g	63	261	6,3	1	4	0,5	Ø	5	3	Ø
Ritter Sport Joghurt Schokolade	574	2392	5,7	8	49	4,5	1	38	22	5
1 Rippe, 25 g	144	598	5,7	2	12	1,0	✓	10	6	1
Ritter Sport Knusperflakes Schokolade	526	2204	5,3	6	59	5,5	2	29	18	9
1 Rippe, 25 g	132	551	5,3	2	15	1,5	1	7	5	2
Rocher, Ferrero	603	2506	6,0	8	44	4,0	Ø	43	14	Ø
1 Stück, 13 g	75	313	6,0	1	6	0,5	Ø	5	2	Ø
Schoko Toffees, Storck	464	1945	4,6	4	65	6,0	3	21	12	Ø
1 Stück, 9 g	42	177	4,6	✓	6	0,5	✓	2	1	Ø
Smarties	464	1948	4,6	5	68	6,0	1	19	11	Ø
1 Faltschachtel, 20 g	93	390	4,6	1	14	1,5	✓	4	2	Ø
Snickers	484	2026	4,8	9	60	5,0	1	23	8	Ø
1 Riegel, 50 g	242	1013	4,8	4	30	3,0	1	11	4	Ø
Super Dickmann's	373	1573	3,7	3	68	6,0	Ø	10	6	Ø
1 Stück, 28 g	104	440	3,7	1	19	1,5	Ø	3	2	Ø
Toffifee	514	2149	5,1	6	59	5,5	2	29	13	Ø
1 Toffifee, 8 g	43	178	5,1	✓	5	0,5	✓	2	1	Ø

mehrfach unges. FS (g)	Cholesterin (mg)	A (RÄ) µg	E (TÄ) mg	C mg	Folsäure µg	Natrium mg	Kalium mg	Kalzium mg	Magnesium mg	Eisen mg	Süße und herzhafte Produkte
											jeweils essb. Anteil | Zeile 1: pro 100 g | Zeile 2: pro Portion
											Süßigkeiten, Markenprodukte
Ø	Ø	Ø	Ø	Ø	Ø	28	Ø	Ø	Ø	Ø	**Lindt Excellence, 85 % Kakao**
Ø	Ø	Ø	Ø	Ø	Ø	6	Ø	Ø	Ø	Ø	1 Riegel, 20 g
Ø	Ø	Ø	Ø	Ø	Ø	56	Ø	Ø	Ø	Ø	**Lindt Lindor Milch**
Ø	Ø	Ø	Ø	Ø	Ø	9	Ø	Ø	Ø	Ø	1 Riegel, 17 g
Ø	Ø	Ø	Ø	Ø	Ø	152	Ø	Ø	Ø	Ø	**Lindt Fioretto i. D.**
Ø	Ø	Ø	Ø	Ø	Ø	35	Ø	Ø	Ø	Ø	1 Praline, 23 g
Ø	Ø	Ø	Ø	Ø	Ø	60	Ø	Ø	Ø	Ø	**M & M's Peanut**
Ø	Ø	Ø	Ø	Ø	Ø	27	Ø	Ø	Ø	Ø	1 kl. Tüte, 45 g
Ø	Ø	Ø	Ø	Ø	Ø	Ø	Ø	Ø	Ø	Ø	**Maoam Würfel**
Ø	Ø	Ø	Ø	Ø	Ø	Ø	Ø	Ø	Ø	Ø	1 Würfel, 22 g
Ø	Ø	Ø	Ø	Ø	Ø	170	Ø	Ø	Ø	Ø	**Mars**
Ø	Ø	Ø	Ø	Ø	Ø	87	Ø	Ø	Ø	Ø	1 Riegel, 51 g
Ø	Ø	Ø	Ø	Ø	Ø	70	Ø	Ø	Ø	Ø	**merci Vielfalt i. D.**
Ø	Ø	Ø	Ø	Ø	Ø	9	Ø	Ø	Ø	Ø	1 Riegel, 13 g
Ø	Ø	Ø	Ø	Ø	Ø	240	Ø	Ø	Ø	Ø	**Milch-Schnitte, Ferrero**
Ø	Ø	Ø	Ø	Ø	Ø	67	Ø	Ø	Ø	Ø	1 Stück, 28 g
Ø	Ø	Ø	Ø	Ø	Ø	140	Ø	Ø	Ø	Ø	**Milka, I love Milka Pralinés i. D.**
Ø	Ø	Ø	Ø	Ø	Ø	8	Ø	Ø	Ø	Ø	1 Praline, 6 g
Ø	Ø	Ø	Ø	Ø	Ø	172	Ø	Ø	Ø	Ø	**Milka Schoko & Keks**
Ø	Ø	Ø	Ø	Ø	Ø	57	Ø	Ø	Ø	Ø	1 Riegel, 33 g
Ø	Ø	Ø	Ø	Ø	Ø	240	Ø	Ø	Ø	Ø	**Milka Tender**
Ø	Ø	Ø	Ø	Ø	Ø	89	Ø	Ø	Ø	Ø	1 Stück, 37 g
Ø	Ø	Ø	Ø	Ø	Ø	210	Ø	Ø	Ø	Ø	**Milky Way**
Ø	Ø	Ø	Ø	Ø	Ø	90	Ø	Ø	Ø	Ø	1 Riegel, 43 g
Ø	Ø	Ø	Ø	Ø	Ø	60	Ø	Ø	Ø	Ø	**Mini Dickmann's**
Ø	Ø	Ø	Ø	Ø	Ø	5	Ø	Ø	Ø	Ø	1 Stück, 8 g
Ø	Ø	Ø	Ø	Ø	Ø	Ø	Ø	Ø	58	Ø	**Mon chéri**
Ø	Ø	Ø	Ø	Ø	Ø	Ø	Ø	Ø	6	Ø	1 Stück, 11 g
Ø	Ø	Ø	41	248	1	8	Ø	Ø	Ø	Ø	**nimm2 Bonbons**
Ø	Ø	Ø	3	15	✓	✓	Ø	Ø	Ø	Ø	1 Bonbon, 6 g
Ø	Ø	Ø	Ø	Ø	Ø	100	Ø	Ø	Ø	Ø	**Nuts**
Ø	Ø	Ø	Ø	Ø	Ø	42	Ø	Ø	Ø	Ø	1 Riegel, 42 g
Ø	Ø	Ø	5,9	Ø	Ø	122	Ø	195	60	Ø	**Raffaello**
Ø	Ø	Ø	0,6	Ø	Ø	12	Ø	20	6	Ø	1 Stück, 10 g
9	70	220	1,0	1	Ø	280	Ø	257	Ø	0,5	**Ritter Sport Joghurt Schokolade**
2	17	55	✓	✓	Ø	70	Ø	64	Ø	0,1	1 Rippe, 25 g
1	9	90	0,5	2	Ø	162	Ø	126	Ø	0,9	**Ritter Sport Knusperflakes Schokolade**
✓	2	23	✓	✓	Ø	40	Ø	32	Ø	0,2	1 Rippe, 25 g
Ø	Ø	Ø	8,0	Ø	Ø	153	Ø	197	90	Ø	**Rocher, Ferrero**
Ø	Ø	Ø	1,0	Ø	Ø	19	Ø	25	11	Ø	1 Stück, 13 g
Ø	Ø	Ø	Ø	Ø	Ø	50	Ø	Ø	Ø	Ø	**Schoko Toffees, Storck**
Ø	Ø	Ø	Ø	Ø	Ø	5	Ø	Ø	Ø	Ø	1 Stück, 9 g
Ø	Ø	Ø	Ø	Ø	Ø	Ø	Ø	Ø	Ø	Ø	**Smarties**
Ø	Ø	Ø	Ø	Ø	Ø	Ø	Ø	Ø	Ø	Ø	1 Faltschachtel, 20 g
Ø	Ø	Ø	Ø	Ø	Ø	250	Ø	Ø	Ø	Ø	**Snickers**
Ø	Ø	Ø	Ø	Ø	Ø	125	Ø	Ø	Ø	Ø	1 Riegel, 50 g
Ø	Ø	Ø	Ø	Ø	Ø	32	Ø	Ø	Ø	Ø	**Super Dickmann's**
Ø	Ø	Ø	Ø	Ø	Ø	9	Ø	Ø	Ø	Ø	1 Stück, 28 g
Ø	Ø	Ø	Ø	Ø	Ø	100	Ø	Ø	Ø	Ø	**Toffifee**
Ø	Ø	Ø	Ø	Ø	Ø	8	Ø	Ø	Ø	Ø	1 Toffifee, 8 g

Süße und herzhafte Produkte

jeweils essb. Anteil | Zeile 1: pro 100 g | Zeile 2: pro Portion

	Energie kcal	Energie kJ	Energiedichte kcal/g	Eiweiß g	Kohlenhydrate g	KH-Port. g	Ballaststoffe g	Fett g	gesättigte FS g	einfach unges. FS g
Süßigkeiten, Markenprodukte										
Twix	495	2074	5,0	5	65	6,0	2	24	14	Ø
1 Doppelriegel, 50 g	248	1037	5,0	2	32	3,5	1	12	7	Ø
Werther's Original	424	1790	4,2	✓	86	8,0	Ø	9	Ø	Ø
1 Bonbon, 5 g	21	90	4,2	✓	4	0,5	Ø	✓	Ø	Ø
Yogurette	571	2382	5,7	5	57	5,0	Ø	36	21	Ø
1 Riegel, 13 g	71	298	5,7	1	7	0,5	Ø	4	3	Ø
Süßspeisen										
Bayrische Creme	205	859	2,1	4	11	1,0	0	16	9	5
1 Portion, 125 g	257	1074	2,1	4	14	1,5	0	21	12	6
Birne Helene	217	906	2,2	2	19	1,5	3	15	8	5
1 Portion, 180 g	390	1631	2,2	4	33	3,0	6	27	15	10
Cremedessert i. D. (m. Sahne u. Ei)	238	996	2,4	4	20	2,0	1	15	8	5
1 Portion, 125 g	297	1244	2,4	5	25	2,5	1	19	10	6
Cremedessert Nuss (m. Sahne u. Ei)	314	1315	3,1	7	22	2,0	1	22	11	8
1 Portion, 125 g	393	1643	3,1	9	27	2,5	2	28	13	10
Cremedessert Obst (m. Sahne u. Ei)	191	798	1,9	3	22	2,0	1	10	6	3
1 Portion, 125 g	239	998	1,9	3	27	2,5	1	13	7	4
Crêpe mit Apfelmus	140	584	1,4	5	19	1,5	1	5	2	2
1 Crêpe, 170 g	237	993	1,4	9	31	3,0	2	8	4	3
Crêpe mit Nuss-Nougat-Creme	227	951	2,3	6	27	2,5	1	11	6	3
1 Crêpe, 150 g	341	1427	2,3	9	40	3,5	2	16	8	5
Crêpe mit Zucker	196	821	2,0	6	30	2,5	1	6	3	2
1 Crêpe, 125 g	245	1026	2,0	7	37	3,5	1	7	3	2
Dampfnudeln	277	1159	2,8	7	44	4,0	2	8	4	2
1 Portion, 100 g	277	1159	2,8	7	44	4,0	2	8	4	2
Dampfnudeln mit Obstkompott	203	849	2,0	4	35	3,0	2	5	3	2
1 Portion, 160 g	325	1360	2,0	7	55	5,0	3	8	4	2
Dampfnudeln mit Vanillesoße	209	875	2,1	6	32	3,0	1	7	4	2
1 Portion, 160 g	333	1394	2,1	9	50	4,5	2	10	6	3
Fruchtkaltschale i. D.	64	266	0,6	✓	15	1,5	1	✓	✓	✓
1 Portion, 200 g	127	532	0,6	1	30	2,5	1	✓	✓	✓
Germknödel (mit Pflaumenmus gefüllt)	255	1067	2,6	5	27	2,5	4	14	7	3
1 Portion, 200 g	510	2134	2,6	10	55	5,0	7	28	13	5
Germknödel mit Vanillesoße	218	912	2,2	5	24	2,0	3	12	6	2
1 Portion, 260 g	566	2369	2,2	12	61	5,5	7	31	14	6
Götterspeise	58	242	0,6	1	13	1,0	0	0	0	0
1 Portion, 125 g	72	303	0,6	2	16	1,5	0	0	0	0
Grießbrei mit Fruchtsirup	141	591	1,4	3	24	2,0	1	3	2	1
1 Portion (Dessert), 200 g	283	1182	1,4	7	48	4,5	1	7	4	2
Grießbrei mit Fruchtsirup	141	591	1,4	3	24	2,0	1	3	2	1
1 Portion (Hauptgericht), 450 g	635	2659	1,4	15	108	10,0	3	15	9	5
Grießbrei mit Obstkompott	122	511	1,2	3	20	2,0	1	3	2	1
1 Portion (Dessert), 200 g	244	1022	1,2	6	40	3,5	2	6	4	2
Grießbrei mit Obstkompott	122	511	1,2	3	20	2,0	1	3	2	1
1 Portion (Hauptgericht), 450 g	549	2299	1,2	14	90	8,0	3	14	8	4
Herrencreme	197	826	2,0	3	16	1,5	1	12	7	4
1 Portion, 125 g	247	1032	2,0	4	20	2,0	2	15	9	5

mehrfach unges. FS g	Cholesterin mg	A (RÄ) µg	E (TÄ) mg	C mg	Folsäure µg	Natrium mg	Kalium mg	Kalzium mg	Mag-nesium mg	Eisen mg	Süße und herzhafte Produkte jeweils essb. Anteil | Zeile 1: pro 100 g | Zeile 2: pro Portion
											Süßigkeiten, Markenprodukte
Ø	Ø	Ø	Ø	Ø	Ø	170	Ø	Ø	Ø	Ø	Twix
Ø	Ø	Ø	Ø	Ø	Ø	85	Ø	Ø	Ø	Ø	1 Doppelriegel, 50 g
Ø	Ø	Ø	Ø	Ø	Ø	Ø	Ø	Ø	Ø	Ø	Werther's Original
Ø	Ø	Ø	Ø	Ø	Ø	Ø	Ø	Ø	Ø	Ø	1 Bonbon, 5 g
Ø	Ø	Ø	2,9	Ø	Ø	57	Ø	154	Ø	Ø	Yogurette
Ø	Ø	Ø	0,4	Ø	Ø	7	Ø	19	Ø	Ø	1 Riegel, 13 g
											Süßspeisen
1	126	226	0,8	1	15	38	116	95	10	0,6	Bayrische Creme
1	158	283	1,0	1	19	47	145	119	13	0,7	1 Portion, 125 g
1	28	109	1,4	1	9	10	168	40	29	0,8	Birne Helene
2	51	196	2,5	2	17	17	302	71	53	1,5	1 Portion, 180 g
1	99	183	1,1	4	24	38	130	45	15	0,6	Cremedessert i. D. (m. Sahne u. Ei)
2	124	229	1,4	4	29	48	162	56	19	0,8	1 Portion, 125 g
2	127	232	2,1	1	38	46	156	55	25	0,8	Cremedessert Nuss (m. Sahne u. Ei)
3	159	290	2,7	1	48	58	195	69	32	1,0	1 Portion, 125 g
1	77	148	0,7	10	19	28	144	38	12	0,5	Cremedessert Obst (m. Sahne u. Ei)
1	96	185	0,8	12	23	35	179	48	15	0,7	1 Portion, 125 g
1	75	72	0,6	2	15	161	125	60	12	0,7	Crêpe mit Apfelmus
1	128	123	1,0	4	26	274	213	102	20	1,2	1 Crêpe, 170 g
1	84	80	1,3	1	19	183	159	77	21	1,0	Crêpe mit Nuss-Nougat-Creme
1	126	119	2,0	1	28	274	238	116	32	1,5	1 Crêpe, 150 g
1	89	84	0,5	1	17	191	116	69	12	0,8	Crêpe mit Zucker
1	112	105	0,6	1	21	239	146	86	15	1,0	1 Crêpe, 125 g
1	46	73	0,4	✓	119	23	154	50	19	1,3	Dampfnudeln
1	46	73	0,4	✓	119	23	154	50	19	1,3	1 Portion, 100 g
✓	29	48	0,3	1	75	15	109	33	13	0,9	Dampfnudeln mit Obstkompott
1	46	76	0,5	1	120	24	174	53	21	1,4	1 Portion, 160 g
✓	44	63	0,3	✓	77	33	148	72	16	0,9	Dampfnudeln mit Vanillesoße
1	70	101	0,5	1	123	52	237	115	26	1,5	1 Portion, 160 g
✓	0	5	0,2	6	5	2	92	11	6	0,2	Fruchtkaltschale i. D.
✓	0	9	0,5	11	10	3	184	21	13	0,5	1 Portion, 200 g
4	31	54	0,8	✓	24	10	149	197	47	1,6	Germknödel (mit Pflaumenmus gefüllt)
8	62	108	1,6	✓	48	20	298	394	94	3,3	1 Portion, 200 g
3	33	53	0,7	✓	20	19	147	177	39	1,3	Germknödel mit Vanillesoße
8	86	136	1,8	1	52	50	381	459	101	3,4	1 Portion, 260 g
0	0	0	0	0	0	2	1	5	1	0,1	Götterspeise
0	0	0	0	0	0	2	1	6	1	0,1	1 Portion, 125 g
✓	11	27	0,1	1	4	37	127	91	12	0,2	Grießbrei mit Fruchtsirup
✓	22	54	0,3	2	9	75	254	182	23	0,4	1 Portion (Dessert), 200 g
✓	11	27	0,1	1	4	37	127	91	12	0,2	Grießbrei mit Fruchtsirup
✓	50	121	0,5	5	20	168	571	409	53	0,9	1 Portion (Hauptgericht), 450 g
✓	11	27	0,2	1	4	36	124	87	12	0,2	Grießbrei mit Obstkompott
✓	21	54	0,3	2	8	71	248	175	24	0,4	1 Portion (Dessert), 200 g
✓	11	27	0,2	1	4	36	124	87	12	0,2	Grießbrei mit Obstkompott
✓	48	121	0,9	4	18	160	558	393	54	0,9	1 Portion (Hauptgericht), 450 g
✓	26	93	0,3	1	6	47	175	85	24	0,6	Herrencreme
1	32	116	0,4	1	8	58	218	106	30	0,8	1 Portion, 125 g

Süße und herzhafte Produkte

jeweils essb. Anteil | Zeile 1: pro 100 g | Zeile 2: pro Portion

	Energie			Eiweiß	Kohlenhydrate			Fett/Fettsäuren		
	Energie		Energie-dichte	Eiweiß	Kohlen-hydrate	KH-Port.	Ballast-stoffe	Fett	gesättigte FS	einfach unges. FS
	kcal	kJ	kcal/g	g	g	g	g	g	g	g
Süßspeisen										
Milchreis mit Obstkompott	147	613	1,5	3	23	2,0	✓	4	2	1
1 Portion (Dessert), 200 g	293	1226	1,5	7	46	4,0	1	9	5	3
1 Portion (Hauptgericht), 450 g	659	2758	1,5	15	104	9,5	2	20	10	5
Milchreis mit Zimtzucker	169	706	1,7	4	27	2,5	✓	5	3	1
1 Portion (Dessert), 200 g	338	1413	1,7	7	55	5,0	1	10	5	3
1 Portion (Hauptgericht), 450 g	760	3178	1,7	16	123	11,0	1	22	11	6
Mousse au chocolat	305	1277	3,1	7	14	1,0	3	25	14	8
1 Portion, 90 g	275	1150	3,1	6	12	1,0	3	23	13	7
Obstsalat	104	436	1,0	1	24	2,0	2	✓	✓	✓
1 Portion, 150 g	156	653	1,0	1	36	3,5	3	✓	✓	✓
Pfirsich Melba	184	769	1,8	2	16	1,5	3	12	6	5
1 Portion, 200 g	367	1537	1,8	4	32	3,0	5	25	12	10
Quarkauflauf mit Äpfeln	138	579	1,4	7	11	1,0	1	8	4	2
1 Portion, 200 g	277	1157	1,4	13	21	2,0	1	15	8	5
Quarkspeise mit frischen Früchten	113	471	1,1	5	17	1,5	1	2	1	1
1 Portion, 200 g	225	942	1,1	10	35	3,0	2	5	3	1
Rote Grütze	126	526	1,3	1	29	2,5	2	✓	✓	✓
1 Portion, 125 g	157	658	1,3	1	36	3,0	3	✓	✓	✓
Schokoladenpudding	127	530	1,3	3	21	2,0	✓	3	2	1
1 Portion, 125 g	158	662	1,3	4	26	2,5	✓	4	2	1
Tiramisu	313	1309	3,1	6	22	2,0	1	22	13	7
1 Portion, 125 g	391	1636	3,1	8	28	2,5	1	27	16	9
Vanillepudding	126	529	1,3	3	21	2,0	0	3	2	1
1 Portion, 125 g	158	662	1,3	4	26	2,5	0	4	2	1
Vanillesoße	94	392	0,9	4	11	1,0	0	4	2	1
1 Portion, 60 ml	56	235	0,9	2	6	0,5	0	2	1	1
Wein-Cremedessert (m. Sahne u. Ei)	209	874	2,1	3	16	1,5	0	12	7	4
1 Portion, 125 g	261	1092	2,1	4	20	2,0	0	15	9	5
Süßspeisen, Markenprodukte										
Crème Brûlée, Dr. Oetker	218	908	2,2	2	22	2,0	0	14	8	Ø
1 Portion, 125 g	273	1135	2,2	3	27	2,5	0	17	10	Ø
Dessertsauce Frucht i. D., Schwartau	266	1027	2,7	1	63	5,5	Ø	✓	Ø	Ø
1 Portion, 20 g	53	205	2,7	✓	13	1,0	Ø	✓	Ø	Ø
Dessertsauce Schokolade, Schwartau	352	1491	3,5	2	74	7,0	Ø	5	Ø	Ø
1 Portion, 20 g	70	298	3,5	✓	15	1,5	Ø	1	Ø	Ø
Dessertsauce Vanille, Schwartau	145	609	1,5	3	19	2,0	Ø	6	Ø	Ø
1 Portion, 20 g	29	122	1,5	1	4	0,5	Ø	1	Ø	Ø
Gala Feiner Schokoladenpudding, Dr. Oetker	100	422	1,0	3	18	1,5	1	2	1	Ø
1 Portion, 150 g	150	633	1,0	5	26	2,5	1	3	2	Ø
Garant Grießpudding, Dr. Oetker	92	390	0,9	3	16	1,5	✓	1	1	Ø
1 Portion, 145 g	133	566	0,9	5	24	2,0	✓	2	1	Ø
Mousse Zitrone, Dr. Oetker	148	626	1,5	4	26	2,5	✓	3	2	Ø
1 Portion, 85 g	126	532	1,5	4	22	2,0	✓	2	2	Ø
Panna Cotta, Dr. Oetker	201	838	2,0	4	19	1,5	✓	12	7	Ø
1 Portion, 150 g	302	1257	2,0	6	29	2,5	✓	18	10	Ø
Paradiescreme Vanille-Geschmack, Dr. Oetker	114	480	1,1	3	18	1,5	✓	3	2	Ø
1 Portion, 90 g	103	432	1,1	3	16	1,5	✓	3	2	Ø
Quarkfein Erdbeer-Geschmack, Dr. Oetker	97	412	1,0	8	14	1,5	0	1	✓	Ø
1 Portion, 125 g	121	515	1,0	10	18	1,5	0	1	✓	Ø

Süße und herzhafte Produkte
jeweils essb. Anteil | Zeile 1: pro 100 g | Zeile 2: pro Portion

(FS) mehrfach unges. FS	Cholesterin	Vitamine A (RÄ)	E (TÄ)	C	Folsäure	Mineralstoffe Natrium	Kalium	Kalzium	Magnesium	Eisen	
g	mg	µg	mg	mg	µg	mg	mg	mg	mg	mg	
1	11	36	0,3	1	7	34	130	80	19	0,2	**Milchreis mit Obstkompott**
1	22	72	0,6	2	13	69	260	159	38	0,4	1 Portion (Dessert), 200 g
3	50	162	1,4	5	30	154	585	359	86	0,9	1 Portion (Hauptgericht), 450 g
1	12	38	0,3	1	7	38	125	86	20	0,2	**Milchreis mit Zimtzucker**
1	25	77	0,6	1	14	76	249	172	39	0,3	1 Portion (Dessert), 200 g
3	56	172	1,4	3	32	171	560	387	88	0,9	1 Portion (Hauptgericht), 450 g
1	159	236	1,1	✓	28	58	279	62	49	2,0	**Mousse au chocolat**
1	143	212	1,0	✓	25	52	251	56	44	1,8	1 Portion, 90 g
✓	0	15	0,3	19	15	2	194	16	15	0,4	**Obstsalat**
✓	0	23	0,5	28	23	3	290	24	23	0,6	1 Portion, 150 g
1	28	131	2,1	5	11	10	135	49	23	0,6	**Pfirsich Melba**
2	56	262	4,2	11	23	21	271	98	45	1,2	1 Portion, 200 g
1	62	94	0,6	3	21	28	109	65	9	0,4	**Quarkauflauf mit Äpfeln**
1	124	188	1,1	6	43	55	217	131	18	0,8	1 Portion, 200 g
✓	8	34	0,2	8	19	24	148	71	12	0,2	**Quarkspeise mit frischen Früchten**
✓	16	68	0,4	16	37	48	297	143	25	0,5	1 Portion, 200 g
✓	0	10	0,4	6	4	2	83	15	9	0,4	**Rote Grütze**
✓	0	13	0,5	7	6	2	104	19	12	0,5	1 Portion, 125 g
✓	22	32	0,1	1	4	69	131	100	10	0,2	**Schokoladenpudding**
✓	28	40	0,1	1	5	86	163	125	13	0,3	1 Portion, 125 g
1	157	274	1,1	0	22	95	119	45	14	1,0	**Tiramisu**
2	197	342	1,4	0	27	118	149	56	18	1,3	1 Portion, 125 g
✓	22	32	0,1	1	4	69	131	100	10	0,2	**Vanillepudding**
✓	28	40	0,1	1	5	86	163	125	13	0,3	1 Portion, 125 g
✓	41	47	0,2	1	7	49	139	109	11	0,2	**Vanillesoße**
✓	24	28	0,1	✓	4	30	83	65	7	0,1	1 Portion, 60 ml
1	93	170	0,6	✓	14	40	89	42	8	0,6	**Wein-Cremedessert (m. Sahne u. Ei)**
1	116	212	0,8	✓	17	50	112	52	10	0,7	1 Portion, 125 g
											Süßspeisen, Markenprodukte
Ø	Ø	Ø	Ø	Ø	Ø	70	Ø	Ø	Ø	Ø	**Crème Brûlée, Dr. Oetker**
Ø	Ø	Ø	Ø	Ø	Ø	88	Ø	Ø	Ø	Ø	1 Portion, 125 g
Ø	Ø	Ø	Ø	Ø	Ø	Ø	Ø	Ø	Ø	Ø	**Dessertsauce Frucht i. D., Schwartau**
Ø	Ø	Ø	Ø	Ø	Ø	Ø	Ø	Ø	Ø	Ø	1 Portion, 20 g
Ø	Ø	Ø	Ø	Ø	Ø	Ø	Ø	Ø	Ø	Ø	**Dessertsauce Schokolade, Schwartau**
Ø	Ø	Ø	Ø	Ø	Ø	Ø	Ø	Ø	Ø	Ø	1 Portion, 20 g
Ø	Ø	Ø	Ø	Ø	Ø	Ø	Ø	Ø	Ø	Ø	**Dessertsauce Vanille, Schwartau**
Ø	Ø	Ø	Ø	Ø	Ø	Ø	Ø	Ø	Ø	Ø	1 Portion, 20 g
Ø	Ø	Ø	Ø	Ø	Ø	60	Ø	Ø	Ø	Ø	**Gala Feiner Schokoladenpudding, Dr. Oetker**
Ø	Ø	Ø	Ø	Ø	Ø	90	Ø	Ø	Ø	Ø	1 Portion, 150 g
Ø	Ø	Ø	Ø	Ø	Ø	70	Ø	Ø	Ø	Ø	**Garant Grießpudding, Dr. Oetker**
Ø	Ø	Ø	Ø	Ø	Ø	100	Ø	Ø	Ø	Ø	1 Portion, 145 g
Ø	Ø	Ø	Ø	Ø	Ø	60	Ø	Ø	Ø	Ø	**Mousse Zitrone, Dr. Oetker**
Ø	Ø	Ø	Ø	Ø	Ø	51	Ø	Ø	Ø	Ø	1 Portion, 85 g
Ø	Ø	Ø	Ø	Ø	Ø	48	Ø	Ø	Ø	Ø	**Panna Cotta, Dr. Oetker**
Ø	Ø	Ø	Ø	Ø	Ø	72	Ø	Ø	Ø	Ø	1 Portion, 150 g
Ø	Ø	Ø	Ø	Ø	Ø	96	Ø	Ø	Ø	Ø	**Paradiescreme Vanille-Geschmack, Dr. Oetker**
Ø	Ø	Ø	Ø	Ø	Ø	86	Ø	Ø	Ø	Ø	1 Portion, 90 g
Ø	Ø	Ø	Ø	Ø	Ø	44	Ø	Ø	Ø	Ø	**Quarkfein Erdbeer-Geschmack, Dr. Oetker**
Ø	Ø	Ø	Ø	Ø	Ø	55	Ø	Ø	Ø	Ø	1 Portion, 125 g

Süßes und Herzhaftes

Süße und herzhafte Produkte	Energie			Eiweiß	Kohlenhydrate			Fett/Fettsäuren		
jeweils essb. Anteil | Zeile 1: pro 100 g | Zeile 2: pro Portion	Energie		Energie-dichte	Eiweiß	Kohlen-hydrate	KH-Port.	Ballast-stoffe	Fett	gesättigte FS	einfach unges. FS
	kcal	kJ	kcal/g	g	g		g	g	g	g
Süßspeisen, Markenprodukte										
Rotwein-Creme, Dr. Oetker	203	848	2,0	2	20	2,0	0	10	6	Ø
1 Portion, 105 g	213	890	2,0	2	21	2,0	0	10	6	Ø
Eis										
Eiskaffee mit Sahne	91	381	0,9	1	8	0,5	0	6	4	2
1 Glas, 200 g	182	761	0,9	3	16	1,5	0	13	8	4
Eisschokolade mit Sahne	137	573	1,4	3	13	1,0	✓	8	5	2
1 Glas, 200 g	274	1146	1,4	7	25	2,5	1	17	10	5
Fruchteis i. D.	192	803	1,9	3	28	2,5	1	8	5	Ø
1 Kugel, 65 g	125	522	1,9	2	18	1,5	1	5	3	Ø
Fruchtsorbet	132	551	1,3	1	28	2,5	✓	1	1	✓
1 Kugel, 65 g	86	358	1,3	1	18	1,5	✓	1	1	1
Schokoladeneis	216	904	2,2	4	28	2,5	1	11	7	3
1 Kugel, 65 g	140	587	2,2	2	18	1,5	1	7	4	2
Softeis	130	542	1,3	2	25	2,5	0	2	1	1
1 Portion, 90 g	117	488	1,3	2	22	2,0	0	2	1	1
Vanilleeis	201	841	2,0	4	24	2,0	1	11	7	3
1 Kugel, 65 g	131	547	2,0	2	15	1,5	✓	7	4	2
Eis, Markenprodukte										
Capri, Langnese	90	383	0,9	✓	21	2,0	✓	✓	✓	Ø
1 Capri, 58 g	52	222	0,9	✓	13	1,0	✓	✓	✓	Ø
Cookie Dough Vanilleeis, Ben & Jerry's	270	1100	2,7	4	30	2,5	Ø	15	9	Ø
1 Kugel, 65 g	176	715	2,7	3	20	2,0	Ø	10	6	Ø
Cornetto Bottermelk Zitrone, Langnese	240	990	2,4	3	31	3,0	1	11	8	Ø
1 Cornetto, 86 g	206	851	2,4	2	27	2,5	1	9	7	Ø
Cornetto Haselnuss, Langnese	310	1300	3,1	4	33	3,0	2	18	14	Ø
1 Cornetto, 82 g	254	1066	3,1	3	27	2,5	2	15	11	Ø
Crème brûlée, Mövenpick	206	864	2,1	2	29	2,5	✓	9	8	Ø
1 Kugel, 65 g	134	562	2,1	2	19	1,5	✓	6	5	Ø
Cremissimo Bourbon Vanille, Langnese	200	830	2,0	3	28	2,5	✓	8	8	Ø
1 Kugel, 65 g	130	540	2,0	2	18	1,5	✓	5	5	Ø
Cremissimo Leichter Genuss Vanille, Langnese	170	710	1,7	3	27	2,5	4	5	5	Ø
1 Kugel, 65 g	111	462	1,7	2	18	1,5	2	3	3	Ø
Cremissimo Stracciatella, Langnese	240	1000	2,4	4	31	3,0	1	11	9	Ø
1 Kugel, 65 g	156	650	2,4	2	20	2,0	1	7	6	Ø
Domino, Langnese	260	1100	2,6	4	24	2,0	Ø	16	14	Ø
1 Eis, 50 g	130	550	2,6	2	12	1,0	Ø	8	7	Ø
Häagen Dazs, cookies & cream	263	1095	2,6	4	23	2,0	Ø	17	11	Ø
1 Kugel, 65 g	218	909	2,6	4	19	1,5	Ø	14	9	Ø
Magnum Classic, Langnese	300	1300	3,0	4	29	2,5	2	19	14	Ø
1 Magnum, 79 g	237	1027	3,0	3	23	2,0	1	15	11	Ø
Maple Walnuts, Mövenpick	242	1012	2,4	4	28	2,5	1	13	7	Ø
1 Kugel, 65 g	157	658	2,4	3	18	1,5	✓	8	4	Ø
Nogger, Langnese	320	1300	3,2	4	26	2,5	2	21	17	Ø
1 Nogger, 67 g	214	871	3,2	2	17	1,5	1	14	11	Ø
Vienetta Vanille, Langnese	250	1000	2,5	3	27	2,5	1	14	13	Ø
1 Scheibe, 70 g	175	700	2,5	2	19	1,5	✓	10	9	Ø

Süße und herzhafte Produkte
jeweils essb. Anteil | Zeile 1: pro 100 g | Zeile 2: pro Portion

(FS) mehrfach unges. FS g	Cholesterin mg	Vitamine A (RÄ) µg	E (TÄ) mg	C mg	Folsäure µg	Mineralstoffe Natrium mg	Kalium mg	Kalzium mg	Magnesium mg	Eisen mg	
											Süßspeisen, Markenprodukte
Ø	Ø	Ø	Ø	Ø	Ø	32	Ø	Ø	Ø	Ø	Rotwein-Creme, Dr. Oetker
Ø	Ø	Ø	Ø	Ø	Ø	34	Ø	Ø	Ø	Ø	1 Portion, 105 g
											Eis
✓	22	165	0,2	✓	3	28	110	48	9	0,2	Eiskaffee mit Sahne
✓	44	329	0,4	1	6	56	221	97	18	0,4	1 Glas, 200 g
✓	30	183	0,2	1	6	63	168	116	16	0,1	Eisschokolade mit Sahne
1	59	365	0,4	3	11	126	336	232	33	0,3	1 Glas, 200 g
Ø	29	320	Ø	8	12	60	188	120	14	0,2	Fruchteis i. D.
Ø	19	208	Ø	5	8	39	122	78	9	0,1	1 Kugel, 65 g
✓	✓	✓	0,2	4	5	20	101	50	8	0,3	Fruchtsorbet
✓	✓	✓	0,1	3	3	13	66	33	5	0,2	1 Kugel, 65 g
✓	34	416	0,3	1	16	76	249	109	29	0,9	Schokoladeneis
✓	22	270	0,2	✓	10	49	162	71	19	0,6	1 Kugel, 65 g
✓	9	26	0	1	4	33	100	85	11	0,1	Softeis
✓	8	23	0	1	4	30	90	77	10	0,1	1 Portion, 90 g
1	44	421	0,3	1	5	80	199	128	14	0,1	Vanilleeis
✓	29	274	0,2	✓	3	52	129	83	9	0,1	1 Kugel, 65 g
											Eis, Markenprodukte
Ø	Ø	Ø	Ø	Ø	Ø	0	Ø	Ø	Ø	Ø	Capri, Langnese
Ø	Ø	Ø	Ø	Ø	Ø	0	Ø	Ø	Ø	Ø	1 Capri, 58 g
Ø	Ø	Ø	Ø	Ø	Ø	68	Ø	Ø	Ø	Ø	Cookie Dough Vanilleeis, Ben & Jerry's
Ø	Ø	Ø	Ø	Ø	Ø	44	Ø	Ø	Ø	Ø	1 Kugel, 65 g
Ø	Ø	Ø	Ø	Ø	Ø	70	Ø	Ø	Ø	Ø	Cornetto Bottermelk Zitrone, Langnese
Ø	Ø	Ø	Ø	Ø	Ø	60	Ø	Ø	Ø	Ø	1 Cornetto, 86 g
Ø	Ø	Ø	Ø	Ø	Ø	90	Ø	Ø	Ø	Ø	Cornetto Haselnuss, Langnese
Ø	Ø	Ø	Ø	Ø	Ø	74	Ø	Ø	Ø	Ø	1 Cornetto, 82 g
Ø	Ø	Ø	Ø	Ø	Ø	Ø	Ø	Ø	Ø	Ø	Crème brûlée, Mövenpick
Ø	Ø	Ø	Ø	Ø	Ø	Ø	Ø	Ø	Ø	Ø	1 Kugel, 65 g
Ø	Ø	Ø	Ø	Ø	Ø	50	Ø	Ø	Ø	Ø	Cremissimo Bourbon Vanille, Langnese
Ø	Ø	Ø	Ø	Ø	Ø	33	Ø	Ø	Ø	Ø	1 Kugel, 65 g
Ø	Ø	Ø	Ø	Ø	Ø	50	Ø	Ø	Ø	Ø	Cremissimo Leichter Genuss Vanille, Langnese
Ø	Ø	Ø	Ø	Ø	Ø	33	Ø	Ø	Ø	Ø	1 Kugel, 65 g
Ø	Ø	Ø	Ø	Ø	Ø	40	Ø	Ø	Ø	Ø	Cremissimo Stracciatella, Langnese
Ø	Ø	Ø	Ø	Ø	Ø	26	Ø	Ø	Ø	Ø	1 Kugel, 65 g
Ø	Ø	Ø	Ø	Ø	Ø	70	Ø	Ø	Ø	Ø	Domino, Langnese
Ø	Ø	Ø	Ø	Ø	Ø	35	Ø	Ø	Ø	Ø	1 Eis, 50 g
Ø	Ø	Ø	Ø	Ø	Ø	84	Ø	Ø	Ø	Ø	Häagen Dazs, cookies & cream
Ø	Ø	Ø	Ø	Ø	Ø	70	Ø	Ø	Ø	Ø	1 Kugel, 65 g
Ø	Ø	Ø	Ø	Ø	Ø	50	Ø	Ø	Ø	Ø	Magnum Classic, Langnese
Ø	Ø	Ø	Ø	Ø	Ø	40	Ø	Ø	Ø	Ø	1 Magnum, 79 g
Ø	Ø	Ø	Ø	Ø	Ø	Ø	Ø	Ø	Ø	Ø	Maple Walnuts, Mövenpick
Ø	Ø	Ø	Ø	Ø	Ø	Ø	Ø	Ø	Ø	Ø	1 Kugel, 65 g
Ø	Ø	Ø	Ø	Ø	Ø	100	Ø	Ø	Ø	Ø	Nogger, Langnese
Ø	Ø	Ø	Ø	Ø	Ø	67	Ø	Ø	Ø	Ø	1 Nogger, 67 g
Ø	Ø	Ø	Ø	Ø	Ø	70	Ø	Ø	Ø	Ø	Vienetta Vanille, Langnese
Ø	Ø	Ø	Ø	Ø	Ø	49	Ø	Ø	Ø	Ø	1 Scheibe, 70 g

Süße und herzhafte Produkte

jeweils essb. Anteil | Zeile 1: pro 100 g | Zeile 2: pro Portion

	Energie		Energiedichte	Eiweiß	Kohlenhydrate	KH-Port.	Ballaststoffe	Fett	gesättigte FS	einfach unges. FS
	kcal	kJ	kcal/g	g	g		g	g	g	g
Feinkostsalate										
Eiersalat	135	564	1,3	7	7	0,5	1	9	4	3
1 Portion, 200 g	270	1128	1,3	14	13	1,0	1	17	8	6
Geflügelsalat	91	379	0,9	11	4	0,5	1	3	1	1
1 Portion, 200 g	181	758	0,9	21	8	0,5	2	7	2	2
Kartoffelsalat (mit Essig u. Öl)	123	513	1,2	2	12	1,0	2	7	1	3
1 Portion, 200 g	246	1027	1,2	4	24	2,0	4	15	2	6
Kartoffelsalat (mit Mayonnaise)	154	646	1,5	3	11	1,0	1	11	5	4
1 Portion, 200 g	309	1291	1,5	6	22	2,0	3	22	9	8
Käsesalat	213	890	2,1	10	7	0,5	1	16	10	5
1 Portion, 200 g	426	1781	2,1	19	14	1,5	1	32	19	10
Krabbensalat	163	681	1,6	9	6	0,5	✓	12	4	4
1 Portion, 150 g	244	1021	1,6	13	9	1,0	✓	17	6	6
Nudelsalat (mit Mayonnaise)	205	858	2,1	7	12	1,0	1	14	4	5
1 Portion, 200 g	410	1715	2,1	14	24	2,0	2	29	8	9
Reissalat	132	552	1,3	5	12	1,0	1	7	1	2
1 Portion, 150 g	198	828	1,3	7	17	1,5	1	11	2	3
Waldorfsalat	250	1044	2,5	3	8	0,5	3	23	3	8
1 Portion, 150 g	374	1566	2,5	4	12	1,0	4	35	4	12
Wurstsalat	179	750	1,8	5	3	0,5	2	16	4	7
1 Portion, 200 g	358	1500	1,8	11	7	0,5	3	32	9	15
Eintöpfe und Suppen										
Chili con carne	112	467	1,1	10	4	0,5	2	6	2	3
1 Teller, 400 g	446	1866	1,1	39	16	1,5	8	25	8	11
Cremesuppen i. D.	63	262	0,6	1	2	0	✓	6	3	2
1 Teller, 250 g	157	655	0,6	1	6	0,5	✓	14	8	5
Erbseneintopf mit Speck	71	297	0,7	4	8	0,5	3	3	1	1
1 Teller, 400 g	285	1192	0,7	15	31	3,0	12	11	4	5
Gemüsebrühe, klare	3	13	0	✓	✓	0	0	✓	✓	✓
1 Teller, 250 g	8	31	0	1	1	0	0	✓	✓	✓
Gemüseeintopf mit Rindfleisch	64	268	0,6	6	4	0,5	2	3	1	1
1 Teller, 400 g	257	1075	0,6	23	16	1,5	7	11	4	4
Gulaschsuppe	66	276	0,7	4	2	0	1	4	2	2
1 Teller, 250 g	165	690	0,7	11	6	0,5	2	10	5	5
Kartoffelsuppe	46	192	0,5	2	7	0,5	1	1	1	1
1 Teller, 250 g	116	485	0,5	4	17	1,5	3	4	2	2
Käsesuppe mit Hackfleisch	144	604	1,4	8	1	0	1	12	6	5
1 Teller, 250 g	361	1509	1,4	20	2	0	2	30	14	12
Käsesuppe, vegetarisch	110	460	1,1	5	3	0,5	✓	9	5	3
1 Teller, 250 g	275	1151	1,1	12	8	1,0	✓	22	11	7
Linseneintopf mit Speck	85	356	0,9	4	10	1,0	2	3	1	2
1 Teller, 400 g	340	1422	0,9	16	38	3,5	9	13	4	6
Rindfleischbrühe, klare	6	25	0,1	✓	✓	0	0	✓	✓	✓
1 Teller, 250 g	15	63	0,1	1	1	0	0	1	✓	✓
Spargelcremesuppe	57	239	0,6	2	3	0	✓	5	2	2
1 Teller, 250 g	143	597	0,6	4	7	0,5	1	11	6	4
Tomatensuppe	39	162	0,4	1	2	0	✓	3	✓	1
1 Teller, 250 g	97	404	0,4	1	4	0,5	1	8	1	4
Zwiebelsuppe	65	270	0,6	2	2	0	1	6	3	2
1 Teller, 250 g	161	675	0,6	4	4	0,5	1	15	6	6

Süße und herzhafte Produkte

jeweils essb. Anteil | Zeile 1: pro 100 g | Zeile 2: pro Portion

mehrfach unges. FS g	Cholesterin mg	A (RÄ) µg	E (TÄ) mg	C mg	Folsäure µg	Natrium mg	Kalium mg	Kalzium mg	Magnesium mg	Eisen mg	
			Vitamine					**Mineralstoffe**			
											Feinkostsalate
1	128	148	1,1	3	18	257	121	37	12	0,8	Eiersalat
1	256	297	2,1	6	36	514	241	74	24	1,6	1 Portion, 200 g
1	29	31	0,8	3	9	233	224	30	19	0,6	Geflügelsalat
2	58	61	1,6	5	17	466	447	60	39	1,2	1 Portion, 200 g
3	0	18	2,4	11	14	305	288	11	18	0,4	Kartoffelsalat (mit Essig u. Öl)
6	0	36	4,9	22	28	610	576	23	35	0,9	1 Portion, 200 g
2	69	45	1,5	9	20	366	256	17	15	0,6	Kartoffelsalat (mit Mayonnaise)
4	137	89	3,1	18	41	731	512	34	29	1,1	1 Portion, 200 g
1	39	174	0,6	8	17	287	142	306	20	0,3	Käsesalat
2	77	348	1,2	16	33	574	284	612	40	0,6	1 Portion, 200 g
2	154	144	2,5	2	18	335	168	67	22	0,9	Krabbensalat
3	231	216	3,8	2	27	502	251	100	34	1,4	1 Portion, 150 g
5	45	70	4,6	9	7	643	95	82	21	0,6	Nudelsalat (mit Mayonnaise)
10	89	140	9,2	18	14	1285	190	165	42	1,2	1 Portion, 200 g
4	8	21	4,3	4	6	577	71	11	20	0,5	Reissalat
6	12	32	6,5	6	10	865	106	17	30	0,7	1 Portion, 150 g
11	29	54	6,1	8	18	76	200	30	21	0,9	Waldorfsalat
17	43	81	9,2	12	27	114	300	44	31	1,4	1 Portion, 150 g
4	19	342	2,2	12	6	387	169	22	14	1,0	Wurstsalat
7	37	684	4,5	25	11	774	338	44	27	1,9	1 Portion, 200 g
											Eintöpfe und Suppen
1	18	36	1,0	4	15	138	239	18	22	1,3	Chili con carne
5	73	143	4,1	16	62	552	954	70	88	5,2	1 Teller, 400 g
1	14	59	0,4	✓	2	66	15	14	3	0,1	Cremesuppen i. D.
1	35	147	0,9	✓	4	165	37	35	7	0,2	1 Teller, 250 g
✓	2	88	0,2	7	11	106	184	20	19	0,9	Erbseneintopf mit Speck
1	7	352	0,8	28	44	424	736	82	74	3,6	1 Teller, 400 g
✓	0	✓	✓	0	0	60	✓	✓	✓	✓	Gemüsebrühe, klare
✓	0	✓	✓	0	0	150	✓	✓	✓	✓	1 Teller, 250 g
✓	16	174	0,5	14	9	109	194	13	14	0,9	Gemüseeintopf mit Rindfleisch
1	62	695	2,0	56	36	437	777	53	57	3,6	1 Teller, 400 g
1	16	58	1,0	13	6	127	130	11	9	0,7	Gulaschsuppe
1	40	145	2,5	33	14	318	325	28	23	1,8	1 Teller, 250 g
✓	3	3	✓	5	7	102	129	8	9	0,2	Kartoffelsuppe
1	8	8	✓	12	16	255	322	20	22	0,5	1 Teller, 250 g
1	31	82	0,4	7	9	336	142	126	17	0,8	Käsesuppe mit Hackfleisch
2	79	206	1,0	17	24	840	355	316	42	2,0	1 Teller, 250 g
1	20	73	0,7	1	6	294	103	173	14	0,4	Käsesuppe, vegetarisch
2	50	182	1,8	2	15	736	257	434	36	1,0	1 Teller, 250 g
1	2	81	0,3	2	38	100	192	20	24	1,3	Linseneintopf mit Speck
2	9	324	1,2	9	151	399	767	80	95	5,2	1 Teller, 400 g
✓	✓	✓	✓	0	0	60	✓	✓	✓	✓	Rindfleischbrühe, klare
✓	✓	✓	✓	0	0	150	✓	✓	✓	✓	1 Teller, 250 g
✓	35	75	0,9	2	15	77	53	30	6	0,3	Spargelcremesuppe
1	89	187	2,2	6	37	193	132	75	15	0,8	1 Teller, 250 g
1	0	34	1,4	7	11	106	88	9	6	0,2	Tomatensuppe
3	0	86	3,4	19	29	265	220	24	15	0,6	1 Teller, 250 g
1	7	Ø	0,5	3	5	239	148	11	10	0,2	Zwiebelsuppe
2	18	Ø	1,3	6	13	598	369	27	24	0,4	1 Teller, 250 g

Süße und herzhafte Produkte	Energie			Eiweiß	Kohlenhydrate			Fett/Fettsäuren		
	Energie		Energie-dichte	Eiweiß	Kohlen-hydrate	KH-Port.	Ballast-stoffe	Fett	gesättigte FS	einfach unges. FS
jeweils essb. Anteil | Zeile 1: pro 100 g | Zeile 2: pro Portion	kcal	kJ	kcal/g	g	g		g	g	g	g
Eintöpfe und Suppen, Markenprodukte										
Bihun Suppe, Sonnen Bassermann	35	147	0,4	2	3	0	1	2	1	Ø
1 Teller, 400 g	140	588	0,4	6	10	1,0	4	7	2	Ø
Brokkoli Cremesuppe, Sonnen Bassermann	56	232	0,6	1	4	0,5	1	4	Ø	Ø
1 Teller, 400 g	224	928	0,6	2	15	1,5	4	16	Ø	Ø
Chinese Chicken Soup, Maggi	51	216	0,5	2	9	1,0	1	1	✓	Ø
1 Portion, 320 g	163	691	0,5	7	29	2,5	2	2	1	Ø
Feuertopf, Erasco	78	326	0,8	4	9	1,0	3	2	1	Ø
1 Teller, 400 g	312	1304	0,8	16	35	3,0	13	9	3	Ø
Graupentopf, Erasco	37	156	0,4	2	6	0,5	1	✓	✓	Ø
1 Teller, 400 g	148	624	0,4	8	25	2,5	4	1	✓	Ø
Hühner-Reistopf, Erasco	57	241	0,6	2	7	0,5	✓	2	1	Ø
1 Teller, 400 g	228	964	0,6	9	28	2,5	2	9	3	Ø
Kartoffeltopf mit Würstchen, Sonnen Bassermann	75	312	0,8	2	7	0,5	1	4	1	Ø
1 Teller, 400 g	300	1248	0,8	10	29	2,5	2	15	2	Ø
Kürbis Kokos Süppchen, Sonnen Bassermann	74	308	0,7	1	5	0,5	Ø	6	3	Ø
1 Teller, 400 g	296	1232	0,7	4	19	1,5	Ø	22	13	Ø
Mexikanischer Bohnentopf, Sonnen Bassermann	82	345	0,8	4	10	1,0	4	2	1	Ø
1 Teller, 400 g	328	1380	0,8	16	40	3,5	18	8	2	Ø
Möhrentopf, Sonnen Bassermann	51	214	0,5	1	5	0,5	1	3	2	Ø
1 Teller, 400 g	204	856	0,5	4	18	1,5	6	12	6	Ø
Pichelsteiner Topf, Erasco	33	140	0,3	2	5	0,5	2	✓	✓	Ø
1 Teller, 400 g	132	560	0,3	8	20	2,0	6	1	✓	Ø
Serbische Bohnensuppe, Erasco	73	308	0,7	4	9	1,0	2	2	1	Ø
1 Teller, 400 g	292	1232	0,7	15	37	3,5	7	8	3	Ø
Wirsingtopf, Sonnen Bassermann	37	157	0,4	2	4	0,5	1	1	✓	Ø
1 Teller, 400 g	148	628	0,4	8	16	1,5	4	5	2	Ø
Pizza und herzhafte Backwaren										
Bruschetta	130	542	1,3	3	14	1,5	2	7	1	5
1 Scheibe, 125 g	162	677	1,3	4	18	1,5	2	8	1	6
Flammkuchen mit Zwiebeln und Speck	198	830	2,0	6	25	2,0	2	9	3	3
1 Stück, 90 g	178	747	2,0	5	22	2,0	2	8	2	3
Kräuter-/Knoblauchbutter-Baguette	310	1298	3,1	7	41	3,5	3	13	8	4
1 Portion, 60 g	186	779	3,1	4	25	2,0	2	8	5	2
Pizzabaguette mit Ananas u. Schinken	211	882	2,1	11	25	2,5	2	7	4	2
1 Baguettehälfte, 135 g	285	1191	2,1	15	34	3,0	2	10	5	3
Pizzabaguette mit Pilzen	205	857	2,0	11	21	2,0	2	8	4	3
1 Baguettehälfte, 135 g	277	1157	2,0	15	28	2,5	2	11	6	4
Pizzabaguette Salami	277	1158	2,8	14	24	2,0	2	14	7	5
1 Baguettehälfte, 135 g	374	1563	2,8	18	33	3,0	2	19	9	7
Pizza Calzone	232	972	2,3	10	24	2,0	2	10	4	4
1 Pizza, 350 g	813	3402	2,3	36	83	7,5	6	36	14	13
Pizza Calzone	232	972	2,3	10	24	2,0	2	10	4	4
1 Stück, 90 g	209	875	2,3	9	21	2,0	1	9	4	3
Pizza Funghi (Pilze)	230	961	2,3	11	26	2,5	2	9	3	3
1 Pizza, 350 g	804	3364	2,3	37	91	8,5	6	31	12	10
Pizza Funghi (Pilze)	230	961	2,3	11	26	2,5	2	9	3	3
1 Stück (¼ Pizza), 90 g	207	865	2,3	10	23	2,0	2	8	3	3
Pizza Hawaii (Ananas und Schinken)	228	955	2,3	10	27	2,5	2	8	3	3
1 Pizza, 350 g	799	3341	2,3	36	93	8,5	6	29	11	10

Süße und herzhafte Produkte

jeweils essb. Anteil | Zeile 1: pro 100 g | Zeile 2: pro Portion

(FS) mehrfach unges. FS g	Cholesterin mg	Vitamine A (RÄ) µg	E (TÄ) mg	C mg	Folsäure µg	Mineralstoffe Natrium mg	Kalium mg	Kalzium mg	Magnesium mg	Eisen mg	
											Eintöpfe und Suppen, Markenprodukte
Ø	Ø	Ø	Ø	Ø	Ø	500	Ø	Ø	Ø	Ø	**Bihun Suppe, Sonnen Bassermann**
Ø	Ø	Ø	Ø	Ø	Ø	2000	Ø	Ø	Ø	Ø	1 Teller, 400 g
Ø	Ø	Ø	Ø	Ø	Ø	300	Ø	Ø	Ø	Ø	**Brokkoli Cremesuppe, Sonnen Bassermann**
Ø	Ø	Ø	Ø	Ø	Ø	1200	Ø	Ø	Ø	Ø	1 Teller, 400 g
Ø	Ø	Ø	Ø	Ø	Ø	440	Ø	Ø	Ø	Ø	**Chinese Chicken Soup, Maggi**
Ø	Ø	Ø	Ø	Ø	Ø	1408	Ø	Ø	Ø	Ø	1 Portion, 320 g
Ø	Ø	Ø	Ø	Ø	Ø	360	Ø	Ø	Ø	Ø	**Feuertopf, Erasco**
Ø	Ø	Ø	Ø	Ø	Ø	1440	Ø	Ø	Ø	Ø	1 Teller, 400 g
Ø	Ø	Ø	Ø	Ø	Ø	440	Ø	Ø	Ø	Ø	**Graupentopf, Erasco**
Ø	Ø	Ø	Ø	Ø	Ø	1760	Ø	Ø	Ø	Ø	1 Teller, 400 g
Ø	Ø	Ø	Ø	Ø	Ø	440	Ø	Ø	Ø	Ø	**Hühner-Reistopf, Erasco**
Ø	Ø	Ø	Ø	Ø	Ø	1760	Ø	Ø	Ø	Ø	1 Teller, 400 g
Ø	Ø	Ø	Ø	Ø	Ø	850	Ø	Ø	Ø	Ø	**Kartoffeltopf mit Würstchen, Sonnen Bassermann**
Ø	Ø	Ø	Ø	Ø	Ø	3400	Ø	Ø	Ø	Ø	1 Teller, 400 g
Ø	Ø	Ø	Ø	Ø	Ø	1003	Ø	Ø	Ø	Ø	**Kürbis Kokos Süppchen, Sonnen Bassermann**
Ø	Ø	Ø	Ø	Ø	Ø	4012	Ø	Ø	Ø	Ø	1 Teller, 400 g
Ø	Ø	Ø	Ø	Ø	Ø	1250	Ø	Ø	Ø	Ø	**Mexikanischer Bohnentopf, Sonnen Bassermann**
Ø	Ø	Ø	Ø	Ø	Ø	5000	Ø	Ø	Ø	Ø	1 Teller, 400 g
Ø	Ø	167	Ø	Ø	Ø	300	Ø	Ø	Ø	Ø	**Möhrentopf, Sonnen Bassermann**
Ø	Ø	668	Ø	Ø	Ø	1200	Ø	Ø	Ø	Ø	1 Teller, 400 g
Ø	Ø	Ø	Ø	Ø	Ø	440	Ø	Ø	Ø	Ø	**Pichelsteiner Topf, Erasco**
Ø	Ø	Ø	Ø	Ø	Ø	1760	Ø	Ø	Ø	Ø	1 Teller, 400 g
Ø	Ø	Ø	Ø	Ø	Ø	440	Ø	Ø	Ø	Ø	**Serbische Bohnensuppe, Erasco**
Ø	Ø	Ø	Ø	Ø	Ø	1760	Ø	Ø	Ø	Ø	1 Teller, 400 g
Ø	Ø	Ø	Ø	Ø	Ø	780	Ø	Ø	Ø	Ø	**Wirsingtopf, Sonnen Bassermann**
Ø	Ø	Ø	Ø	Ø	Ø	3120	Ø	Ø	Ø	Ø	1 Teller, 400 g
											Pizza und herzhafte Backwaren
1	✓	71	1	13	30	138	192	15	13	0,5	**Bruschetta**
1	✓	88	2	16	38	173	240	19	17	0,6	1 Scheibe, 125 g
2	34	43	1,4	2	41	191	129	38	16	1,1	**Flammkuchen mit Zwiebeln und Speck**
2	30	39	1,3	2	37	172	116	34	15	1,0	1 Stück, 90 g
1	33	126	0,6	✓	8	418	85	17	18	1,1	**Kräuter-/Knoblauchbutter-Baguette**
1	20	76	0,3	✓	5	251	51	10	11	0,7	1 Portion, 60 g
1	19	104	0,7	7	21	443	202	184	27	1,0	**Pizzabaguette mit Ananas u. Schinken**
1	26	141	0,9	10	28	599	273	248	36	1,4	1 Baguettehälfte, 135 g
1	19	97	0,6	7	24	435	274	172	27	1,2	**Pizzabaguette mit Pilzen**
1	26	131	0,9	10	32	587	370	232	36	1,6	1 Baguettehälfte, 135 g
1	29	112	0,8	7	22	609	268	198	31	1,3	**Pizzabaguette Salami**
2	39	151	1,0	10	30	823	361	268	42	1,7	1 Baguettehälfte, 135 g
2	52	178	2,4	11	63	393	293	178	28	1,3	**Pizza Calzone**
7	183	622	8,4	40	221	1374	1024	623	99	4,6	1 Pizza, 350 g
2	52	178	2,4	11	63	393	293	178	28	1,3	**Pizza Calzone**
2	47	160	2,2	10	57	353	263	160	25	1,2	1 Stück, 90 g
2	14	261	3,5	32	83	411	668	173	47	1,9	**Pizza Funghi (Pilze)**
7	50	914	12,1	113	291	1437	2338	604	163	6,8	1 Pizza, 350 g
2	14	261	3,5	32	83	411	668	173	47	1,9	**Pizza Funghi (Pilze)**
2	13	235	3,2	29	75	370	601	155	42	1,7	1 Stück (¼ Pizza), 90 g
2	14	251	3,3	31	79	407	634	167	46	1,8	**Pizza Hawaii (Ananas und Schinken)**
6	50	879	11,6	109	276	1423	2218	583	160	6,5	1 Pizza, 350 g

Süße und herzhafte Produkte	Energie			Eiweiß	Kohlenhydrate			Fett/Fettsäuren		
jeweils essb. Anteil | Zeile 1: pro 100 g | Zeile 2: pro Portion	Energie		Energie-dichte	Eiweiß	Kohlen-hydrate	KH-Port.	Ballast-stoffe	Fett	gesättigte FS	einfach unges. FS
	kcal	kJ	kcal/g	g	g		g	g	g	g
Pizza und herzhafte Backwaren										
Pizza Hawaii (Ananas und Schinken)	228	955	2,3	10	27	2,5	2	8	3	3
1 Stück (¼ Pizza), 90 g	205	859	2,3	9	24	2,0	1	8	3	3
Pizza Margherita (Tomate)	248	1038	2,5	11	29	2,5	2	9	4	3
1 Pizza, 350 g	868	3633	2,5	37	101	9,0	6	33	13	11
Pizza Margherita (Tomate)	248	1038	2,5	11	29	2,5	2	9	4	3
1 Stück (¼ Pizza), 90 g	223	934	2,5	10	26	2,5	2	8	3	3
Pizza Salami	263	1101	2,6	12	26	2,5	2	12	5	4
1 Pizza, 350 g	921	3854	2,6	41	92	8,5	6	42	16	16
Pizza Salami	263	1101	2,6	12	26	2,5	2	12	5	4
1 Stück (¼ Pizza), 90 g	237	991	2,6	11	24	2,0	2	11	4	4
Pizza Spinaci (Spinat)	226	946	2,3	10	26	2,5	2	9	3	3
1 Pizza, 350 g	792	3313	2,3	35	92	8,5	7	30	11	10
Pizza Spinaci (Spinat)	226	946	2,3	10	26	2,5	2	9	3	3
1 Stück (¼ Pizza), 90 g	204	852	2,3	9	24	2,0	2	8	3	3
Pizza Tonno (Thunfisch)	248	1037	2,5	12	26	2,5	2	10	4	3
1 Pizza, 350 g	868	3630	2,5	42	92	8,5	6	36	13	12
Pizza Tonno (Thunfisch)	248	1037	2,5	12	26	2,5	2	10	4	3
1 Stück (¼ Pizza), 90 g	223	933	2,5	11	23	2,0	1	9	3	3
Pizza Vegetarisch	220	918	2,2	10	26	2,5	2	8	3	3
1 Pizza, 350 g	768	3214	2,2	33	90	8,0	7	29	11	10
Pizza Vegetarisch	220	918	2,2	10	26	2,5	2	8	3	3
1 Stück (¼ Pizza), 90 g	198	827	2,2	9	23	2,0	2	7	3	2
Quiche Lorraine	327	1369	3,3	10	18	1,5	1	25	13	8
1 Stück, 90 g	295	1232	3,3	9	16	1,5	1	22	12	7
Toast Hawaii (Ananas, Schinken, Käse)	221	925	2,2	12	17	1,5	1	12	7	4
1 Toast, 135 g	298	1249	2,2	16	23	2,0	1	16	9	5
Toast mit Schinken und Käse	270	1130	2,7	16	15	1,5	1	16	9	5
1 Toast, 95 g	256	1073	2,7	15	15	1,5	1	15	9	5
Zwiebelkuchen	190	795	1,9	8	14	1,5	2	11	4	5
1 Stück, 90 g	171	716	1,9	7	13	1,0	1	10	4	4
Internationale Gerichte										
Blätterteigtaschen mit Spinat und Feta	240	1002	2,4	5	12	1,0	1	19	11	6
1 große Tasche, 200 g	479	2005	2,4	11	24	2,0	3	38	21	13
1 kleine Tasche, 100 g	240	1002	2,4	5	12	1,0	1	19	11	6
Chop Suey	105	439	1,0	8	3	0,5	1	7	2	3
1 Portion, 400 g	420	1756	1,0	33	12	1,0	6	26	6	11
Gebratene Nudeln mit Ente und Gemüse	110	459	1,1	8	10	1,0	2	4	1	2
1 Portion, 400 g	439	1838	1,1	31	38	3,5	6	18	3	7
Gebratene Nudeln mit Gemüse	108	453	1,1	3	11	1,0	2	6	1	3
1 Portion, 350 g	379	1586	1,1	10	37	3,5	6	21	3	9
Gebratener Reis mit Hähnchen, Ei und Gemüse	146	610	1,5	9	10	1,0	1	8	1	3
1 Portion, 300 g	437	1830	1,5	28	29	2,5	2	23	4	10
Gyros mit Zaziki	217	910	2,2	15	2	0	∕	17	5	9
1 Portion, 200 g	435	1819	2,2	30	3	0,5	1	34	10	19
Hummus	192	804	1,9	9	15	1,5	8	11	1	6
1 EL, 15 g	29	121	1,9	1	2	0	1	2	∕	1
Köttbullar mit Rahmsoße und Preiselbeeren	212	889	2,1	11	5	0,5	1	17	7	6
1 Portion, 400 g	850	3555	2,1	45	20	2,0	2	66	29	25

(FS)		Vitamine				Mineralstoffe					Süße und herzhafte Produkte
mehrfach unges. FS	Cholesterin	A (RÄ)	E (TÄ)	C	Folsäure	Natrium	Kalium	Kalzium	Magnesium	Eisen	jeweils essb. Anteil | Zeile 1: pro 100 g | Zeile 2: pro Portion
g	mg	µg	mg	mg	µg	mg	mg	mg	mg	mg	
											Pizza und herzhafte Backwaren
2	14	251	3,3	31	79	407	634	167	46	1,8	Pizza Hawaii (Ananas und Schinken)
2	13	226	3,0	28	71	366	570	150	41	1,6	1 Stück (¼ Pizza), 90 g
2	13	300	3,8	36	92	216	719	192	50	2,1	Pizza Margherita (Tomate)
7	46	1049	13,3	126	321	757	2515	673	173	7,4	1 Pizza, 350 g
2	13	300	3,8	36	92	216	719	192	50	2,1	Pizza Margherita (Tomate)
2	12	270	3,4	32	83	195	647	173	45	1,9	1 Stück (¼ Pizza), 90 g
2	20	263	3,5	32	83	329	688	174	48	2,0	Pizza Salami
8	69	920	12,3	113	289	1152	2408	608	169	7,1	1 Pizza, 350 g
2	20	263	3,5	32	83	329	688	174	48	2,0	Pizza Salami
2	18	237	3,2	29	74	296	619	156	43	1,8	1 Stück (¼ Pizza), 90 g
2	12	356	3,6	36	88	203	689	187	49	2,3	Pizza Spinaci (Spinat)
7	41	1247	12,8	124	307	709	2412	654	173	7,9	1 Pizza, 350 g
2	12	356	3,6	36	88	203	689	187	49	2,3	Pizza Spinaci (Spinat)
2	11	321	3,2	32	79	182	620	168	44	2,1	1 Stück (¼ Pizza), 90 g
2	19	279	3,5	32	84	288	684	174	48	1,9	Pizza Tonno (Thunfisch)
8	68	976	12,4	113	292	1007	2393	609	168	6,7	1 Pizza, 350 g
2	19	279	3,5	32	84	288	684	174	48	1,9	Pizza Tonno (Thunfisch)
2	17	251	3,2	29	75	259	615	157	43	1,7	1 Stück (¼ Pizza), 90 g
2	11	258	3,4	34	83	349	647	171	47	1,9	Pizza Vegetarisch
6	40	904	11,8	119	290	1221	2265	598	164	6,6	1 Pizza, 350 g
2	11	258	3,4	34	83	349	647	171	47	1,9	Pizza Vegetarisch
2	10	233	3,1	31	75	314	582	154	42	1,7	1 Stück (¼ Pizza), 90 g
2	165	252	1,1	✓	19	234	92	120	15	1,0	Quiche Lorraine
1	148	227	1,0	✓	17	210	83	108	14	0,9	1 Stück, 90 g
1	34	104	0,5	1	12	457	110	202	20	0,7	Toast Hawai (Ananas, Schinken, Käse)
1	46	140	0,7	2	16	617	149	273	27	0,9	1 Toast, 135 g
1	47	138	0,6	2	15	625	113	270	22	0,8	Toast mit Schinken und Käse
1	44	131	0,6	3	15	593	107	256	21	0,7	1 Toast, 95 g
2	44	59	1,3	2	24	149	109	101	15	0,8	Zwiebelkuchen
2	39	53	1,2	2	22	134	98	91	13	0,7	1 Stück, 90 g
											Internationale Gerichte
1	61	454	1,5	12	44	327	238	90	29	1,5	Blätterteigtaschen mit Spinat und Feta
2	122	907	3,0	24	89	654	477	179	58	3,0	1 große Tasche, 200 g
1	61	454	1,5	12	44	327	238	90	29	1,5	1 kleine Tasche, 100 g
2	22	139	1,3	12	31	331	238	19	15	0,8	Chop Suey
7	86	556	5,2	48	123	1322	952	76	61	3,2	1 Portion, 400 g
2	30	48	1,1	25	25	235	163	17	17	1,9	Gebratene Nudeln mit Ente und Gemüse
6	118	193	4,4	99	100	938	651	68	66	7,6	1 Portion, 400 g
2	10	199	2,1	22	17	207	152	28	11	0,7	Gebratene Nudeln mit Gemüse
8	35	698	7,4	76	58	723	532	97	38	2,5	1 Portion, 350 g
2	82	69	0,9	8	22	123	153	23	15	0,9	Gebratener Reis mit Hähnchen, Ei und Gemüse
7	245	208	2,7	25	65	370	458	69	44	2,7	1 Portion, 300 g
1	50	24	1,2	2	5	59	199	26	18	0,9	Gyros mit Zaziki
3	101	49	2,4	3	10	117	398	51	35	1,8	1 Portion, 200 g
3	✓	20	1,9	4	57	13	267	72	58	2,4	Hummus
✓	✓	3	0,3	1	8	2	40	11	9	0,4	1 EL, 15 g
2	61	87	1,3	2	6	254	202	26	17	1,5	Köttbullar mit Rahmsoße und Preiselbeeren
6	245	346	5,2	7	22	1016	810	106	66	6,0	1 Portion, 400 g

Süße und herzhafte Produkte

jeweils essb. Anteil | Zeile 1: pro 100 g | Zeile 2: pro Portion

	Energie kcal	kJ	Energiedichte kcal/g	Eiweiß g	Kohlenhydrate g	KH-Port.	Ballaststoffe g	Fett g	gesättigte FS g	einfach unges. FS g
Internationale Gerichte										
Minestrone	52	217	0,5	2	6	0,5	1	2	1	1
1 Portion, 400 g	207	867	0,5	8	24	2,0	5	9	3	4
Paella-Hähnchen und Seafood	90	377	0,9	8	8	1,0	1	3	1	2
1 Portion, 350 g	316	1321	0,9	26	29	2,5	2	9	2	5
Peking-Suppe	52	216	0,5	5	2	0,0	1	3	1	1
1 Portion, 350 g	181	757	0,5	16	7	0,5	2	9	2	4
Sushi mit Avocado und Tomate	107	449	1,1	2	15	1,5	2	4	1	2
1 Sushi, 40 g	43	179	1,1	1	6	0,5	1	2	✓	1
Sushi mit Fisch	135	565	1,4	6	21	2,0	✓	3	1	1
1 Sushi, 30 g	41	169	1,4	2	6	0,5	✓	1	✓	✓
Thai-Curry mit Hähnchen und Reis	86	359	0,9	5	10	1,0	1	3	1	1
1 Portion, 450 g	386	1615	0,9	20	44	4,0	5	14	3	6
Fast Food										
Cheeseburger i. D.	275	1149	2,7	14	26	2,5	2	13	6	5
1 Cheeseburger, 125 g	343	1436	2,7	17	32	3,0	2	17	7	6
Cheeseburger i. D.	275	1149	2,7	14	26	2,5	2	13	6	5
1 Dopppelter Cheesburger, 175 g	480	2010	2,7	24	45	4,0	3	23	10	8
Currywurst, Pommes frites, Ketchup u. Mayo.	283	1184	2,8	6	18	1,5	2	21	7	10
1 Portion, 400 g	1132	4735	2,8	25	72	6,5	7	83	29	38
Currywurst mit Soße	236	985	2,4	10	4	0,5	1	20	7	9
1 Portion, 180 g	424	1773	2,4	18	7	0,5	1	36	13	17
Döner-Tasche	157	659	1,6	11	17	1,5	1	5	2	2
1 Döner, 500 g	787	3294	1,6	53	83	7,5	7	26	9	9
Falafel-Tasche	152	638	1,5	5	23	2,0	3	4	1	1
1 Stück, 500 g	762	3189	1,5	26	117	10,5	16	20	7	6
Hamburger i. D.	264	1102	2,6	13	29	2,5	2	11	4	4
1 Hamburger, 110 g	290	1213	2,6	15	32	3,0	2	12	4	5
Hot Dog	245	1025	2,4	9	17	1,5	1	16	6	7
1 Hot Dog, 200 g	490	2049	2,4	17	34	3,0	2	32	12	14
Lamacun (türkische Pizza)	127	531	1,3	4	15	1,5	2	6	3	2
1 Lamacun, 415 g	526	2202	1,3	16	61	5,5	7	24	11	7
Pide mit Hackfleisch und Gemüse	229	958	2,3	12	24	2,0	2	10	3	5
1 Pide, 500 g	1145	4789	2,3	59	119	11,0	9	48	15	24
Sandwich mit Hähnchen	185	773	1,8	12	19	1,5	2	7	2	3
1 Sandwich, 255 g	471	1971	1,8	31	48	4,5	4	17	5	6
Sandwich mit Pute und Kochschinken	194	811	1,9	11	20	2,0	2	8	2	2
1 Sandwich, 240 g	465	1946	1,9	26	49	4,5	4	18	5	5
Wrap mit Hähnchenfleisch	125	524	1,3	7	12	1,0	2	6	1	2
1 Wrap, 200 g	251	1049	1,3	14	23	2,0	3	11	2	5
Fast Food, Markenprodukte										
Apfeltasche, McDonald's	300	1255	3,0	3	33	3,0	2	17	3	Ø
1 Apfeltasche, 84 g	252	1054	3,0	3	28	2,5	2	14	3	Ø
Big King, Burger King	274	1139	2,7	13	18	1,5	1	17	6	8
1 Big King, 186 g	507	2113	2,7	24	33	3,0	2	31	11	16
Big Mac, McDonald's	232	972	2,3	12	19	1,5	1	12	5	Ø
1 Big Mac, 220 g	510	2138	2,3	26	42	4,0	2	26	11	Ø
Breakfast Burger, Burger King	270	1128	2,7	14	15	1,5	1	17	6	9
1 Burger, 300 g	811	3384	2,7	41	44	4,0	4	51	17	26

Süße und herzhafte Produkte

jeweils essb. Anteil | Zeile 1: pro 100 g | Zeile 2: pro Portion

mehrfach unges. FS g	Cholesterin mg	A (RÄ) µg	E (TÄ) mg	C mg	Folsäure µg	Natrium mg	Kalium mg	Kalzium mg	Magnesium mg	Eisen mg	
		Vitamine				**Mineralstoffe**					
✓	6	134	0,4	7	14	34	143	45	11	0,4	**Minestrone**
1	25	536	1,6	28	54	138	573	182	46	1,6	1 Portion, 400 g
✓	55	31	1,3	12	17	81	176	21	20	1,0	**Paella-Hähnchen und Seafood**
1	193	108	4,6	43	59	285	615	72	71	3,5	1 Portion, 350 g
1	31	89	1,0	5	12	1268	163	24	11	0,5	**Peking-Suppe**
3	108	311	3,5	19	41	4436	571	84	37	1,8	1 Portion, 350 g
1	0	24	0,7	4	20	11	217	25	23	0,9	**Sushi mit Avocado und Tomate**
✓	0	10	0,3	2	8	4	87	10	9	0,4	1 Sushi, 40 g
1	13	51	0,5	1	21	22	120	21	23	1,1	**Sushi mit Fisch**
✓	4	15	0,2	✓	6	7	36	6	7	0,3	1 Sushi, 30 g
1	12	141	1,0	10	11	179	148	19	15	0,7	**Thai-Curry mit Hähnchen und Reis**
5	53	633	4,5	45	49	804	667	85	67	3,2	1 Portion, 450 g
											Fast Food
1	40	232	0,2	✓	59	614	189	130	22	2,4	**Cheeseburger i. D.**
1	50	290	0,2	1	74	768	236	163	28	3,0	1 Cheeseburger, 125 g
1	40	232	0,2	✓	59	614	189	130	22	2,4	**Cheeseburger i. D.**
2	70	406	0,3	1	103	1075	331	228	39	4,2	1 Dopppelter Cheesburger, 175 g
3	34	19	1,4	4	8	548	374	19	24	1,0	**Currywurst, Pommes frites, Ketchup u. Mayo.**
11	134	77	5,4	18	34	2190	1496	77	96	4,0	1 Portion, 400 g
2	40	16	0,4	4	4	722	256	18	21	0,9	**Currywurst mit Soße**
4	73	29	0,8	6	7	1300	461	33	38	1,6	1 Portion, 180 g
1	25	41	1,1	5	21	335	171	31	18	1,2	**Döner-Tasche**
6	123	206	5,6	23	107	1676	857	157	91	6,1	1 Döner, 500 g
1	2	50	1,0	8	42	284	171	38	25	1,2	**Falafel-Tasche**
5	11	250	5,2	40	209	1420	853	188	126	6,0	1 Stück, 500 g
1	31	55	✓	✓	64	481	193	86	22	2,6	**Hamburger i. D.**
1	34	61	✓	✓	70	529	212	95	24	2,8	1 Hamburger, 110 g
2	28	26	0,8	10	6	656	189	24	21	1,0	**Hot Dog**
4	56	53	1,6	19	13	1311	379	48	43	1,9	1 Hot Dog, 200 g
1	25	104	1,2	11	40	225	157	41	14	0,7	**Lamacun (türkische Pizza)**
4	106	431	5,0	47	166	934	652	169	59	2,9	1 Lamacun, 415 g
1	54	63	1,3	10	93	46	268	30	21	1,6	**Pide mit Hackfleisch und Gemüse**
6	272	314	6,5	51	466	230	1342	149	104	8,0	1 Pide, 500 g
2	26	86	1,6	7	26	331	201	71	22	0,8	**Sandwich mit Hähnchen**
4	67	220	4,1	17	67	843	511	182	56	2,0	1 Sandwich, 255 g
3	20	82	2,9	12	32	601	196	75	21	0,9	**Sandwich mit Pute und Kochschinken**
6	49	196	7,0	29	77	1443	469	180	49	2,2	1 Sandwich, 240 g
2	42	121	1,7	13	18	266	189	42	20	0,7	**Wrap mit Hähnchenfleisch**
3	85	241	3,4	26	35	532	377	84	40	1,4	1 Wrap, 200 g
											Fast Food, Markenprodukte
Ø	Ø	Ø	Ø	Ø	Ø	240	Ø	Ø	Ø	Ø	**Apfeltasche, McDonald's**
Ø	Ø	Ø	Ø	Ø	Ø	202	Ø	Ø	Ø	Ø	1 Apfeltasche, 84 g
2	Ø	Ø	Ø	Ø	Ø	600	Ø	Ø	Ø	Ø	**Big King, Burger King**
4	Ø	Ø	Ø	Ø	Ø	1113	Ø	Ø	Ø	Ø	1 Big King, 186 g
Ø	Ø	Ø	Ø	Ø	Ø	440	Ø	Ø	Ø	Ø	**Big Mac, McDonald's**
Ø	Ø	Ø	Ø	Ø	Ø	968	Ø	Ø	Ø	Ø	1 Big Mac, 220 g
3	Ø	Ø	Ø	Ø	Ø	500	Ø	Ø	Ø	Ø	**Breakfast Burger, Burger King**
8	Ø	Ø	Ø	Ø	Ø	1500	Ø	Ø	Ø	Ø	1 Burger, 300 g

Süße und herzhafte Produkte

jeweils essb. Anteil | Zeile 1: pro 100 g | Zeile 2: pro Portion

	Energie			Eiweiß	Kohlenhydrate			Fett/Fettsäuren		
	Energie		Energie-dichte	Eiweiß	Kohlen-hydrate	KH-Port.	Ballast-stoffe	Fett	gesättigte FS	einfach unges. FS
	kcal	kJ	kcal/g	g	g		g	g	g	g
Fast Food, Markenprodukte										
Cheeseburger, McDonald's	253	1060	2,5	13	25	2,5	2	11	5	Ø
1 Cheeseburger, 120 g	304	1272	2,5	16	30	2,5	2	13	6	Ø
Chickenburger mit Chili Sauce, McDonald's	252	1054	2,5	9	35	3,0	2	8	1	Ø
1 Chickenburger, 135 g	340	1423	2,5	12	47	4,5	3	11	1	Ø
Chicken McNuggets, McDonald's	250	1048	2,5	16	18	1,5	1	13	2	Ø
6 Chicken McNuggets, 105 g	268	1121	2,5	17	19	1,5	1	13	2	Ø
Chicken Nugget Burger, Burger King	271	1142	2,7	9	31	3,0	2	12	2	7
1 Burger, 138 g	375	1576	2,7	12	43	4,0	2	17	3	10
Chicken Teriyaki, Subway	141	571	1,4	9	18	1,5	1	3	2	Ø
1 Sub 15 cm, 268 g	377	1583	1,4	25	49	4,5	3	8	4	Ø
Country Burger, Burger King	230	963	2,3	5	28	2,5	3	11	2	6
1 Burger, 232 g	532	2234	2,3	12	66	6,0	6	25	5	13
Donut, Burger King	420	1795	4,2	6	44	4,0	2	24	12	Ø
1 Donut, 71 g	298	1274	4,2	4	31	3,0	1	17	8	Ø
Filet-o-Fish, Mc Donald's	243	1017	2,4	11	26	2,5	2	9	2	Ø
1 Burger, 140 g	340	1424	2,4	15	36	3,5	3	13	3	Ø
Hamburger Royal Käse, McDonald's	255	1065	2,6	15	17	1,5	1	14	7	Ø
1 Hamburger Royal, 205 g	523	2183	2,6	31	35	3,0	2	29	14	Ø
Iced Fruit Smoothie Erdbeer Banane, McDonald's	54	227	0,5	1	12	1,0	1	0	0	Ø
1 Smoothie mittel, 335 g	181	760	0,5	3	40	3,5	3	0	0	Ø
McChicken, McDonald's	237	993	2,4	12	25	2,5	1	9	1	Ø
1 McChicken, 180 g	427	1787	2,4	22	45	1,0	2	16	2	Ø
McCroissant, McDonald's	298	1245	3,0	13	28	2,5	2	15	8	Ø
1 Croissant, 94 g	280	1170	3,0	12	26	2,5	2	14	8	Ø
McFlurry Smarties, McDonald's	189	792	1,9	4	30	2,5	✓	6	Ø	Ø
1 McFlurry Smarties, 200 g	378	1584	1,9	8	60	5,5	✓	12	Ø	Ø
McMuffin Chicken & Bacon, McDonald's	246	1030	2,5	12	19	1,5	1	13	4	Ø
1 Burger, 208 g	512	2142	2,5	25	40	3,5	2	27	8	Ø
McToast Cheese, McDonald's	305	1275	3,1	11	41	3,5	3	9	5	Ø
1 Burger, 64 g	195	816	3,1	7	26	2,5	2	6	3	Ø
McWrap Tomate Mozzarella Chicken, McDonald's	210	880	2,1	10	21	2,0	1	9	2	Ø
1 Wrap, 271 g	569	2385	2,1	27	57	5,0	3	24	5	Ø
Milchshake Schoko, McDonald's	121	507	1,2	3	20	2,0	✓	3	2	Ø
1 Milchshake, 250 ml	220	908	1,2	6	35	3,0	1	6	4	Ø
Veggieburger TS, McDonald's	208	870	2,1	5	25	2,5	2	9	2	Ø
1 Burger, 174 g	362	1514	2,1	9	44	4,0	3	16	3	Ø
Veggie Patty + Joghurt Soße + Cheddar, Subway	168	712	1,7	9	18	1,5	3	6	2	Ø
1 Sub 15 cm, 240 g	403	1710	1,7	22	43	4,0	6	15	5	Ø
Whopper, Burger King	229	962	2,3	10	17	1,5	2	13	4	8
1 Whopper, 274 g	628	2636	2,3	27	45	4,0	4	35	10	21
Warme Soßen										
Béchamelsoße	94	393	0,9	2	7	0,5	✓	7	3	2
1 Portion (ca. 4 EL), 60 g	56	234	0,9	1	4	0,5	✓	4	2	1
Bratensoße (mit Mehlschwitze)	79	331	0,8	1	5	0,5	✓	6	3	2
1 Portion (ca. 4 EL), 60 g	47	198	0,8	✓	3	0,5	✓	4	2	1
helle Grundsoße (mit Mehlschwitze)	78	326	0,8	1	6	0,5	✓	6	3	2
1 Portion (ca. 4 EL), 60 g	47	197	0,8	✓	3	0,5	✓	4	2	1
Holländische Soße, Sauce hollandaise	561	2346	5,6	3	1	0	✓	62	36	19
1 Portion (ca. 4 EL), 60 g	336	1407	5,6	2	✓	0	✓	37	22	11

Süße und herzhafte Produkte

jeweils essb. Anteil | Zeile 1: pro 100 g | Zeile 2: pro Portion

mehrfach unges. FS (g)	Cholesterin (mg)	A (RÄ) µg	E (TÄ) mg	C mg	Folsäure µg	Natrium mg	Kalium mg	Kalzium mg	Magnesium mg	Eisen mg	
											Fast Food, Markenprodukte
Ø	Ø	Ø	Ø	Ø	Ø	560	Ø	Ø	Ø	Ø	**Cheeseburger, McDonald's**
Ø	Ø	Ø	Ø	Ø	Ø	672	Ø	Ø	Ø	Ø	1 Cheeseburger, 120 g
Ø	Ø	Ø	Ø	Ø	Ø	520	Ø	Ø	Ø	Ø	**Chickenburger mit Chili Sauce, McDonald's**
Ø	Ø	Ø	Ø	Ø	Ø	702	Ø	Ø	Ø	Ø	1 Chickenburger, 135 g
Ø	Ø	Ø	Ø	Ø	Ø	440	Ø	Ø	Ø	Ø	**Chicken McNuggets, McDonald's**
Ø	Ø	Ø	Ø	Ø	Ø	471	Ø	Ø	Ø	Ø	6 Chicken McNuggets, 105 g
3	Ø	Ø	Ø	Ø	Ø	500	Ø	Ø	Ø	Ø	**Chicken Nugget Burger, Burger King**
4	Ø	Ø	Ø	Ø	Ø	690	Ø	Ø	Ø	Ø	1 Burger, 138 g
Ø	Ø	Ø	Ø	Ø	Ø	410	Ø	Ø	Ø	Ø	**Chicken Teriyaki, Subway**
Ø	Ø	Ø	Ø	Ø	Ø	1100	Ø	Ø	Ø	Ø	1 Sub 15 cm, 268 g
3	Ø	Ø	Ø	Ø	Ø	600	Ø	Ø	Ø	Ø	**Country Burger, Burger King**
6	Ø	Ø	Ø	Ø	Ø	1392	Ø	Ø	Ø	Ø	1 Burger, 232 g
Ø	Ø	Ø	Ø	Ø	Ø	500	Ø	Ø	Ø	Ø	**Donut, Burger King**
Ø	Ø	Ø	Ø	Ø	Ø	355	Ø	Ø	Ø	Ø	1 Donut, 71 g
Ø	Ø	Ø	Ø	Ø	Ø	440	Ø	Ø	Ø	Ø	**Filet-o-Fish, Mc Donald's**
Ø	Ø	Ø	Ø	Ø	Ø	616	Ø	Ø	Ø	Ø	1 Burger, 140 g
Ø	Ø	Ø	Ø	Ø	Ø	520	Ø	Ø	Ø	Ø	**Hamburger Royal Käse, McDonald's**
Ø	Ø	Ø	Ø	Ø	Ø	1066	Ø	Ø	Ø	Ø	1 Hamburger Royal, 205 g
Ø	Ø	Ø	Ø	Ø	Ø	40	Ø	Ø	Ø	Ø	**Iced Fruit Smoothie Erdbeer Banane, McDonald's**
Ø	Ø	Ø	Ø	Ø	Ø	134	Ø	Ø	Ø	Ø	1 Smoothie mittel, 335 g
Ø	Ø	Ø	Ø	Ø	Ø	440	Ø	Ø	Ø	Ø	**McChicken, McDonald's**
Ø	Ø	Ø	Ø	Ø	Ø	792	Ø	Ø	Ø	Ø	1 McChicken, 180 g
Ø	Ø	Ø	Ø	Ø	Ø	680	Ø	Ø	Ø	Ø	**McCroissant, McDonald's**
Ø	Ø	Ø	Ø	Ø	Ø	639	Ø	Ø	Ø	Ø	1 Croissant, 94 g
Ø	Ø	Ø	Ø	Ø	Ø	80	Ø	Ø	Ø	Ø	**McFlurry Smarties, McDonald's**
Ø	Ø	Ø	Ø	Ø	Ø	160	Ø	Ø	Ø	Ø	1 McFlurry Smarties, 200 g
Ø	Ø	Ø	Ø	Ø	Ø	480	Ø	Ø	Ø	Ø	**McMuffin Chicken & Bacon, McDonald's**
Ø	Ø	Ø	Ø	Ø	Ø	998	Ø	Ø	Ø	Ø	1 Burger, 208 g
Ø	Ø	Ø	Ø	Ø	Ø	400	Ø	Ø	Ø	Ø	**McToast Cheese, McDonald's**
Ø	Ø	Ø	Ø	Ø	Ø	256	Ø	Ø	Ø	Ø	1 Burger, 64 g
Ø	Ø	Ø	Ø	Ø	Ø	320	Ø	Ø	Ø	Ø	**McWrap Tomate Mozzarella Chicken, McDonald's**
Ø	Ø	Ø	Ø	Ø	Ø	867	Ø	Ø	Ø	Ø	1 Wrap, 271 g
Ø	Ø	Ø	Ø	Ø	Ø	Ø	Ø	Ø	Ø	Ø	**Milchshake Schoko, McDonald's**
Ø	Ø	Ø	Ø	Ø	Ø	Ø	Ø	Ø	Ø	Ø	1 Milchshake, 250 ml
Ø	Ø	Ø	Ø	Ø	Ø	520	Ø	Ø	Ø	Ø	**Veggieburger TS, McDonald's**
Ø	Ø	Ø	Ø	Ø	Ø	905	Ø	Ø	Ø	Ø	1 Burger, 174 g
Ø	Ø	Ø	Ø	Ø	Ø	350	Ø	Ø	Ø	Ø	**Veggie Patty + Joghurt Soße + Cheddar, Subway**
Ø	Ø	Ø	Ø	Ø	Ø	840	Ø	Ø	Ø	Ø	1 Sub 15 cm, 240 g
3	Ø	Ø	Ø	Ø	Ø	400	Ø	Ø	Ø	Ø	**Whopper, Burger King**
7	Ø	Ø	Ø	Ø	Ø	1096	Ø	Ø	Ø	Ø	1 Whopper, 274 g
											Warme Soßen
1	13	52	0,6	1	3	98	77	59	8	0,1	**Béchamelsoße**
✓	8	31	0,4	✓	2	59	46	36	5	0,1	1 Portion (ca. 4 EL), 60 g
1	9	22	0,1	✓	1	129	9	7	3	0,1	**Bratensoße (mit Mehlschwitze)**
✓	5	13	0,1	✓	✓	78	5	4	2	0,1	1 Portion (ca. 4 EL), 60 g
1	9	45	0,7	✓	1	137	9	7	3	0,1	**helle Grundsoße (mit Mehlschwitze)**
✓	5	27	0,4	✓	1	82	5	4	2	0,1	1 Portion (ca. 4 EL), 60 g
3	359	583	2,3	1	23	12	40	33	5	1,2	**Holländische Soße, Sauce hollandaise**
2	216	350	1,4	✓	14	7	24	20	3	0,7	1 Portion (ca. 4 EL), 60 g

Süße und herzhafte Produkte

jeweils essb. Anteil | Zeile 1: pro 100 g | Zeile 2: pro Portion

	Energie kcal	Energie kJ	Energie-dichte kcal/g	Eiweiß g	Kohlen-hydrate g	KH-Port.	Ballast-stoffe g	Fett g	gesättigte FS g	einfach unges. FS g
Warme Soßen										
Italienische Tomatensoße	69	287	0,7	1	3	0,5	1	6	1	4
1 Portion, 150 g	103	430	0,7	2	5	0,5	2	9	1	6
Jägersoße	151	633	1,5	2	2	0	1	15	9	5
1 Portion, 125 g	189	791	1,5	2	3	0,5	2	19	11	6
Käsesoße i. D.	133	556	1,3	5	7	0,5	✓	10	5	3
1 Portion (ca. 4 EL), 60 g	80	334	1,3	3	4	0,5	✓	6	3	2
Rahmsoße i. D. (mit Sahne)	131	548	1,3	1	1	0	✓	14	8	4
1 Portion (ca. 4 EL), 60 g	79	331	1,3	1	1	0	✓	8	5	3
Zigeunersoße	42	174	0,4	2	2	0	1	3	1	1
1 Portion, 125 g	52	217	0,4	2	3	0	1	4	1	2
Würzmittel, Würzsoßen und Salatdressings										
Aioli	740	3097	7,4	2	3,4	0,5	✓	81	12	57
1 EL, 15 g	111	465	7,4	✓	1	0	✓	12	2	9
Barbecue-Grillsoße	146	612	1,5	2	31	3,0	2	✓	✓	✓
1 EL, 15 g	22	92	1,5	✓	5	0,5	✓	✓	✓	✓
Cocktaildressing	518	2167	5,2	2	8	0,5	0	54	24	20
1 Portion (ca. 2 EL), 30 g	155	650	5,2	1	2	0	0	16	7	6
Essig, Obstessig	20	82	0,2	✓	1	0	0	0	0	0
1 EL, 15 g	3	12	0,2	✓	✓	0	0	0	0	0
Essig, Weinessig	19	79	0,2	✓	1	0	0	0	0	0
1 EL, 15 g	3	12	0,2	✓	✓	0	0	0	0	0
Guacamole	97	407	1,0	1	4	0,5	3	8	2	5
1 EL, 15 g	15	61	1,0	✓	1	0	✓	1	✓	1
Joghurtdressing	97	406	1,0	3	5	0,5	0	7	3	3
1 Portion (ca. 2 EL), 30 g	29	122	1,0	1	1	0	0	2	1	1
Knoblauchdip	172	721	1,7	9	4	0,5	0	14	8	4
1 EL, 30 g	52	216	1,7	3	1	0	0	4	2	1
Maggiwürze	224	939	2,2	25	15	1,5	0	7	3	4
5–10 Spritzer (ca. 0,5 g)	1	5	2,2	✓	✓	0	0	0	0	0
Pesto mit Olivenöl (Basilikum)	564	2361	5,6	12	5	0,5	2	56	11	34
1 EL, 30 g	169	708	5,6	4	2	0	1	17	3	10
Pesto mit Olivenöl (Tomate)	450	1882	4,5	12	6	0,5	3	43	9	27
1 EL, 30 g	135	564	4,5	4	2	0	1	13	3	8
Sahne-/Schmanddressing	319	1334	3,2	2	5	0,5	0	33	20	10
1 Portion (ca. 2 EL), 30 g	96	400	3,2	1	2	0	0	10	6	3
Salz	0	0	0	0	0	0	0	0	0	0
1 TL, 5 g	0	0	0	0	0	0	0	0	0	0
Schaschlik-Grillsoße	75	312	0,7	3	10	1,0	3	2	1	1
1 EL, 15 g	11	47	0,7	✓	2	0	✓	✓	✓	✓
Senf, mittelscharf	87	362	0,9	6	6	0,5	1	4	✓	3
1 TL, 8 g	7	29	0,9	✓	✓	0	✓	✓	✓	✓
Senf, scharf	79	329	0,8	6	4	0,5	1	4	✓	3
1 TL, 8 g	6	26	0,8	✓	✓	0	✓	✓	✓	✓
Senf, süß	87	363	0,9	6	6	0,5	1	4	✓	3
1 TL, 8 g	7	29	0,9	✓	✓	0	✓	✓	✓	✓
Sojasoße	70	294	0,7	9	8	1,0	0	0	0	0
1 EL, 15 g	11	44	0,7	1	1	0	0	0	0	0
Tomatenketchup	110	460	1,1	2	24	2,0	1	✓	✓	✓
1 EL, 15 g	16	69	1,1	✓	4	0,5	✓	✓	✓	✓

Süße und herzhafte Produkte

jeweils essb. Anteil | Zeile 1: pro 100 g | Zeile 2: pro Portion

(FS) mehrfach unges. FS [g]	Cholesterin [mg]	Vitamine A (RÄ) [µg]	E (TÄ) [mg]	C [mg]	Folsäure [µg]	Mineralstoffe Natrium [mg]	Kalium [mg]	Kalzium [mg]	Magnesium [mg]	Eisen [mg]	
											Warme Soßen
1	0	101	1,7	15	24	12	239	16	15	0,5	**Italienische Tomatensoße**
1	0	151	2,6	23	35	18	359	24	23	0,8	1 Portion, 150 g
1	41	213	0,7	2	10	76	157	38	8	1,4	**Jägersoße**
1	52	266	0,9	3	12	95	197	47	10	1,8	1 Portion, 125 g
1	23	86	0,6	1	6	208	92	147	12	0,2	**Käsesoße i. D.**
✓	14	52	0,4	✓	4	125	55	88	7	0,1	1 Portion (ca. 4 EL), 60 g
1	37	151	0,7	1	5	69	57	34	6	0,2	**Rahmsoße i. D. (mit Sahne)**
✓	22	91	0,4	✓	3	41	34	20	4	0,1	1 Portion (ca. 4 EL), 60 g
1	0	61	1,8	25	11	159	121	12	8	0,3	**Zigeunersoße**
1	0	76	2,3	32	14	199	152	15	10	0,4	1 Portion, 125 g
											Würzmittel, Würzsoßen und Salatdressings
8	95	193	9,8	2	13	409	39	17	7	0,8	**Aioli**
1	14	29	1,5	✓	2	61	6	3	1	0,1	1 EL, 15 g
✓	0	66	1,7	12	20	1240	467	40	38	0,9	**Barbecue-Grillsoße**
✓	0	10	0,3	2	3	186	70	6	6	0,1	1 EL, 15 g
7	154	124	4,8	1	10	602	172	27	9	0,7	**Cocktaildressing**
2	46	37	1,4	✓	3	181	52	8	3	0,2	1 Portion (ca. 2 EL), 30 g
0	0	2	0	0	0	1	100	6	20	0,6	**Essig, Obstessig**
0	0	✓	0	0	0	✓	15	1	3	0,1	1 EL, 15 g
0	0	0	0	0	0	20	89	15	22	0,5	**Essig, Weinessig**
0	0	0	0	0	0	3	13	2	3	0,1	1 EL, 15 g
1	✓	36	1,5	7	22	3	434	18	21	0,4	**Guacamole**
✓	✓	5	0,2	1	3	✓	65	3	3	0,1	1 EL, 15 g
2	13	37	1,3	2	9	70	152	121	14	0,1	**Joghurtdressing**
✓	4	11	0,4	1	3	21	46	36	4	✓	1 Portion (ca. 2 EL), 30 g
1	40	177	0,4	4	24	118	141	96	11	0,4	**Knoblauchdip**
✓	12	53	0,1	1	7	35	42	29	3	0,1	1 EL, 30 g
✓	0	0	0	0	0	20	500	230	10	Ø	**Maggiwürze**
0	0	0	0	0	0	✓	3	1	0	Ø	5–10 Spritzer (ca. 0,5 g)
8	15	254	7,3	5	27	222	232	272	77	3,1	**Pesto mit Olivenöl (Basilikum)**
2	5	76	2,2	2	8	67	70	82	23	0,9	1 EL, 30 g
5	16	201	7,6	17	29	306	539	300	68	1,5	**Pesto mit Olivenöl (Tomate)**
1	5	60	2,3	5	9	92	162	90	21	0,4	1 EL, 30 g
1	96	390	0,9	3	9	23	90	70	9	0,1	**Sahne-/Schmanddressing**
✓	29	117	0,3	1	3	7	27	21	3	✓	1 Portion (ca. 2 EL), 30 g
0	0	0	0	0	0	40 000	4	250	120	0,1	**Salz**
0	0	0	0	0	0	2000	✓	13	6	✓	1 TL, 5 g
✓	0	77	1,6	16	20	82	527	90	45	2,3	**Schaschlik-Grillsoße**
✓	0	12	0,2	2	3	12	79	14	7	0,3	1 EL, 15 g
1	0	5	0	3	0	1200	120	130	110	2,0	**Senf, mittelscharf**
✓	0	✓	0	✓	0	96	10	10	9	0,2	1 TL, 8 g
1	0	5	0	3	0	1300	130	124	100	1,8	**Senf, scharf**
✓	0	✓	0	✓	0	104	10	10	8	0,1	1 TL, 8 g
1	0	5	0	3	0	1250	120	120	100	2,0	**Senf, süß**
✓	0	✓	0	✓	0	100	10	10	8	0,2	1 TL, 8 g
0	0	0	Ø	Ø	11	5720	360	19	43	2,7	**Sojasoße**
0	0	0	Ø	Ø	2	858	54	3	6	0,4	1 EL, 15 g
✓	0	100	0,4	2	1	1120	590	25	19	1,2	**Tomatenketchup**
✓	0	15	0,1	✓	✓	168	89	4	3	0,2	1 EL, 15 g

152

Süße und herzhafte Produkte

jeweils essb. Anteil | Zeile 1: pro 100 g | Zeile 2: pro Portion

	Energie kcal	Energie kJ	Energiedichte kcal/g	Eiweiß g	Kohlenhydrate g	KH-Port. g	Ballaststoffe g	Fett g	gesättigte FS g	einfach unges. FS g
Würzmittel, Würzsoßen und Salatdressings										
Tomatenmark	74	309	0,7	5	13	1,0	3	✓	✓	✓
1 TL, 8 g	6	25	0,7	✓	1	0	✓	✓	✓	✓
Vinaigrette (Öl-Essig-Senf)	594	2486	5,9	1	1	0	0	66	8	29
1 Portion (ca. 2 EL), 30 g	178	746	5,9	✓	✓	0	0	20	2	9
Worcestersoße	153	639	1,5	4	26	2,5	4	2	1	1
5–10 Spritzer (ca. 0,5 g)	1	3	1,5	✓	✓	0	✓	0	0	0
Würzmittel, Würzsoßen und Salatdressings, Markenprodukte										
American Caesar Dressing, Kühne	241	994	2,4	3	5	0,5	Ø	23	Ø	Ø
1 EL, 15 g	36	149	2,4	✓	1	0	Ø	3	Ø	Ø
Crème Fraîche Dressing, Kühne	185	766	1,9	2	8	0,5	Ø	16	Ø	Ø
1 EL, 15 g	28	115	1,9	✓	1	0	Ø	2	Ø	Ø
Curry Ketchup, Heinz	108	455	1,1	1	24	2,0	Ø	✓	✓	Ø
1 EL, 15 g	16	68	1,1	✓	4	0,5	Ø	✓	✓	Ø
Gartenkräuter Dressing laktosefrei, Kühne	184	762	1,8	✓	9	1,0	Ø	16	Ø	Ø
1 EL, 15 g	28	114	1,8	✓	1	0	Ø	2	Ø	Ø
Hamburger Sauce, Hela	300	1230	3,0	1	12	1,5	✓	27	2	Ø
1 EL, 15 g	45	185	3,0	✓	2	0	✓	4	✓	Ø
Helle Fritten Sauce, Hela	304	1258	3,0	1	13	1,0	✓	27	2	Ø
1 EL, 15 g	46	189	3,0	✓	2	0	✓	4	✓	Ø
Hot Dog Sauce, Homann	263	1093	2,6	1	18	1,5	1	21	2	Ø
1 EL, 15 g	39	164	2,6	✓	3	0,5	✓	3	✓	Ø
Joghurt Dressing, Kühne	215	890	2,2	1	8	1,0	Ø	19	Ø	Ø
1 EL, 15 g	32	134	2,2	✓	1	0	Ø	3	Ø	Ø
Joghurt-Kräuter Dressing leicht, Kühne	132	547	1,3	2	10	1,0	Ø	9	Ø	Ø
1 EL, 15 g	20	82	1,3	✓	1	0	Ø	1	Ø	Ø
Tomaten Gewürz Ketchup, Hela	126	533	1,3	1	29	3,0	✓	✓	✓	Ø
1 EL, 15 g	19	80	1,3	✓	4	0,5	✓	✓	✓	Ø
Würzsauce China, Kühne	126	535	1,3	1	30	2,5	Ø	0	Ø	Ø
1 EL, 15 g	19	80	1,3	✓	5	0,5	Ø	0	Ø	Ø
Würzsauce Curry, Kühne	249	1034	2,5	1	16	1,5	Ø	19	Ø	Ø
1 EL, 15 g	37	155	2,5	✓	2	0	Ø	3	Ø	Ø
Würzsauce Knoblauch, Kühne	377	1556	3,8	1	12	1,0	Ø	36	Ø	Ø
1 EL, 15 g	57	233	3,8	✓	2	0	Ø	5	Ø	Ø
Würzsauce Schaschlik, Kühne	116	491	1,2	2	24	2,2	Ø	✓	Ø	Ø
1 EL, 15 g	17	74	1,2	✓	4	0,5	Ø	✓	Ø	Ø
Würzsauce Zigeuner, Kühne	100	425	1,0	2	22	2,0	Ø	1	Ø	Ø
1 EL, 15 g	15	64	1,0	✓	3	0,5	Ø	✓	Ø	Ø
Knabberwaren										
Erdnussflips	530	2216	5,3	10	45	4,0	5	35	6	17
1 Portion, 40 g	212	886	5,3	4	18	1,5	2	14	3	7
Kartoffelchips	536	2242	5,4	6	41	3,5	3	39	10	1
1 Portion, 40 g	214	897	5,4	2	16	1,5	1	16	4	✓
Kartoffelsticks	492	2060	4,9	7	46	4,0	2	32	8	1
1 Portion, 40 g	197	824	4,9	3	18	1,5	1	13	3	✓
Käsegebäck (aus Blätterteig)	527	2205	5,3	11	35	3,0	2	38	23	12
1 Portion, 40 g	211	882	5,3	4	14	1,5	1	15	9	5

Süße und herzhafte Produkte

jeweils essb. Anteil | Zeile 1: pro 100 g | Zeile 2: pro Portion

(FS)		Vitamine				Mineralstoffe					
mehrfach unges. FS	Cholesterin	A (RÄ)	E (TÄ)	C	Folsäure	Natrium	Kalium	Kalzium	Magnesium	Eisen	
g	mg	µg	mg	mg	µg	mg	mg	mg	mg	mg	
											Würzmittel, Würzsoßen und Salatdressings
✓	0	217	5,4	38	54	240	1150	48	48	1,6	Tomatenmark
✓	0	17	0,4	3	4	19	92	4	4	0,1	1 TL, 8 g
26	✓	175	21,7	7	6	62	77	26	12	0,8	Vinaigrette (Öl-Essig-Senf)
8	✓	53	6,5	2	2	19	23	8	4	0,2	1 Portion (ca. 2 EL), 30 g
1	0	212	1,1	13	20	2001	760	89	74	6,8	Worcestersoße
0	0	1	✓	✓	✓	10	4	✓	✓	✓	5–10 Spritzer (ca. 0,5 g)
											Würzmittel, Würzsoßen und Salatdressings, Markenprodukte
ø	ø	ø	ø	ø	ø	ø	ø	ø	ø	ø	American Caesar Dressing, Kühne
ø	ø	ø	ø	ø	ø	ø	ø	ø	ø	ø	1 EL, 15 g
ø	ø	ø	ø	ø	ø	ø	ø	ø	ø	ø	Crème Fraîche Dressing, Kühne
ø	ø	ø	ø	ø	ø	ø	ø	ø	ø	ø	1 EL, 15 g
ø	ø	ø	ø	ø	ø	1140	ø	ø	ø	ø	Curry Ketchup, Heinz
ø	ø	ø	ø	ø	ø	171	ø	ø	ø	ø	1 EL, 15 g
ø	ø	ø	ø	ø	ø	ø	ø	ø	ø	ø	Gartenkräuter Dressing laktosefrei, Kühne
ø	ø	ø	ø	ø	ø	ø	ø	ø	ø	ø	1 EL, 15 g
ø	ø	ø	ø	ø	ø	792	ø	ø	ø	ø	Hamburger Sauce, Hela
ø	ø	ø	ø	ø	ø	119	ø	ø	ø	ø	1 EL, 15 g
ø	ø	ø	ø	ø	ø	760	ø	ø	ø	ø	Helle Fritten Sauce, Hela
ø	ø	ø	ø	ø	ø	114	ø	ø	ø	ø	1 EL, 15 g
ø	ø	ø	ø	ø	ø	480	ø	ø	ø	ø	Hot Dog Sauce, Homann
ø	ø	ø	ø	ø	ø	72	ø	ø	ø	ø	1 EL, 15 g
ø	ø	ø	ø	ø	ø	ø	ø	ø	ø	ø	Joghurt Dressing, Kühne
ø	ø	ø	ø	ø	ø	ø	ø	ø	ø	ø	1 EL, 15 g
ø	ø	ø	ø	ø	ø	ø	ø	ø	ø	ø	Joghurt-Kräuter Dressing leicht, Kühne
ø	ø	ø	ø	ø	ø	ø	ø	ø	ø	ø	1 EL, 15 g
ø	ø	ø	ø	ø	ø	880	ø	ø	ø	ø	Tomaten Gewürz Ketchup, Hela
ø	ø	ø	ø	ø	ø	132	ø	ø	ø	ø	1 EL, 15 g
ø	ø	ø	ø	ø	ø	ø	ø	ø	ø	ø	Würzsauce China, Kühne
ø	ø	ø	ø	ø	ø	ø	ø	ø	ø	ø	1 EL, 15 g
ø	ø	ø	ø	ø	ø	ø	ø	ø	ø	ø	Würzsauce Curry, Kühne
ø	ø	ø	ø	ø	ø	ø	ø	ø	ø	ø	1 EL, 15 g
ø	ø	ø	ø	ø	ø	ø	ø	ø	ø	ø	Würzsauce Knoblauch, Kühne
ø	ø	ø	ø	ø	ø	ø	ø	ø	ø	ø	1 EL, 15 g
ø	ø	ø	ø	ø	ø	ø	ø	ø	ø	ø	Würzsauce Schaschlik, Kühne
ø	ø	ø	ø	ø	ø	ø	ø	ø	ø	ø	1 EL, 15 g
ø	ø	ø	ø	ø	ø	ø	ø	ø	ø	ø	Würzsauce Zigeuner, Kühne
ø	ø	ø	ø	ø	ø	ø	ø	ø	ø	ø	1 EL, 15 g
											Knabberwaren
10	0	27	5,0	0	17	770	165	16	43	0,9	Erdnussflips
4	0	11	2,0	0	7	308	66	6	17	0,4	1 Portion, 40 g
21	0	10	6,1	8	20	450	1000	52	64	2,3	Kartoffelchips
8	0	4	2,4	3	8	180	400	21	26	0,9	1 Portion, 40 g
17	0	10	4,3	8	40	720	1160	60	74	2,6	Kartoffelsticks
7	0	4	1,7	3	16	288	464	24	30	1,0	1 Portion, 40 g
2	110	298	1,1	0	10	186	121	80	15	0,9	Käsegebäck (aus Blätterteig)
1	44	119	0,4	0	4	74	48	32	6	0,4	1 Portion, 40 g

Süße und herzhafte Produkte

jeweils essb. Anteil | Zeile 1: pro 100 g | Zeile 2: pro Portion

	Energie			Eiweiß	Kohlenhydrate			Fett/Fettsäuren		
	Energie		Energie-dichte	Eiweiß	Kohlen-hydrate	KH-Port.	Ballast-stoffe	Fett	gesättigte FS	einfach unges. FS
	kcal	kJ	kcal/g	g	g		g	g	g	g
Knabberwaren										
Kräcker	376	1574	3,8	10	75	7,0	5	3	1	1
1 Stück, 5 g	19	79	3,8	1	4	0,5	✓	✓	✓	✓
Popcorn (süß)	387	1619	3,9	13	78	7,0	15	5	1	1
1 Portion, 40 g	155	648	3,9	5	31	3,0	6	2	✓	✓
Reiswaffeln, ungesalzen	390	1632	3,9	8	84	7,5	2	2	1	1
1 Waffel, 7 g	27	114	3,9	1	6	0,5	✓	✓	✓	✓
Schoko-Reiswaffeln	463	1938	4,6	8	69	6,5	2	17	10	5
1 Waffel, 17 g	79	330	4,6	1	12	1,0	✓	3	2	1
Salzstangen, Salzbrezeln	347	1452	3,5	9	75	7,0	1	1	✓	✓
10 Stück, 15 g	52	218	3,5	1	11	1,0	✓	✓	✓	✓
Knabberwaren, Markenprodukte										
Chipsfrisch ungarisch, funny-frisch	539	2243	5,4	6	48	4,5	4	35	3	29
1 Portion, 30 g	162	673	5,4	2	14	1,5	1	11	1	9
Chips ready salted, Chio	537	2235	5,4	5	48	4,5	4	35	3	Ø
1 Portion, 25 g	134	559	5,4	1	12	1,0	1	9	1	Ø
Crunchips light Paprika, Lorenz	485	2031	4,9	7	61	5,5	4	23	2	Ø
1 Portion, 30 g	146	609	4,9	2	18	1,5	1	7	1	Ø
ErdnußLocken Classic, Lorenz	500	2094	5,0	13	56	5,0	4	24	4	13
1 Portion, 30 g	150	628	5,0	4	17	1,5	1	7	1	4
Ofen Chips Sour Cream, funny-frisch	410	1731	4,1	6	74	6,5	Ø	9	1	7
1 Portion, 30 g	123	519,3	4,1	2	22	2,0	Ø	3	✓	2
Ofen Sticks, funny-frisch	474	1986	4,7	6	64	6,0	2	21	9	10
1 Portion, 30 g	142	596	4,7	2	19	1,5	1	6	3	3
Pringles Classic Paprika	504	2108	5,0	5	52	4,5	3	31	5	Ø
1 Portion, 30 g	151	632	5,0	1	16	1,5	1	9	1	Ø
Saltletts Snack Mix, Lorenz	441	1856	4,4	10	65	6,0	3	15	9	Ø
1 Portion, 30 g	132	557	4,4	3	20	2,0	1	5	3	Ø
Taccos, Chio	476	1997	4,8	6	65	6,0	3	21	2	Ø
1 Portion, 30 g	143	599	4,8	2	20	2,0	1	6	1	Ø
Tortillas Nacho Cheese, Chio	478	2000	4,8	6	62	5,5	4	22	7	Ø
1 Portion (ohne Dip), 30 g	143	600	4,8	2	19	1,5	1	7	2	Ø
Tuc Classic, De Beukelaer	468	1964	4,7	8	65	6,0	2	19	8	Ø
10 Stück, 36 g	168	707	4,7	3	23	2,0	1	7	3	Ø
Zwiebli Ringe, funny-frisch	516	2155	5,2	7	57	5,0	Ø	28	4	7
1 Portion, 30 g	155	647	5,2	2	17	1,5	Ø	8	1	2

mehrfach unges. FS	Cholesterin	A (RÄ)	E (TÄ)	C	Folsäure	Natrium	Kalium	Kalzium	Mag-nesium	Eisen	Süße und herzhafte Produkte
g	mg	µg	mg	mg	µg	mg	mg	mg	mg	mg	jeweils essb. Anteil | Zeile 1: pro 100 g | Zeile 2: pro Portion
											Knabberwaren
1	0	16	0,8	0	10	977	141	67	15	1,6	**Kräcker**
✓	0	1	✓	0	1	49	7	3	1	0,1	1 Stück, 5 g
2	0	10	0,3	0	31	8	329	7	144	3,2	**Popcorn (süß)**
1	0	4	0,1	0	12	3	132	3	58	1,3	1 Portion, 40 g
1	0	0	0,4	0	19	20	110	6	25	1,1	**Reiswaffeln, ungesalzen**
✓	0	0	✓	0	1	1	8	✓	2	0,1	1 Waffel, 7 g
1	5	30	0,3	0	15	40	291	110	56	1,7	**Schoko-Reiswaffeln**
✓	1	5	0,1	0	2	7	49	19	9	0,3	1 Waffel, 17 g
✓	0	0	0,4	0	0	1790	124	147	Ø	0,7	**Salzstangen, Salzbrezeln**
✓	0	0	0,1	0	0	269	19	22	Ø	0,1	10 Stück, 15 g
											Knabberwaren, Markenprodukte
3	Ø	Ø	Ø	Ø	Ø	600	Ø	Ø	Ø	Ø	**Chipsfrisch ungarisch, funny-frisch**
1	Ø	Ø	Ø	Ø	Ø	180	Ø	Ø	Ø	Ø	1 Portion, 30 g
Ø	Ø	Ø	Ø	Ø	Ø	600	Ø	Ø	Ø	Ø	**Chips ready salted, Chio**
Ø	Ø	Ø	Ø	Ø	Ø	150	Ø	Ø	Ø	Ø	1 Portion, 25 g
Ø	Ø	Ø	Ø	Ø	Ø	1700	Ø	Ø	Ø	Ø	**Crunchips light Paprika, Lorenz**
Ø	Ø	Ø	Ø	Ø	Ø	510	Ø	Ø	Ø	Ø	1 Portion, 30 g
7	Ø	Ø	Ø	Ø	Ø	780	Ø	Ø	Ø	Ø	**ErdnußLocken Classic, Lorenz**
2	Ø	Ø	Ø	Ø	Ø	234	Ø	Ø	Ø	Ø	1 Portion, 30 g
1	Ø	Ø	Ø	Ø	Ø	1040	Ø	Ø	Ø	Ø	**Ofen Chips Sour Cream, funny-frisch**
✓	Ø	Ø	Ø	Ø	Ø	312	Ø	Ø	Ø	Ø	1 Portion, 30 g
3	Ø	Ø	Ø	Ø	Ø	1200	Ø	Ø	Ø	Ø	**Ofen Sticks, funny-frisch**
1	Ø	Ø	Ø	Ø	Ø	360	Ø	Ø	Ø	Ø	1 Portion, 30 g
Ø	Ø	Ø	Ø	Ø	Ø	620	Ø	Ø	Ø	Ø	**Pringles Classic Paprika**
Ø	Ø	Ø	Ø	Ø	Ø	186	Ø	Ø	Ø	Ø	1 Portion, 30 g
Ø	Ø	Ø	Ø	Ø	Ø	1009	Ø	Ø	Ø	Ø	**Saltletts Snack Mix, Lorenz**
Ø	Ø	Ø	Ø	Ø	Ø	303	Ø	Ø	Ø	Ø	1 Portion, 30 g
Ø	Ø	Ø	Ø	Ø	Ø	900	Ø	Ø	Ø	Ø	**Taccos, Chio**
Ø	Ø	Ø	Ø	Ø	Ø	270	Ø	Ø	Ø	Ø	1 Portion, 30 g
Ø	Ø	Ø	Ø	Ø	Ø	800	Ø	Ø	Ø	Ø	**Tortillas Nacho Cheese, Chio**
Ø	Ø	Ø	Ø	Ø	Ø	240	Ø	Ø	Ø	Ø	1 Portion (ohne Dip), 30 g
Ø	Ø	Ø	Ø	Ø	Ø	1000	Ø	Ø	Ø	Ø	**Tuc Classic, De Beukelaer**
Ø	Ø	Ø	Ø	Ø	Ø	360	Ø	Ø	Ø	Ø	10 Stück, 36 g
17	Ø	Ø	Ø	Ø	Ø	600	Ø	Ø	Ø	Ø	**Zwiebli Ringe, funny-frisch**
5	Ø	Ø	Ø	Ø	Ø	180	Ø	Ø	Ø	Ø	1 Portion, 30 g

Vegetarische und vegane Produkte

jeweils essb. Anteil | Zeile 1: pro 100 g | Zeile 2: pro Portion

	Energie		Energie-dichte	Eiweiß	Kohlen-hydrate	KH-Port.	Ballast-stoffe	Fett	gesättigte FS	einfach unges. FS
	kcal	kJ	kcal/g	g	g	g	g	g	g	g
Milchersatzprodukte										
Kaffeeweißer (Pulver)	549	2298	5,5	4	55	5,0	0	35	33	1
1 TL, 5 g	27	115	5,5	✓	3	0,5	0	2	2	✓
Joghurtersatz aus Soja	52	218	0,5	4	3	0,5	1	3	1	1
1 Portion, 150 g	78	326	0,5	6	4	0,5	2	4	1	1
Joghurtersatz aus Soja mit Frucht	84	351	0,8	3	13	1,0	1	2	✓	1
1 Portion, 150 g	126	527	0,8	5	19	1,5	2	3	1	1
Schokodrink auf Sojabasis	64	268	0,6	3	8	0,5	1	2	1	1
1 Glas, 200 ml	128	536	0,6	7	15	1,5	1	4	1	1
Sojamilch	52	218	0,5	4	6	0,5	1	2	✓	✓
1 Glas, 200 ml	104	435	0,5	7	12	1,0	1	4	1	1
Tofu (Sojakäse)	77	323	0,8	8	1	0	1	5	1	1
1 Portion, 100 g	77	323	0,8	8	1	0	1	5	1	1
Milchersatzprodukte, Markenprodukte										
Dinkeldrink Calcium, Natumi	45	191	0,5	✓	9	1,0	✓	1	✓	1
1 Glas, 200 g	90	382	0,5	✓	18	1,5	✓	2	✓	2
Haferdrink, alpro	43	182	0,4	✓	7	0,5	1	1	✓	1
1 Glas, 200 g	86	364	0,4	1	14	1,5	3	3	✓	1
Hafersahne Cuisine, Natumi	85	354	0,9	1	4	0,5	1	8	1	6
1 Portion, 30 g	26	106	0,9	✓	1	0	✓	2	✓	2
Haselnussdrink, alpro	29	119	0,3	✓	3	0,5	✓	2	✓	1
1 Glas, 200 g	58	238	0,3	1	6	0,5	✓	3	1	3
Haselnussdrink, Natumi	56	236	0,6	1	6	0,5	✓	3	✓	2
1 Glas, 200 g	112	472	0,6	2	13	1,0	1	6	1	5
Mandeldrink, Provamel	47	200	0,5	1	4	0,5	1	3	✓	2
1 Glas, 200 g	94	400	0,5	2	8	1,0	1	6	1	4
Reisdrink, alpro	47	200	0,5	✓	10	1,0	0	1	✓	✓
1 Glas, 200 g	94	400	0,5	✓	19	2,0	0	2	✓	1
Reissahne Cuisine, Natumi	96	400	1,0	✓	6	0,5	✓	8	1	6
1 Portion, 30 g	29	120	1,0	✓	2	0	✓	2	✓	2
Soja-Dessert Schoko, Provamel	95	401	1,0	3	16	1,5	1	2	✓	1
1 Becher, 125 g	119	501	1,0	4	21	2,0	2	2	1	1
Sojadrink Calcium, alpro	39	163	0,4	3	3	0,0	1	2	✓	✓
1 Glas, 200 g	78	326	0,4	3	5	0,5	1	4	1	1
Sojajoghurt Heidelbeere, Provamel	75	317	0,8	4	9	1,0	1	2	✓	✓
1 Becher, 125 g	94	396	0,8	5	12	1,0	1	2	✓	1
Sojajoghurt natur, Provamel	43	181	0,4	4	1	0	1	2	✓	1
1 Becher, 125 g	54	226	0,4	5	1	0	1	3	1	1
Sojasahne Cuisine, Provamel	193	796	1,9	3	4	0,5	1	18	2	4
1 Portion, 30 g	58	239	1,9	1	1	0	✓	5	1	1
Vegetarische Fleisch- und Wurstersatzprodukte										
Soja-Aufschnitt, i. D.	266	1111	2,7	16	3	0,5	2	21	3	5
1 Scheibe, 25 g	66	278	2,7	4	1	0	✓	5	1	1
Sojafleisch (Sojazubereitung, Fleischersatz)	192	802	1,9	14	1	0	✓	15	2	4
1 Portion (mit Soße), 150 g	288	1203	1,9	22	2	0	1	22	3	6
Sojapaste	58	243	0,6	13	1	0	8	✓	✓	✓
1 EL, 15 g	9	36	0,6	2	✓	0	1	✓	✓	✓

(FS) mehrfach unges. FS	Cholesterin	Vitamine A (RÄ)	E (TÄ)	C	Folsäure	Mineralstoffe Natrium	Kalium	Kalzium	Mag-nesium	Eisen	
g	mg	µg	mg	mg	µg	mg	mg	mg	mg	mg	

Vegetarische und vegane Produkte
jeweils essb. Anteil | Zeile 1: pro 100 g | Zeile 2: pro Portion

Milchersatzprodukte

(FS)	Chol.	A	E	C	Fols.	Na	K	Ca	Mg	Fe	Produkt
✓	Ø	20	1,0	0	0	200	812	20	4	1,1	**Kaffeeweißer (Pulver)**
✓	Ø	1	0,1	0	0	10	41	1	✓	0,1	1 TL, 5 g
2	0	Ø	Ø	Ø	Ø	10	Ø	Ø	Ø	Ø	**Joghurtersatz aus Soja**
2	0	Ø	Ø	Ø	Ø	15	Ø	Ø	Ø	Ø	1 Portion, 150 g
1	0	Ø	Ø	Ø	Ø	11	Ø	Ø	Ø	Ø	**Joghurtersatz aus Soja mit Frucht**
2	0	Ø	Ø	Ø	Ø	17	Ø	Ø	Ø	Ø	1 Portion, 150 g
1	0	Ø	1,5	Ø	1	70	Ø	Ø	Ø	Ø	**Schokodrink auf Sojabasis**
2	0	Ø	3,0	Ø	2	140	Ø	Ø	Ø	Ø	1 Glas, 200 ml
1	0	Ø	Ø	Ø	1	3	191	3	28	0,8	**Sojamilch**
2	0	Ø	Ø	Ø	2	6	382	6	56	1,6	1 Glas, 200 ml
3	0	4	0,5	✓	15	4	94	87	99	3,7	**Tofu (Sojakäse)**
3	0	4	0,5	✓	15	4	94	87	99	3,7	1 Portion, 100 g

Milchersatzprodukte, Markenprodukte

(FS)	Chol.	A	E	C	Fols.	Na	K	Ca	Mg	Fe	Produkt
✓	Ø	Ø	Ø	Ø	Ø	47	Ø	120	Ø	Ø	**Dinkeldrink Calcium, Natumi**
✓	Ø	Ø	Ø	Ø	Ø	94	Ø	240	Ø	Ø	1 Glas, 200 g
1	0	Ø	Ø	Ø	Ø	40	25	120	4	0,1	**Haferdrink, alpro**
1	0	Ø	Ø	Ø	Ø	80	50	240	8	0,2	1 Glas, 200 g
1	Ø	Ø	Ø	Ø	Ø	43	Ø	Ø	Ø	Ø	**Hafersahne Cuisine, Natumi**
✓	Ø	Ø	Ø	Ø	Ø	13	Ø	Ø	Ø	Ø	1 Portion, 30 g
✓	0	Ø	1,8	Ø	Ø	50	19	120	5	0,2	**Haselnussdrink, alpro**
✓	0	Ø	3,6	Ø	Ø	100	38	240	10	0,4	1 Glas, 200 g
✓	Ø	Ø	Ø	Ø	Ø	59	Ø	Ø	Ø	Ø	**Haselnussdrink, Natumi**
1	Ø	Ø	Ø	Ø	Ø	118	Ø	Ø	Ø	Ø	1 Glas, 200 g
1	Ø	Ø	Ø	Ø	Ø	32	Ø	Ø	Ø	Ø	**Mandeldrink, Provamel**
1	Ø	Ø	Ø	Ø	Ø	63	Ø	Ø	Ø	Ø	1 Glas, 200 g
1	0	Ø	Ø	Ø	Ø	40	16	120	5	0,1	**Reisdrink, alpro**
1	0	Ø	Ø	Ø	Ø	80	32	240	10	0,2	1 Glas, 200 g
1	Ø	Ø	Ø	Ø	Ø	20	Ø	Ø	Ø	Ø	**Reissahne Cuisine, Natumi**
✓	Ø	Ø	Ø	Ø	Ø	6	Ø	Ø	Ø	Ø	1 Portion, 30 g
1	Ø	Ø	Ø	Ø	Ø	63	Ø	Ø	Ø	Ø	**Soja-Dessert Schoko, Provamel**
1	Ø	Ø	Ø	Ø	Ø	79	Ø	Ø	Ø	Ø	1 Becher, 125 g
1	0	Ø	Ø	Ø	Ø	40	91	120	13	0,3	**Sojadrink Calcium, alpro**
2	0	Ø	Ø	Ø	Ø	80	182	240	26	0,6	1 Glas, 200 g
1	Ø	Ø	Ø	Ø	Ø	63	Ø	Ø	Ø	Ø	**Sojajoghurt Heidelbeere, Provamel**
2	Ø	Ø	Ø	Ø	Ø	79	Ø	Ø	Ø	Ø	1 Becher, 125 g
1	Ø	Ø	Ø	Ø	Ø	71	Ø	Ø	Ø	Ø	**Sojajoghurt natur, Provamel**
2	Ø	Ø	Ø	Ø	Ø	89	Ø	Ø	Ø	Ø	1 Becher, 125 g
12	Ø	Ø	Ø	Ø	Ø	55	Ø	Ø	10	Ø	**Sojasahne Cuisine, Provamel**
4	Ø	Ø	Ø	Ø	Ø	17	Ø	Ø	3	Ø	1 Portion, 30 g

Vegetarische Fleisch- und Wurstersatzprodukte

(FS)	Chol.	A	E	C	Fols.	Na	K	Ca	Mg	Fe	Produkt
12	0	11	7,2	2	29	614	291	59	16	1,7	**Soja-Aufschnitt, i. D.**
3	0	3	1,8	1	7	154	73	15	4	0,4	1 Scheibe, 25 g
8	0	4	4,8	✓	17	608	146	41	10	1,0	**Sojafleisch (Sojazubereitung, Fleischersatz)**
12	0	6	7,2	✓	26	912	219	62	15	1,5	1 Portion (mit Soße), 150 g
✓	0	2	Ø	Ø	85	391	626	68	86	3,5	**Sojapaste**
✓	0	✓	Ø	Ø	13	59	94	10	13	0,5	1 EL, 15 g

Vegetarische und vegane Produkte

jeweils essb. Anteil | Zeile 1: pro 100 g | Zeile 2: pro Portion

	Energie kcal	Energie kJ	Energiedichte kcal/g	Eiweiß g	Kohlenhydrate g	KH-Port.	Ballaststoffe g	Fett g	gesättigte FS g	einfach unges. FS g
Vegetarische Fleisch- und Wurstersatzprodukte										
Sojawurst i. D.	293	1224	2,9	11	5	0,5	1	25	10	10
1 Wurst, 100 g	293	1224	2,9	11	5	0,5	1	25	10	10
Vegetarische Fleisch- und Wurstersatzprodukte, Markenprodukte										
Bratwürstchen vegetarisch, Alnatura	252	1051	2,5	28	2	0	3	14	2	Ø
1 Stück, 36 g	90	375	2,5	10	1	0	1	5	1	Ø
Frankfurter aus Seitan, Alnatura	260	1088	2,6	31	7	1,0	1	12	1	Ø
1 Stück, 50 g	130	544	2,6	16	4	0,5	1	6	1	Ø
Knackies aus Seitan, Alnatura	256	1073	2,6	31	6	0,5	2	12	1	Ø
1 Stück, 29 g	73	307	2,6	9	2	0	1	3	✓	Ø
Räuchertofu, Alnatura	167	697	1,7	18	1	0	3	10	2	Ø
1 Portion, 120 g	200	836	1,7	22	1	0	3	11	2	Ø
Seitan, viana	148	615	1,5	28	2	0	Ø	3	Ø	Ø
1 Portion, 120 g	178	738	1,5	34	2	0	Ø	3	Ø	Ø
Tempeh, viana	193	804	1,9	16	9	1,0	8	8	1	2
1 Portion, 120 g	232	965	1,9	19	11	1,0	10	10	1	2
VeganBRATSTÜCK Schnitzel, Wheaty	231	969	2,3	25	9	1,0	Ø	9	Ø	Ø
1 Stück, 175 g	404	1696	2,3	44	16	1,5	Ø	16	Ø	Ø
VeganBRATSTÜCK Kassler Art, Wheaty	259	1082	2,6	32	4	0,5	Ø	12	Ø	Ø
1 Stück, 150 g	389	1623	2,6	48	6	0,5	Ø	18	Ø	Ø
VeganKEBAB Döner, Wheaty	255	1065	2,6	27	4	0,5	Ø	14	Ø	Ø
1 Portion, 200 g	510	2130	2,6	55	8	1,0	Ø	29	Ø	Ø
VeganSLICES Classic, Wheaty	234	978	2,3	27	3	0,5	Ø	12	Ø	Ø
1 Scheibe, 25 g	59	245	2,3	7	1	0	Ø	3	Ø	Ø
VeganSLICES Paprika-Lyoner, Wheaty	280	1172	2,8	32	5	0,5	Ø	15	Ø	Ø
1 Scheibe, 10 g	28	117	2,8	3	1	0	Ø	1	Ø	Ø
VeganWURST Chorizo Bratwurst, Wheaty	247	1035	2,5	29	6	0,5	Ø	11	Ø	Ø
1 Stück, 65 g	161	673	2,5	19	4	0,5	Ø	7	Ø	Ø
VeganWURST Grillschnecke, Wheaty	234	981	2,3	26	6	0,5	Ø	12	Ø	Ø
1 Stück, 150 g	351	1472	2,3	38	9	1,0	Ø	18	Ø	Ø
Veggi Aufschnitt Paprika, Alnatura	214	894	2,1	20	4	0,5	2	12	1	Ø
1 Scheibe, 13 g	27	112	2,1	3	1	0	✓	2	✓	Ø
Veggie Hack, viana	143	595	1,4	10	4	0,5	Ø	10	2	Ø
1 Portion, 125 g	179	744	1,4	12	5	0,5	Ø	12	2	Ø
Veggi Hamburger, viana	229	963	2,3	30	5	0,5	Ø	9	2	Ø
1 Burger, 125 g	286	1204	2,3	37	6	0,5	Ø	11	2	Ø
Veggi Salami, Alnatura	267	1116	2,7	31	5	0,5	2	13	3	Ø
1 Stück, 50 g	134	558	2,7	15	3	0	1	7	1	Ø
Vegetarische Brotaufstriche										
Apfel-Zwiebel-Aufstrich	290	1213	2,9	5	10	1,0	2	26	3	6
1 Portion, 30 g	87	364	2,9	2	3	0,5	1	8	1	2
Grünkern-Aufstrich	128	534	1,3	4	13	1,0	3	7	1	3
1 Portion, 30 g	38	160	1,3	1	4	0,5	1	2	✓	1
Hefeaufstrich Kräuter	213	892	2,1	3	9	1,0	2	19	2	4
1 Portion, 30 g	64	268	2,1	1	3	0	1	6	1	1
Rote-Bete-Meerrettich-Aufstrich	207	866	2,1	5	7	1,0	3	18	2	8
1 Portion, 30 g	62	260	2,1	1	2	0	1	5	1	2

mehrfach unges. FS (g)	Cholesterin (mg)	A (RÄ) µg	E (TÄ) mg	C mg	Folsäure µg	Natrium mg	Kalium mg	Kalzium mg	Magnesium mg	Eisen mg	Vegetarische und vegane Produkte jeweils essb. Anteil | Zeile 1: pro 100 g | Zeile 2: pro Portion
											Vegetarische Fleisch- und Wurstersatzprodukte
5	0	Ø	3,8	✓	13	456	158	25	18	0,8	Sojawurst i. D.
5	0	Ø	3,8	✓	13	456	158	25	18	0,8	1 Wurst, 100 g
											Vegetarische Fleisch- und Wurstersatzprodukte, Markenprodukte
Ø	Ø	Ø	Ø	Ø	Ø	708	Ø	Ø	Ø	Ø	Bratwürstchen vegetarisch, Alnatura
Ø	Ø	Ø	Ø	Ø	Ø	252	Ø	Ø	Ø	Ø	1 Stück, 36 g
Ø	Ø	Ø	Ø	Ø	Ø	866	Ø	Ø	Ø	Ø	Frankfurter aus Seitan, Alnatura
Ø	Ø	Ø	Ø	Ø	Ø	433	Ø	Ø	Ø	Ø	1 Stück, 50 g
Ø	Ø	Ø	Ø	Ø	Ø	433	Ø	Ø	Ø	Ø	Knackies aus Seitan, Alnatura
Ø	Ø	Ø	Ø	Ø	Ø	126	Ø	Ø	Ø	Ø	1 Stück, 29 g
Ø	Ø	Ø	Ø	Ø	Ø	480	Ø	Ø	Ø	Ø	Räuchertofu, Alnatura
Ø	Ø	Ø	Ø	Ø	Ø	576	Ø	Ø	Ø	Ø	1 Portion, 120 g
Ø	Ø	Ø	Ø	Ø	Ø	Ø	Ø	Ø	Ø	Ø	Seitan, viana
Ø	Ø	Ø	Ø	Ø	Ø	Ø	Ø	Ø	Ø	Ø	1 Portion, 120 g
6	0	Ø	Ø	Ø	Ø	60	Ø	Ø	Ø	Ø	Tempeh, viana
7	0	Ø	Ø	Ø	Ø	72	Ø	Ø	Ø	Ø	1 Portion, 120 g
Ø	Ø	Ø	Ø	Ø	Ø	984	Ø	Ø	Ø	Ø	VeganBRATSTÜCK Schnitzel, Wheaty
Ø	Ø	Ø	Ø	Ø	Ø	1722	Ø	Ø	Ø	Ø	1 Stück, 175 g
Ø	Ø	Ø	Ø	Ø	Ø	866	Ø	Ø	Ø	Ø	VeganBRATSTÜCK Kassler Art, Wheaty
Ø	Ø	Ø	Ø	Ø	Ø	1299	Ø	Ø	Ø	Ø	1 Stück, 150 g
Ø	Ø	Ø	Ø	Ø	Ø	748	Ø	Ø	Ø	Ø	VeganKEBAB Döner, Wheaty
Ø	Ø	Ø	Ø	Ø	Ø	1496	Ø	Ø	Ø	Ø	1 Portion, 200 g
Ø	Ø	Ø	Ø	Ø	Ø	472	Ø	Ø	Ø	Ø	VeganSLICES Classic, Wheaty
Ø	Ø	Ø	Ø	Ø	Ø	118	Ø	Ø	Ø	Ø	1 Scheibe, 25 g
Ø	Ø	Ø	Ø	Ø	Ø	591	Ø	Ø	Ø	Ø	VeganSLICES Paprika-Lyoner, Wheaty
Ø	Ø	Ø	Ø	Ø	Ø	59	Ø	Ø	Ø	Ø	1 Scheibe, 10 g
Ø	Ø	Ø	Ø	Ø	Ø	709	Ø	Ø	Ø	Ø	VeganWURST Chorizo Bratwurst, Wheaty
Ø	Ø	Ø	Ø	Ø	Ø	461	Ø	Ø	Ø	Ø	1 Stück, 65 g
Ø	Ø	Ø	Ø	Ø	Ø	511	Ø	Ø	Ø	Ø	VeganWURST Grillschnecke, Wheaty
Ø	Ø	Ø	Ø	Ø	Ø	767	Ø	Ø	Ø	Ø	1 Stück, 150 g
Ø	Ø	Ø	Ø	Ø	Ø	1000	Ø	Ø	Ø	Ø	Veggi Aufschnitt Paprika, Alnatura
Ø	Ø	Ø	Ø	Ø	Ø	125	Ø	Ø	Ø	Ø	1 Scheibe, 13 g
Ø	0	Ø	Ø	Ø	Ø	Ø	Ø	Ø	Ø	Ø	Veggie Hack, viana
Ø	0	Ø	Ø	Ø	Ø	Ø	Ø	Ø	Ø	Ø	1 Portion, 125 g
Ø	Ø	Ø	Ø	Ø	Ø	Ø	Ø	Ø	Ø	Ø	Veggi Hamburger, viana
Ø	Ø	Ø	Ø	Ø	Ø	Ø	Ø	Ø	Ø	Ø	1 Burger, 125 g
Ø	Ø	Ø	Ø	Ø	Ø	940	Ø	Ø	Ø	Ø	Veggi Salami, Alnatura
Ø	Ø	Ø	Ø	Ø	Ø	470	Ø	Ø	Ø	Ø	1 Stück, 50 g
											Vegetarische Brotaufstriche
16	0	5	17,4	8	22	392	246	32	73	1,8	Apfel-Zwiebel-Aufstrich
5	0	2	5,2	2	7	118	74	10	22	0,5	1 Portion, 30 g
2	0	2	1,0	2	23	296	217	26	37	1,6	Grünkern-Aufstrich
1	0	1	0,3	1	7	89	65	8	11	0,5	1 Portion, 30 g
11	✓	5	11,6	2	93	320	125	31	26	1,5	Hefeaufstrich Kräuter
3	✓	2	3,5	1	28	96	37	9	8	0,5	1 Portion, 30 g
7	0	2	10,2	7	45	292	237	40	81	1,6	Rote-Bete-Meerrettich-Aufstrich
2	0	1	3,1	2	14	88	71	12	24	0,5	1 Portion, 30 g

Vegetarische und vegane Produkte

jeweils essb. Anteil | Zeile 1: pro 100 g | Zeile 2: pro Portion

	Energie kcal	Energie kJ	Energie-dichte kcal/g	Eiweiß g	Kohlen-hydrate g	KH-Port. g	Ballast-stoffe g	Fett g	gesättigte FS g	einfach unges. FS g
Vegetarische Brotaufstriche										
Rote-Linsen-Aufstrich	163	680	1,6	5	12	1,0	3	11	2	6
1 Portion, 30 g	49	204	1,6	2	3	0,5	1	3	✓	2
Tomate-Kräuter-Streichcreme	329	1378	3,3	8	12	1,0	3	28	3	6
1 Portion, 30 g	99	413	3,3	2	4	0,5	1	8	1	2
Vegetarische Leberwurst	243	1015	2,4	9	9	1,0	4	19	3	12
1 Portion, 30 g	73	304	2,4	3	3	0	1	6	1	4
Vegetarisches Zwiebelschmalz	513	2146	5,1	1	4	0,5	1	56	39	6
1 Portion, 30 g	154	644	5,1	✓	1	0	✓	17	12	2
Vegetarische Brotaufstriche, Marken-produkte										
Apfel-Zwiebel-Streich, Zwergenwiese	233	965	2,3	5	6	0,5	2	21	2	11
1 Portion, 30 g	70	290	2,3	2	2	0	1	6	1	3
Aufstrich Hokkaido Kürbis, Alnatura	187	779	1,9	2	15	1,5	2	13	2	Ø
1 Portion, 30 g	56	234	1,9	1	5	0,5	1	4	✓	Ø
Bärlauch-Tomate-Streich, Zwergenwiese	250	1033	2,5	6	5	0,5	2	22	2	12
1 Portion, 30 g	75	310	2,5	2	2	0	1	7	1	3
Gourmet-Pastete Basilico, Allos	188	786	1,9	6	8	1,0	Ø	14	Ø	Ø
1 Portion, 30 g	56	236	1,9	2	2	0	Ø	4	Ø	Ø
Hummus, bio verde	347	1431	3,5	6	9	1,0	Ø	30	4	Ø
1 Portion, 30 g	104	429	3,5	2	3	0,5	Ø	9	1	Ø
Schnittlauch-Streich, Zwergenwiese	352	1451	3,5	7	3	0	5	34	1	18
1 Portion, 30 g	106	435	3,5	2	1	0	2	10	✓	5
Soja-Aufstrich wie feine Leberwurst, Alnatura	241	998	2,4	6	8	1,0	3	20	9	Ø
1 Portion, 30 g	72	299	2,4	2	2	0	1	6	3	Ø
Gerichte										
Bohneneintopf vegetarisch	31	130	0,3	1	5	0,5	2	1	✓	✓
1 Teller, 400 g	124	520	0,3	6	18	2,0	7	3	✓	✓
Calzone Spinat Feta vegetarisch	211	882	2,1	7	21	2,0	3	11	3	5
1 Rolle, 50 g	105	441	2,1	3	10	1,0	1	6	1	2
Erbseneintopf vegetarisch	61	255	0,6	5	8	1,0	4	1	✓	1
1 Teller, 400 g	244	1019	0,6	18	34	3,0	14	4	1	2
Falafel vegetarisch	264	1105	2,6	12	34	3,0	8	9	1	2
1 Bällchen, 20 g	53	221	2,6	2	7	0,5	2	2	✓	✓
Frühlingsrolle Blätterteig vegetarisch	180	755	1,8	3	13	1,0	3	13	7	4
1 Rolle, 110 g	198	830	1,8	3	14	1,5	3	15	7	5
Frühlingsrolle mit Reis vegetarisch	156	651	1,6	4	16	1,5	2	9	4	3
1 Rolle, 110 g	171	716	1,6	5	17	1,5	2	9	4	3
Gefüllte Teigtasche vegetarisch	204	855	2,0	6	18	1,5	2	12	3	8
1 Teigtasche, 125 g	255	1068	2,0	1	2	0	✓	2	✓	1
Gemüse Burger vegetarisch	250	1048	2,5	12	32	3,0	6	8	1	2
1 Burger, 100 g	250	1048	2,5	12	32	3,0	6	8	1	2
Gemüse Käse Bratling vegetarisch	191	797	1,9	8	16	1,5	3	11	3	3
1 Bratling, 200 g	381	1595	1,9	15	32	3,0	6	21	7	6
Grünkern Tofu Bratling vegetarisch	228	954	2,3	10	23	2,0	4	11	1	3
1 Bratling, 20 g	46	191	2,3	2	5	0,5	1	2	✓	1
Kartoffeleintopf vegetarisch	37	156	0,4	1	4	0,5	1	2	✓	1
1 Teller, 400 g	149	624	0,4	4	18	1,5	4	7	1	4

Vegetarische und vegane Produkte
jeweils essb. Anteil | Zeile 1: pro 100 g | Zeile 2: pro Portion

mehrfach unges. FS (g)	Cholesterin (mg)	A (RÄ) µg	E (TÄ) mg	C mg	Folsäure µg	Natrium mg	Kalium mg	Kalzium mg	Magnesium mg	Eisen mg	
											Vegetarische Brotaufstriche
3	✓	146	1,6	15	50	193	248	34	33	2,3	**Rote-Linsen-Aufstrich**
1	✓	44	0,5	5	15	58	74	10	10	0,7	1 Portion, 30 g
17	0	192	20,4	32	62	278	661	75	131	3,0	**Tomate-Kräuter-Streichcreme**
5	0	58	6,1	10	19	83	198	23	39	0,9	1 Portion, 30 g
3	✓	27	2,3	1	50	278	364	76	44	2,0	**Vegetarische Leberwurst**
1	✓	8	0,7	✓	15	83	109	23	13	0,6	1 Portion, 30 g
9	1	23	9,2	6	5	250	71	23	6	0,7	**Vegetarisches Zwiebelschmalz**
3	✓	7	2,8	2	2	75	21	7	2	0,2	1 Portion, 30 g
											Vegetarische Brotaufstriche, Markenprodukte
8	Ø	Ø	Ø	Ø	Ø	510	Ø	Ø	Ø	Ø	**Apfel-Zwiebel-Streich, Zwergenwiese**
2	Ø	Ø	Ø	Ø	Ø	153	Ø	Ø	Ø	Ø	1 Portion, 30 g
Ø	Ø	Ø	Ø	Ø	Ø	280	Ø	Ø	Ø	Ø	**Aufstrich Hokkaido Kürbis, Alnatura**
Ø	Ø	Ø	Ø	Ø	Ø	84	Ø	Ø	Ø	Ø	1 Portion, 30 g
9	Ø	Ø	Ø	Ø	Ø	460	Ø	Ø	Ø	Ø	**Bärlauch-Tomate-Streich, Zwergenwiese**
3	Ø	Ø	Ø	Ø	Ø	138	Ø	Ø	Ø	Ø	1 Portion, 30 g
Ø	Ø	Ø	Ø	Ø	Ø	Ø	Ø	Ø	Ø	Ø	**Gourmet-Pastete Basilico, Allos**
Ø	Ø	Ø	Ø	Ø	Ø	Ø	Ø	Ø	Ø	Ø	1 Portion, 30 g
Ø	Ø	Ø	Ø	Ø	Ø	394	Ø	Ø	Ø	Ø	**Hummus, bio verde**
Ø	Ø	Ø	Ø	Ø	Ø	118	Ø	Ø	Ø	Ø	1 Portion, 30 g
15	Ø	Ø	Ø	Ø	Ø	520	Ø	Ø	Ø	Ø	**Schnittlauch-Streich, Zwergenwiese**
4	Ø	Ø	Ø	Ø	Ø	156	Ø	Ø	Ø	Ø	1 Portion, 30 g
Ø	Ø	Ø	Ø	Ø	Ø	720	Ø	Ø	Ø	Ø	**Soja-Aufstrich wie feine Leberwurst, Alnatura**
Ø	Ø	Ø	Ø	Ø	Ø	216	Ø	Ø	Ø	Ø	1 Portion, 30 g
											Gerichte
✓	0	30	0,4	12	23	46	183	32	15	0,5	**Bohneneintopf vegetarisch**
2	0	120	1,6	46	92	184	732	128	60	2,0	1 Teller, 400 g
3	6	312	3,1	8	57	353	225	117	34	2,2	**Calzone Spinat Feta vegetarisch**
1	3	156	1,6	4	28	176	113	59	17	1,1	1 Rolle, 50 g
✓	0	146	0,3	9	13	516	224	35	23	1,3	**Erbseneintopf vegetarisch**
✓	0	584	1,2	34	52	2064	896	140	92	5,2	1 Teller, 400 g
4	0	180	3,7	35	38	332	267	151	90	6,8	**Falafel vegetarisch**
1	0	36	0,7	7	8	66	53	30	18	1,4	1 Bällchen, 20 g
1	46	625	1,4	23	27	420	207	30	15	1,3	**Frühlingsrolle Blätterteig vegetarisch**
1	50	687	1,5	25	29	462	228	33	17	1,4	1 Rolle, 110 g
2	75	82	1,9	3	24	260	76	21	12	1,0	**Frühlingsrolle mit Reis vegetarisch**
2	83	90	2,1	3	26	286	84	23	13	1,1	1 Rolle, 110 g
1	5	73	1,6	5	42	101	204	60	15	0,9	**Gefüllte Teigtasche vegetarisch**
✓	1	9	0,2	1	5	13	26	8	2	0,1	1 Teigtasche, 125 g
4	63	185	3,3	2	52	130	437	55	80	3,4	**Gemüse Burger vegetarisch**
4	63	185	3,3	2	52	130	437	55	80	3,4	1 Burger, 100 g
4	64	374	3,8	4	25	179	222	134	43	1,6	**Gemüse Käse Bratling vegetarisch**
7	128	748	7,6	9	51	359	444	268	86	3,2	1 Bratling, 200 g
4	✓	7	0,4	2	31	414	280	23	59	2,1	**Grünkern Tofu Bratling vegetarisch**
1	✓	1	0,1	✓	6	83	56	5	12	0,4	1 Bratling, 20 g
✓	0	116	0,3	9	12	205	169	21	10	0,4	**Kartoffeleintopf vegetarisch**
1	0	464	1,2	38	48	820	676	84	40	1,6	1 Teller, 400 g

Vegetarische und vegane Produkte

jeweils essb. Anteil | Zeile 1: pro 100 g | Zeile 2: pro Portion

	Energie		Energie-dichte	Eiweiß	Kohlenhydrate	KH-Port.	Ballast-stoffe	Fett	gesättigte FS	einfach unges. FS
	kcal	kJ	kcal/g	g	g		g	g	g	g
Gerichte										
Linseneintopf vegetarisch	61	254	0,6	4	9	1,0	2	1	✓	1
1 Teller, 400 g	243	1016	0,6	14	34	3,0	8	5	1	3
Pide vegetarisch mit Feta	209	875	2,1	8	26	2,5	2	8	3	2
1 Pide, 450 g	941	3937	2,1	36	118	11,0	9	35	14	11
Salattasche (ohne Käse)	118	493	1,2	4	20	2,0	2	2	1	1
1 Salattasche, 350 g	412	1725	1,2	15	69	6,5	7	8	2	2
Tofu Bratling vegetarisch	177	740	1,8	10	2	0	3	15	2	4
1 Bratling, 100 g	177	740	1,8	10	2	0	3	15	2	4
Vegetarischer Burger	225	940	2,2	7	26	2,5	2	10	4	4
1 Burger, 170 g	382	1598	2,2	12	44	4,0	4	18	7	6
Gerichte, Markenprodukte										
Bratling mediterran vegan, Alnatura	149	628	1,5	3	23	2,0	2	5	1	Ø
1 Bratling, 88 g	130	550	1,5	2	20	2,0	2	4	1	Ø
Erbseneintopf, Alnatura	68	285	0,7	4	10	1,0	3	1	✓	Ø
1 Teller, 400 g	272	1140	0,7	14	41	4,0	11	3	✓	Ø
Falafel, Alnatura	260	1084	2,6	8	23	2,0	12	13	1	Ø
1 Bällchen, 17 g	43	180	2,6	1	4	0,5	2	2	✓	Ø
Falafel vegan, Soto	217	909	2,2	10	21	2,0	9	8	1	Ø
1 Bällchen, 20 g	43	182	2,2	2	4	0,5	2	2	✓	Ø
Frühlingsrolle „china", Soto	213	891	2,1	6	22	2,0	2	11	2	Ø
1 Rolle, 110 g	234	980	2,1	6	24	2,0	2	12	2	Ø
Gemüse Burger, Alnatura	359	1512	3,6	12	86	8,0	10	7	1	Ø
1 Stück, 21 g	75	318	3,6	2	18	1,5	2	1	✓	Ø
Gemüse Ravioli, Alnatura	85	361	0,9	2	17	1,5	2	1	✓	Ø
1 Teller, 400 g	340	1444	0,9	9	66	6,0	8	3	✓	Ø
Gemüse Tasche „Mozzarella", Soto	211	883	2,1	6	23	2,0	2	10	2	Ø
1 Tasche, 110 g	232	971	2,1	7	25	2,5	2	11	2	Ø
Kartoffel Cremesuppe, Ökoland	54	226	0,5	2	9	1,0	Ø	2	Ø	Ø
1 Teller, 400 g	216	904	0,5	6	34	3,0	Ø	6	Ø	Ø
Klassische Linsensuppe, Davert	80	337	0,8	4	11	1,0	3	2	✓	Ø
1 Portion, 370 g	296	1247	0,8	15	40	4,0	12	6	✓	Ø
Marokko Pfanne mit Aprikosen, Davert	121	510	1,2	3	22	2,0	2	2	✓	Ø
1 Portion, 300 g	363	1530	1,2	9	66	6,0	7	5	1	Ø
Mexikanischer Bohneneintopf, Eden	51	214	0,5	3	7	0,5	3	1	✓	Ø
1 Teller, 400 g	204	856	0,5	10	26	2,5	11	4	✓	Ø
Möhren-Ingwer-Cremesuppe, Ökoland	50	210	0,5	1	6	0,5	1	3	1	Ø
1 Teller, 400 g	200	840	0,5	3	23	2,0	3	10	5	Ø
Paella, Davert	112	476	1,1	2	23	2,0	2	1	✓	Ø
1 Portion, 330 g	370	1571	1,1	7	76	7,0	5	3	✓	Ø
Pizza-Ecken „Tomate-Mozzarella", Soto	225	941	2,3	6	24	2,0	2	11	3	Ø
1 Ecke, 125 g	281	941	2,3	7	30	3,0	3	14	4	Ø
Thai Curry mit Kokos, Davert	127	535	1,3	3	23	2,0	2	2	1	Ø
1 Portion, 300 g	381	1605	1,3	8	69	6,5	5	7	3	Ø
Thailändische Linsen-Kokos-Suppe, Davert	73	307	0,7	4	7	0,5	2	2	1	Ø
1 Portion, 370 g	270	1136	0,7	14	25	2,5	8	7	3	Ø
Tofubratling Dinkel, Alnatura	270	1124	2,7	16	10	1,0	1	18	2	Ø
1 Bratling, 100 g	270	1124	2,7	16	10	1,0	1	18	2	Ø
Veggie2go Burger Africa Mild, viana	260	1089	2,6	19	15	1,5	Ø	14	3	Ø
1 Burger, 100 g	260	1089	2,6	19	15	1,5	Ø	14	3	Ø

mehrfach unges. FS g	Cholesterin mg	A (RÄ) µg	E (TÄ) mg	C mg	Folsäure µg	Natrium mg	Kalium mg	Kalzium mg	Magnesium mg	Eisen mg	
			Vitamine				**Mineralstoffe**				**Vegetarische und vegane Produkte** jeweils essb. Anteil | Zeile 1: pro 100 g | Zeile 2: pro Portion
											Gerichte
✓	0	91	0,5	11	39	321	223	34	23	1,4	Linseneintopf vegetarisch
1	0	364	2,0	42	156	1284	892	136	92	5,6	1 Teller, 400 g
1	47	160	1,5	12	111	152	234	76	23	1,4	Pide vegetarisch mit Feta
6	213	718	6,8	53	499	683	1053	344	102	6,3	1 Pide, 450 g
1	2	60	0,9	11	22	204	168	46	15	0,4	Salattasche (ohne Käse)
2	6	209	3,2	39	77	712	588	161	54	1,4	1 Salattasche, 350 g
8	✓	52	1,9	1	63	589	212	148	115	2,7	Tofu Bratling vegetarisch
8	✓	52	1,9	1	63	589	212	148	115	2,7	1 Bratling, 100 g
2	40	189	1,9	7	35	342	214	91	20	0,9	Vegetarischer Burger
3	68	321	3,2	12	59	581	363	154	33	1,5	1 Burger, 170 g
											Gerichte, Markenprodukte
Ø	Ø	Ø	Ø	Ø	Ø	570	Ø	Ø	Ø	Ø	Bratling mediterran vegan, Alnatura
Ø	Ø	Ø	Ø	Ø	Ø	499	Ø	Ø	Ø	Ø	1 Bratling, 88 g
Ø	Ø	Ø	Ø	Ø	Ø	440	Ø	Ø	Ø	Ø	Erbseneintopf, Alnatura
Ø	Ø	Ø	Ø	Ø	Ø	1760	Ø	Ø	Ø	Ø	1 Teller, 400 g
Ø	Ø	Ø	Ø	Ø	Ø	500	Ø	Ø	Ø	Ø	Falafel, Alnatura
Ø	Ø	Ø	Ø	Ø	Ø	83	Ø	Ø	Ø	Ø	1 Bällchen, 17 g
Ø	Ø	Ø	Ø	Ø	Ø	512	Ø	Ø	Ø	Ø	Falafel vegan, Soto
Ø	Ø	Ø	Ø	Ø	Ø	102	Ø	Ø	Ø	Ø	1 Bällchen, 20 g
Ø	Ø	Ø	Ø	Ø	Ø	47	Ø	Ø	Ø	Ø	Frühlingsrolle „china", Soto
Ø	Ø	Ø	Ø	Ø	Ø	52	Ø	Ø	Ø	Ø	1 Rolle, 110 g
Ø	Ø	Ø	Ø	Ø	Ø	900	Ø	Ø	Ø	Ø	Gemüse Burger, Alnatura
Ø	Ø	Ø	Ø	Ø	Ø	189	Ø	Ø	Ø	Ø	1 Stück, 21 g
Ø	Ø	Ø	Ø	Ø	Ø	520	Ø	Ø	Ø	Ø	Gemüse Ravioli, Alnatura
Ø	Ø	Ø	Ø	Ø	Ø	2080	Ø	Ø	Ø	Ø	1 Teller, 400 g
Ø	Ø	Ø	Ø	Ø	Ø	472	Ø	Ø	Ø	Ø	Gemüse Tasche „Mozzarella", Soto
Ø	Ø	Ø	Ø	Ø	Ø	519	Ø	Ø	Ø	Ø	1 Tasche, 110 g
Ø	Ø	Ø	Ø	Ø	Ø	Ø	Ø	Ø	Ø	Ø	Kartoffel Cremesuppe, Ökoland
Ø	Ø	Ø	Ø	Ø	Ø	Ø	Ø	Ø	Ø	Ø	1 Teller, 400 g
Ø	Ø	Ø	Ø	Ø	Ø	240	Ø	Ø	Ø	Ø	Klassische Linsensuppe, Davert
Ø	Ø	Ø	Ø	Ø	Ø	888	Ø	Ø	Ø	Ø	1 Portion, 370 g
Ø	Ø	Ø	Ø	Ø	Ø	394	Ø	Ø	Ø	Ø	Marokko Pfanne mit Aprikosen, Davert
Ø	Ø	Ø	Ø	Ø	Ø	1182	Ø	Ø	Ø	Ø	1 Portion, 300 g
Ø	Ø	Ø	Ø	Ø	Ø	472	Ø	Ø	Ø	Ø	Mexikanischer Bohneneintopf, Eden
Ø	Ø	Ø	Ø	Ø	Ø	1888	Ø	Ø	Ø	Ø	1 Teller, 400 g
Ø	Ø	Ø	Ø	Ø	Ø	394	Ø	Ø	Ø	Ø	Möhren-Ingwer-Cremesuppe, Ökoland
Ø	Ø	Ø	Ø	Ø	Ø	1576	Ø	Ø	Ø	Ø	1 Teller, 400 g
Ø	Ø	Ø	Ø	Ø	Ø	315	Ø	Ø	Ø	Ø	Paella, Davert
Ø	Ø	Ø	Ø	Ø	Ø	1040	Ø	Ø	Ø	Ø	1 Portion, 330 g
Ø	Ø	Ø	Ø	Ø	Ø	590	Ø	Ø	Ø	Ø	Pizza-Ecken „Tomate-Mozzarella", Soto
Ø	Ø	Ø	Ø	Ø	Ø	738	Ø	Ø	Ø	Ø	1 Ecke, 125 g
Ø	Ø	Ø	Ø	Ø	Ø	354	Ø	Ø	Ø	Ø	Thai Curry mit Kokos, Davert
Ø	Ø	Ø	Ø	Ø	Ø	1062	Ø	Ø	Ø	Ø	1 Portion, 300 g
Ø	Ø	Ø	Ø	Ø	Ø	288	Ø	Ø	Ø	Ø	Thailändische Linsen-Kokos-Suppe, Davert
Ø	Ø	Ø	Ø	Ø	Ø	1066	Ø	Ø	Ø	Ø	1 Portion, 370 g
Ø	Ø	Ø	Ø	Ø	Ø	100	Ø	Ø	Ø	Ø	Tofubratling Dinkel, Alnatura
Ø	Ø	Ø	Ø	Ø	Ø	100	Ø	Ø	Ø	Ø	1 Bratling, 100 g
Ø	0	Ø	Ø	Ø	Ø	Ø	Ø	Ø	Ø	Ø	Veggie2go Burger Africa Mild, viana
Ø	0	Ø	Ø	Ø	Ø	Ø	Ø	Ø	Ø	Ø	1 Burger, 100 g

	Energie			Eiweiß	Kohlenhydrate		Fett	Alkohol
Getränke	Energie	Energie-dichte		Eiweiß	Kohlen-hydrate	KH-Port.		
Zeile 1: pro 100 ml | Zeile 2: pro Portion (z. B. Tasse, Glas)	kcal	kJ	kcal/g	g	g		g	g
Kaffee, Tee und Wasser								
Cappuccino ohne Zucker	34	140	0,3	2	3	0	2	0
1 Tasse, 150 ml	50	210	0,3	3	4	0,5	3	0
Espresso ohne Zucker	2	8	0	✓	0	0	✓	0
1 Tasse, 30 ml	1	3	0	✓	0	0	✓	0
Kaffee ohne Milch u. Zucker	2	9	0	✓	✓	0	0	0
1 Tasse, 150 ml	3	14	0	✓	✓	0	0	0
Kaffee mit Milch i. D.	8	35	0,1	1	1	0	✓	0
1 Tasse, 150 ml	13	53	0,1	1	1	0	1	0
Kaffee mit Milch u. Zucker i. D.	27	114	0,3	1	6	0,5	✓	0
1 Tasse, 150 ml	41	171	0,3	1	8	1,0	✓	0
Kräuter-, Früchtetee ohne Zucker	1	3	0	0	✓	0	0	0
1 Tasse, 150 ml	1	4	0	0	✓	0	0	0
Latte macchiato ohne Zucker	44	183	0,4	3	4	0,5	2	0
1 Tasse, 250 ml	109	457	0,4	8	11	1,0	4	0
Malz-, Getreidekaffee	6	25	0,1	✓	1	0	✓	0
1 Tasse, 150 ml	9	38	0,1	✓	2	0	✓	0
Milchkaffee (halb/halb) ohne Zucker	33	139	0,3	2	3	0	2	0
1 Becher, 200 ml	66	278	0,3	4	5	0,5	4	0
Tee schwarz/grün ohne Zucker	1	2	0	0	0	0	0	0
1 Tasse, 150 ml	1	3	0	0	0	0	0	0
Tee mit Zucker	14	56	0,1	0	3	0,5	0	0
1 Tasse, 150 ml	20	85	0,1	0	5	0,5	0	0
Trinkwasser	0	0	0	0	0	0	0	0
1 Glas, 200 ml	0	0	0	0	0	0	0	0
Mineralwasser *	0	0	0	0	0	0	0	0
1 Glas, 200 ml	0	0	0	0	0	0	0	0

* Angaben zum Mineralstoffgehalt siehe Flaschenetikett

	Energie			Eiweiß	Kohlenhydrate		Fett	Alkohol
Erfrischungsgetränke (Fruchtsäfte siehe auch unter Obst)								
Apfelsaftschorle (1 : 1)	25	103	0,2	✓	5	0,5	✓	0
1 Glas, 200 ml	49	207	0,2	✓	11	1,0	✓	0
Bitterlimonade	31	131	0,3	0	8	0,5	0	0
1 Glas, 200 ml	63	262	0,3	0	15	1,5	0	0
Colagetränke	43	180	0,4	✓	11	1,0	0	0
1 Glas, 200 ml	86	360	0,4	✓	22	2,0	0	0
Colagetränke, kalorienarm	2	8	0	0	1	0	0	0
1 Glas, 200 ml	4	17	0	0	1	0	0	0
Cola-Limo-Mixgetränk	44	184	0,4	0	11	1,0	0	0
1 Glas, 200 ml	88	368	0,4	0	22	2,0	0	0
Eistee i. D.	31	129	0,3	✓	7	0,5	✓	0
1 Glas, 200 ml	62	257	0,3	✓	15	1,5	✓	0
Fruchtschorle i. D.	26	110	0,3	✓	6	0,5	✓	0
1 Glas, 200 ml	53	221	0,3	1	11	1,0	✓	0
Orangenfruchtsaftgetränk, kalorienreduziert	23	94	0,2	1	4	0,5	✓	0
1 Glas, 200 ml	45	188	0,2	1	9	1,0	✓	0
Orangen-/Zitronenlimonade	42	174	0,4	0	10	1,0	0	0
1 Glas, 200 ml	83	348	0,4	0	20	2,0	0	0
Orangen-/Zitronenlimonade, kalorienarm	3	11	0	0	✓	0	0	0
1 Glas, 200 ml	5	22	0	0	1	0	0	0

Getränke

Zeile 1: pro 100 ml | Zeile 2: pro Portion (z. B. Tasse, Glas)

	Energie			Eiweiß	Kohlenhydrate		Fett	Alkohol
	Energie		Energie-dichte	Eiweiß	Kohlen-hydrate	KH-Port.		
	kcal	kJ	kcal/g	g	g		g	g
Erfrischungsgetränke (Fruchtsäfte siehe auch unter Obst)								
Orangensaftschorle (1 : 1)	23	94	0,2	1	4	0,5	✓	0
1 Glas, 200 ml	45	188	0,2	1	9	1,0	✓	0
Erfrischungsgetränke, Markenprodukte								
Bionade i. D.	20	84	0,2	0	5	0,5	0	0
1 Flasche, 330 ml	66	276	0,2	0	17	1,5	0	0
Bitter Lemon, Schweppes	52	222	0,5	✓	13	1,0	0	0
1 Glas, 200 ml	104	444	0,5	✓	26	2,5	0	0
Capri-Sonne Orange	43	181	0,4	✓	10	1,0	✓	0
1 Portionspackung, 200 ml	85	362	0,4	✓	21	2,0	✓	0
Coca-Cola	42	180	0,4	0	11	1,0	0	0
1 Glas, 200 ml	84	360	0,4	0	21	2,0	0	0
Coca-Cola light oder zero	✓	‹1	0	✓	✓	0	0	0
1 Glas, 200 ml	✓	‹2	0	✓	✓	0	0	0
Fanta Orange	39	166	0,4	✓	10	1,0	✓	0
1 Glas, 200 ml	78	332	0,4	✓	19	1,5	✓	0
Fanta Zero	3	11	0	✓	✓	0	✓	0
1 Glas, 200 ml	5	22	0	✓	1	0	✓	0
Fassbrause i. D.	26	112	0,3	✓	5	0,5	✓	✓
1 Glas, 200 ml	52	224	0,3	✓	11	1,0	✓	✓
Punica Classics Rote Früchte	39	164	0,4	✓	8	0,5	✓	0
1 Glas, 200 ml	78	328	0,4	1	16	1,5	✓	0
Punica Classics Roter Multivitamin 17 + 4	38	162	0,4	✓	8	0,5	✓	0
1 Glas, 200 ml	76	324	0,4	1	16	1,5	✓	0
Punica Tea & Fruit Exotic	13	57	0,1	✓	3	0,5	✓	0
1 Glas, 200 ml	26	114	0,1	✓	6	0,5	✓	0
Sprite	37	159	0,4	0	9	1,0	0	0
1 Glas, 200 ml	74	318	0,4	0	18	1,5	0	0
Sprite Zero	1	6	0	✓	0	0	0	0
1 Glas, 200 ml	2	12	0	✓	0	0	0	0
Tonic Water, Schweppes	38	162	0,4	✓	9	1,0	0	0
1 Glas, 200 ml	76	324	0,4	✓	18	1,5	0	0
Energydrinks, Markenprodukte								
Burn	49	207	0,5	0	12	1,0	0	0
1 Dose, 250 ml	123	518	0,5	0	29	2,5	0	0
Isostar Hydrate & Perform Fresh Alu	29	122	0,3	0	7	0,5	0	0
1 Dose, 250 ml	73	305	0,3	0	17	1,5	0	0
Powerade Sportswater i. D.	16	66	0,2	0	4	0,5	0	0
1 Flasche, 500 ml	80	330	0,2	0	18	1,5	0	0
Powerade Sportsdrink i. D.	24	103	0,2	✓	6	0,5	✓	0
1 Flasche, 500 ml	120	515	0,2	✓	29	2,5	✓	0
Red Bull	45	188	0,5	0	11	1,0	0	0
1 Dose, 250 ml	113	471	0,5	0	28	2,5	0	0
Bier								
alkoholfreies Bier (‹ 0,5 Vol%)	25	105	0,3	✓	5	0,5	0	✓
1 Glas, 300 ml	75	314	0,3	1	15	1,5	0	✓
Altbier (5,0 Vol%)	41	172	0,4	✓	3	0,5	0	4
1 Glas, 300 ml	123	515	0,4	1	9	1,0	0	12

	Energie			Eiweiß	Kohlenhydrate		Fett	Alkohol
	Energie		Energie-dichte	Eiweiß	Kohlen-hydrate	KH-Port.		
Getränke Zeile 1: pro 100 ml | Zeile 2: pro Portion (z.B. Tasse, Glas)	kcal	kJ	kcal/g	g	g		g	g
Bier								
Altbierbowle (4,0 Vol%)	85	356	0,9	✓	14	1,5	✓	3
1 Glas, 300 ml	255	1067	0,9	1	43	4,0	✓	10
Bier mit Limonade (2,5 Vol%; Radler, Alster)	45	188	0,5	✓	7	0,5	0	2
1 Glas, 300 ml	135	565	0,5	1	21	2,0	0	7
Bier mit Cola-Limonade (2,5 Vol%; Diesel)	45	188	0,5	✓	7	0,5	0	2
1 Glas, 300 ml	135	565	0,5	1	21	2,0	0	5
Kölsch (5,0 Vol%)	42	176	0,4	✓	3	0,5	0	4
1 Glas, 300 ml	126	527	0,4	1	9	1,0	0	12
Malzbier (0 Vol%)	41	172	0,4	✓	10	1,0	0	0
1 Glas, 300 ml	123	515	0,4	1	30	3,0	0	0
Pils (5,0 Vol%)	42	176	0,4	✓	3	0,5	0	4
1 Glas, 300 ml	126	527	0,4	1	9	1,0	0	12
Starkbier (6,0 Vol%)	60	250	0,6	1	5	0,5	0	5
1 Glas, 300 ml	179	751	0,6	2	15	1,5	0	15
Weizenbier, Weißbier (5,0 Vol%)	40	167	0,4	✓	3	0,5	0	4
1 Glas, 500 ml	200	837	0,4	1	15	1,5	0	20
Hefe-Weizenbier obergärig (4,5 Vol%)	38	160	0,4	✓	3	0,5	0	4
1 Glas, 500 ml	191	799	0,4	2	15	1,5	0	18
Wein und Sekt								
Apfelwein (6,0 Vol%; Cidre, Cider)	45	188	0,5	0	3	0,5	0	5
1 Glas, 150 ml	68	282	0,5	0	5	0,5	0	8
Champagner (12,5 Vol%)	80	335	0,8	✓	2	0	0	10
1 Glas, 100 ml	80	335	0,8	✓	2	0	0	10
Fruchtweine i. D. (10,0 Vol%)	70	293	0,7	0	4	0,5	0	8
1 Glas, 150 ml	105	439	0,7	0	6	0,5	0	12
Glühwein (8,0 Vol%)	107	448	1,1	✓	15	1,5	0	7
1 Glas, 200 ml	214	896	1,1	✓	30	2,5	0	13
Portwein (20,0 Vol%)	160	669	1,6	✓	12	1,0	0	16
1 Glas, 50 ml	80	335	1,6	✓	6	0,5	0	8
Roséwein (11,5 Vol%)	75	314	0,8	✓	3	0,5	0	9
1 Glas, 150 ml	113	471	0,8	✓	5	0,5	0	14
Rotwein (12,5 Vol%)	85	356	0,9	✓	2	0	0	10
1 Glas, 150 ml	128	533	0,9	✓	3	0,5	0	15
Sekt (12,5 Vol%)	80	335	0,8	✓	2	0	0	10
1 Glas, 100 ml	80	335	0,8	✓	2	0	0	10
Weißwein (11,5 Vol%)	75	314	0,8	✓	3	0,5	0	9
1 Glas, 150 ml	113	471	0,8	✓	5	0,5	0	14
Weißweinschorle (5,5 Vol%)	38	157	0,4	✓	2	0,0	0	5
1 Glas, 150 ml	56	235	0,4	✓	2	0,0	0	7
Liköre, Spirituosen und Longdrinks								
Aperol Spritz (12,0 Vol%)	139	580	1,4	✓	17	1,5	0	10
1 Glas, 150 ml	208	870	1,4	✓	25	2,5	0	14
Aquavit (40,0 Vol%)	225	941	2,3	0	0	0	0	32
1 Glas, 20 ml	45	188	2,3	0	0	0	0	6
Campari-Orange (7,0 Vol%)	70	293	0,7	0	7	0,5	✓	6
1 Glas, 200 ml	140	586	0,7	0	14	1,5	✓	11
Eierlikör (14,0 Vol%)	270	1130	2,7	4	15	1,5	7	11
1 Glas, 20 ml	54	226	2,7	1	3	0,5	1	2

Getränke

Zeile 1: pro 100 ml | Zeile 2: pro Portion (z. B. Tasse, Glas)

	Energie		Energie-dichte	Eiweiß	Kohlen-hydrate	KH-Port.	Fett	Alkohol
	kcal	kJ	kcal/g	g	g		g	g
Liköre, Spirituosen und Longdrinks								
Fruchtlikör (20,0 Vol%)	192	803	1,9	0	20	2,0	0	16
1 Glas, 20 ml	38	161	1,9	0	4	0,5	0	3
Gin (40,0 Vol%)	225	941	2,3	0	0	0	0	32
1 Glas, 20 ml	45	188	2,3	0	0	0	0	6
Gin Tonic (9,0 Vol%)	66	276	0,7	0	4	0,5	0	7
1 Glas, 200 ml	132	552	0,7	0	8	0,5	0	14
Grappa (40,0 Vol%)	225	941	2,3	0	0	0	0	32
1 Glas, 20 ml	45	188	2,3	0	0	0	0	6
Korn, Klarer (32,0 Vol%)	180	753	1,8	0	0	0	0	26
1 Glas, 20 ml	36	151	1,8	0	0	0	0	5
Kräuter-, Gewürz-, Bitterlikör (35,0 Vol%)	235	983	2,4	0	10	1,0	0	28
1 Glas, 20 ml	47	197	2,4	0	2	0	0	6
Obstbrand (40,0 Vol%)	225	941	2,3	0	0	0	0	32
1 Glas, 20 ml	45	188	2,3	0	0	0	0	6
Rum (40,0 Vol%)	225	941	2,3	0	0	0	0	32
1 Glas, 20 ml	45	188	2,3	0	0	0	0	6
Sherry (17,0 Vol%)	102	427	1,0	0	1	0	0	14
1 Glas, 50 ml	51	213	1,0	0	1	0	0	7
Weinbrand (40,0 Vol%)	225	941	2,3	0	0	0	0	32
1 Glas, 20 ml	45	188	2,3	0	0	0	0	6
Whisky, Scotch (43,0 Vol%)	240	1004	2,4	0	0	0	0	34
1 Glas, 20 ml	48	201	2,4	0	0	0	0	7
Wodka (40,0 Vol%)	225	941	2,3	0	0	0	0	32
1 Glas, 20 ml	45	188	2,3	0	0	0	0	5
Wodka Cola (5,5 Vol%)	72	300	0,7	0	11	1,0	0	5
1 Glas, 200 ml	144	600	0,7	0	22	2,0	0	9

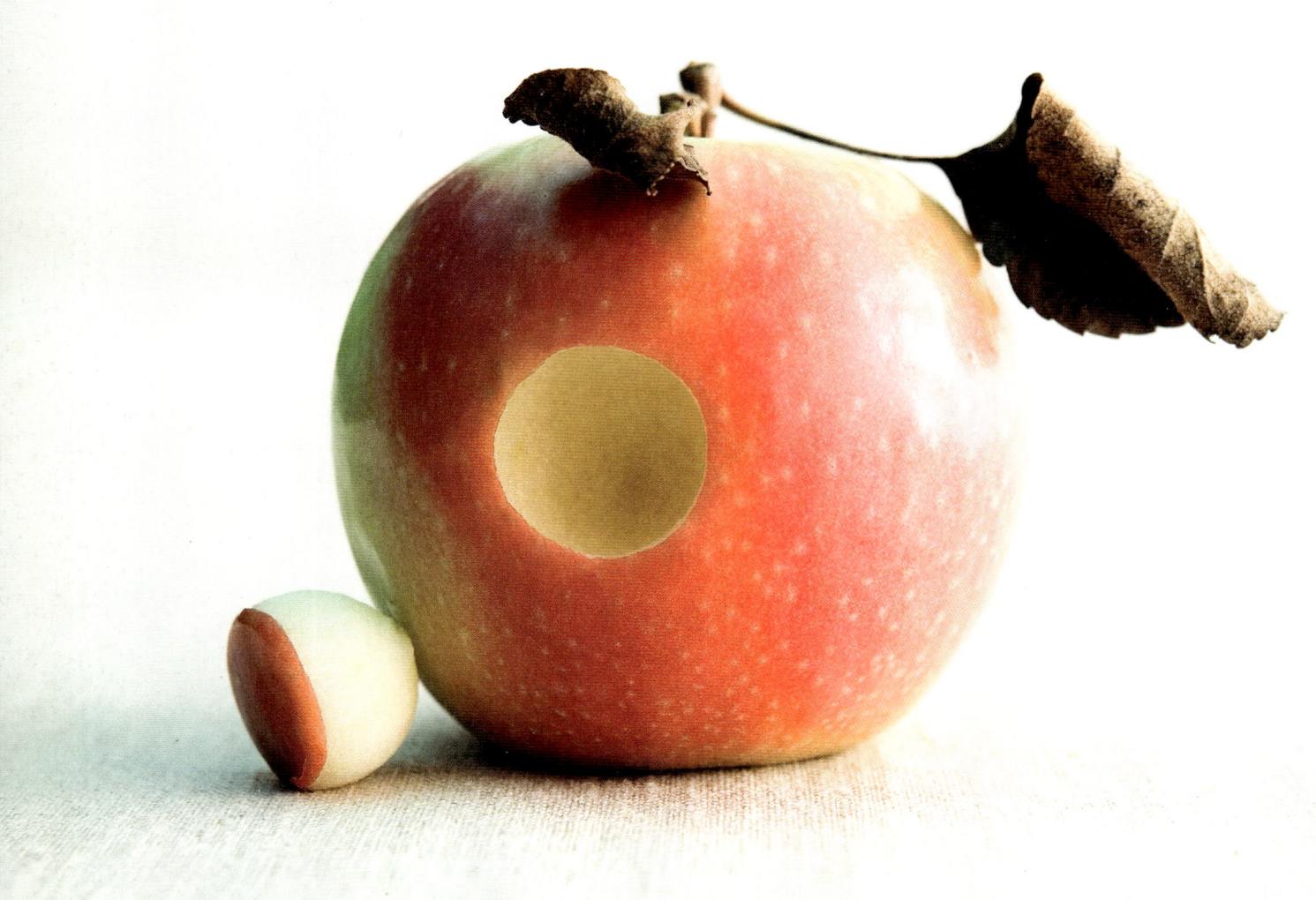

Wenn Essen krank macht

Das üppige Angebot süßer und fettreicher Lebensmittel leistet Übergewicht, Diabetes und Herz-Kreislauf-Erkrankungen Vorschub. Wie kann man dennoch den Zivilisationskrankheiten vorbeugen bzw. entgegenwirken?

Ernährungsabhängige Erkrankungen

Wir haben Ihnen hier die Empfehlungen bei ausgewählten ernährungsabhängigen Erkrankungen zusammengestellt, die auf der Basis aktueller wissenschaftlicher Erkenntnisse von deutschen und internationalen Fachgesellschaften ausgesprochen werden.

Sie sollen Ihnen in erster Linie dabei helfen, die Nährwerttabelle und ihre Ergänzungstabellen optimal zu nutzen. Wir können und wollen mit unseren Hinweisen keine fachkundige Ernährungsberatung und keine speziellen Ernährungsratgeber ersetzen.

Übergewicht abbauen

Zu viel Gewicht schadet unserer Gesundheit, daran besteht kein Zweifel. Es belastet nicht nur Knochen und Gelenke, sondern bringt auch den Stoffwechsel aus dem Takt, was zu Diabetes, zu hohen Blutfettwerten oder Gicht führen kann. Außerdem steigt häufig der Blutdruck an. Diese Erkrankungen gefährden dann besonders Herz und Kreislauf. Bei Übergewicht kommt es daher sehr viel öfter zum Herzinfarkt oder Schlaganfall als bei normalgewichtigen Menschen.

Wo beginnt (gefährliches) Übergewicht?

Um zu beurteilen, ob jemand über- bzw. untergewichtig ist, hat sich heute international der sogenannte **Body-Mass-Index (BMI)** durchgesetzt, der als Quotient aus dem Gewicht (in kg) und der Körpergröße (in m²) berechnet wird:

$$BMI = \frac{\text{Körpergewicht (kg)}}{[\text{Grösse (m)}]^2}$$

Ein Beispiel: Nehmen wir an, Sie sind 78 kg schwer und 1,80 m groß. Ihr BMI errechnet sich dann so:

$$BMI = \frac{78\text{ kg}}{1{,}80\text{ m} \times 1{,}80\text{ m}} = 24{,}1$$

Nach der Definition der Weltgesundheitsorganisation (WHO) gilt ein BMI unter 18,5 als **Untergewicht**, Werte von 18,5 bis 25 als **Normalgewicht**. Von **Übergewicht** sprechen wir bei einem BMI von über 25 bis 30. BMI-Werte über 30 bedeuten **Fettleibigkeit** (Adipositas).

Bei dieser Einteilung handelt es sich lediglich um eine Richtschnur, die im Einzelfall nicht das Maß aller Dinge sein kann. So bedeutet Übergewicht, das heißt BMI-Werte noch unter 30,

nicht zwangsläufig, dass man abnehmen muss. Wenn Sie körperlich aktiv, gesund und fit sind, Blutdruck, Blutzucker und Blutfette im »grünen Bereich« liegen, sollten Sie versuchen, Ihr Gewicht zu halten, und sich nicht unbedingt bemühen, das »Normalgewicht« zu erreichen. Übrigens darf man auch mit steigendem Alter ein paar Kilos mehr tolerieren, solange man dabei gesund ist.

Bei einem BMI über 30 jedoch steigt das Risiko für die Folgeerkrankungen wie Diabetes, Fettstoffwechselstörungen oder Bluthochdruck ganz massiv an, und dann sollten Sie möglichst abnehmen.

Darauf kommt es besonders an

Zunächst eines vorweg: Unsere Hinweise können Ihnen hoffentlich beim Abnehmen helfen, wenn es darum geht, die richtigen Lebensmittel auszuwählen und den für Sie richtigen Abnehmweg zu finden. Allein damit werden Sie aber vermutlich nicht auf Dauer abnehmen können. Dazu brauchen Sie mehr Unterstützung, unter anderem bei der Zusammenstellung eines sinnvollen Bewegungsprogramms und bei der dauerhaften Veränderung Ihres Essverhaltens.

Eine der wichtigsten Diät-Faustregeln lautet: Machen Sie einen großen Bogen um alle »Diät-Extremisten!« Je einseitiger eine Diät und je größer die Abnehmerfolge, die ihre Erfinder versprechen, desto ungeeigneter ist sie für eine gesunde und dauerhafte Gewichtsabnahme. Dabei ist es ganz egal, ob Sie fast vollständig auf Kohlenhydrate oder auf Fette verzichten oder sich fast ausschließlich von Kohlsuppe oder Ananas ernähren sollen.

Auf dem richtigen Weg sind Sie hingegen mit einer **abwechslungsreichen, gesunden Kost**, die Sie ausreichend mit allen lebenswichtigen Nährstoffen versorgt, die schmeckt und gut sättigt. Allerdings: Ums **Kaloriensparen** kommen Sie nicht herum! Wie wir Ihnen schon erläutert haben, wird der Körper seine Fettreserven nur dann abbauen, wenn die Nahrung weniger Kalorien liefert, als er verbraucht. Wie aber schafft man das, ohne ständig Kalorien zählen zu müssen und ohne dabei ständig hungrig zu sein?

Die Menge macht uns satt, die Kalorien nicht

Hunger und Sättigung werden im Körper durch ein sehr kompliziertes System gesteuert. Ein wichtiges Signal dabei ist die **Magendehnung**. Immer wenn wir etwas essen, dehnt die Nahrung unseren Magen mehr oder weniger aus. Nerven an der Magenwand registrieren dies genau, und ab einer bestimmten Ausdehnung leiten sie ein Signal ans Gehirn, das uns sagt: Wir sind satt und beenden die Mahlzeit. Dieses **Sättigungssignal** reagiert auf die Nahrungsmenge, nicht aber auf deren Kaloriengehalt. Eine Portion Pommes frites mit Mayonnaise zum Beispiel liefert uns zwar reichlich Fett und Kalorien, macht jedoch schlecht satt, weil sie viel weniger Volumen hat als etwa ein großer Salatteller, der mit viel Masse bei wenig Kalorien gut und anhaltend sättigt.

Hier nun kommt als Hilfsgröße die **Energiedichte** ins Spiel, die den Kaloriengehalt pro Gramm (kcal/g) des Lebensmittels angibt. Sie hilft Ihnen, geeignete Sattmacher ebenso wie

»Kalorienbomben« auf einen Blick zu erkennen: Die höchste Energiedichte hat mit 9 kcal/g Fett, und dementsprechend haben »Fettkalorien«-reiche Lebensmittel ebenfalls eine hohe Energiedichte. Fettarme Produkte, die stattdessen viel Eiweiß und/oder Kohlenhydrate enthalten (beide Nährstoffe liefern jeweils 4 kcal/g) oder die reich sind an Ballaststoffen und/oder Wasser – beides liefert ja keine Kalorien –, sind weniger energiedicht. Sie bedeuten bei gleicher Kalorienmenge eine größere Essmenge auf dem Teller.

Ganz praktisch heißt das für Sie

- Hauptsächlich Lebensmittel mit geringer Energiedichte: Essen Sie sich unbesorgt satt an Gemüse – als Rohkost, Salat oder gegart –, frischem Obst, Vollkornbrot und anderen Vollkornprodukten. Sie sorgen für einen gut, aber mit wenigen Kalorien gefüllten Magen und helfen dabei, länger satt zu bleiben.
- Möglichst wenig Produkte mit hoher Energiedichte: Die versteckten Fette vor allem in fetter Wurst, Käse, Sahne, Schokolade und anderen fettreichen Süßigkeiten, in salzigen Snacks und Backwaren sowie in vielen Fertigprodukten bringen jede Menge überflüssige Kalorien mit. Hier gilt es, kräftig einzusparen.

- Auf mageres Fleisch, fettarme Milchprodukte und Fisch sollten Sie beim Abnehmen nicht verzichten. Diese eiweißreichen Lebensmittel sättigen ebenfalls gut, liefern wertvolle Nährstoffe und sorgen für Abwechslung auf dem Speiseplan.
- Durch den geschickten Austausch von Lebensmitteln mit hoher gegen solche mit niedriger Energiedichte können Sie bei allen Lebensmittelgruppen Kalorien einsparen, ohne weniger essen zu müssen. Einige Beispiele zeigt Ihnen die Tabelle auf der folgenden Seite. Mithilfe der Nährwerttabelle können Sie für Produkte aus den verschiedenen Lebensmittelgruppen leicht selbst geeignete Austauschmöglichkeiten finden.
- Wenn Sie auf Streichfett verzichten, verringern Sie die Energiedichte Ihres Quark- oder Wurstbrots und werden nicht schneller wieder hungrig.
- Zucker, Süßigkeiten sowie Produkte aus hellem Mehl (Weißbrot, Backwaren) sind beim Abnehmen nicht gerade hilfreich. Weil ihnen die Ballaststoffe (siehe Seite 15) fehlen, lassen sie uns rasch wieder hungrig werden.
- Trinken Sie viel, hauptsächlich kalorienfreie oder -arme Getränke. Die Kalorien, die wir mit Getränken aufnehmen, mit süßen Limo-

naden genauso wie mit alkoholischen Getränken, haben im Vergleich zur gleichen Menge Wasser leider praktisch keine Sättigungswirkung.
- Und noch ein Rat: Lassen Sie sich Zeit mit dem Abnehmen. Pfunde, die man in Jahren angesammelt hat, wird man auf gesunde Weise nicht in wenigen Wochen los! Aus gesundheitlicher Sicht ist es ohnehin nicht ratsam, mehr als ein halbes Kilo pro Woche zu verlieren.

Herz-Kreislauf-Erkrankungen vermeiden

Das Risiko, einen **Herzinfarkt** oder **Schlaganfall** zu erleiden, ist umso größer, je ungesünder wir uns ernähren. Wie schon erwähnt, tragen unsere ungesunden Essgewohnheiten ganz wesentlich zu Übergewicht, Diabetes, hohen Blutfetten und Bluthochdruck bei. Deshalb können wir selbst sehr viel zur Vorbeugung von Herz-Kreislauf-Erkrankungen tun, wenn wir diese gefahrvollen Risikofaktoren durch eine gesunde Ernährung vermeiden oder zumindest bessern. Eine herzgesunde Ernährungsweise ist keine komplizierte oder »strenge Diät«. Es reicht, wenn Sie sich an einigen wenigen Grundsätzen orientieren, die sich im Übrigen nur unwesentlich von den Emp-

Beispiele zum Kaloriensparen

Tauschen Sie ...		gegen ...		... und Sie sparen
Lebensmittel	Energiedichte (kcal/g)	Lebensmittel	Energiedichte (kcal/g)	
10 g Nuss-Nougat-Creme	5,2	10 g Erdbeerkonfitüre	2,6	26 kcal
150 g Joghurt, 3,5 % Fett	0,7	150 g Magerjoghurt	0,4	42 kcal
30 g Camembert, 60 % Fett i.Tr.	3,6	30 g Camembert, 30 % Fett i.Tr.	2,1	46 kcal
20 g Salami	4,0	20 g Kasseler Aufschnitt	1,5	50 kcal
150 g Schweinekotelett, paniert gebraten	2,6	150 g Putenbrust natur (+ 5 g Bratöl)	1,4	182 kcal
150 g Pommes frites	3,2	150 g gekochte Kartoffeln	0,7	370 kcal
200 g TK-Rahmkohlrabi	0,9	200 g TK-Kohlrabi natur	0,2	130 kcal
250 g Käsesuppe mit Hackfleisch	1,4	250 g Gemüsesuppe mit Rindfleisch	0,6	200 kcal
150 g Apfelkuchen (Rührteig)	2,1	150 g Apfelkuchen (Hefeteig)	1,4	70 kcal
25 g Kartoffelchips	5,4	25 g Salzstangen	3,5	47 kcal
200 ml Cola	0,4	200 ml Mineralwasser	0	86 kcal

fehlungen unterscheiden, die wir Ihnen bereits zur gesunden Ernährung gegeben haben. Je nachdem, welche Risikofaktoren bei Ihnen vielleicht vorliegen, müssen zusätzlich ein paar Besonderheiten berücksichtigt werden. Dabei ändert sich jedoch nicht das Gesamtkonzept, sondern es werden jeweils spezifische Akzente gesetzt, auf die wir später eingehen.

Drei wichtige Grundsätze für eine herzgesunde Ernährung:
* wenig gesättigte Fette, stattdessen mehr ungesättigte, bevorzugt einfach ungesättigte Fette,
* mehr Omega-3-Fettsäuren und
* reichlich pflanzliche Lebensmittel, insbesondere Gemüse, Obst, Getreidevollkornprodukte, Hülsenfrüchte, Nüsse, aber wenig Weißmehlprodukte und Zucker.

Wenig gesättigte Fette essen
Gesättigte Fettsäuren lassen das LDL-Cholesterin im Blut ansteigen. Und da ein erhöhter LDL-Choleringehalt einer der wichtigsten Herzinfarktrisikofaktoren ist, muss die Aufnahme dieser ungesunden Fette eingeschränkt werden. Ungesättigte Fettsäuren, besonders die einfach ungesättigten, senken andererseits nicht nur den Cholesterinspiegel,

sondern schützen das Herz gleich in mehrfacher Hinsicht. Auf sie zu verzichten, macht wenig Sinn. Es kommt somit in erster Linie auf eine gezielte Veränderung der Fettqualität an.

Gesättigte Fette verspeisen wir wie beschrieben hauptsächlich mit »versteckten Fetten« in Lebensmitteln wie Wurst, Schokolade, salzigen Snacks und Fertiggerichten. Rund zwei Drittel unseres gesamten Nahrungsfetts stammen aus diesen verborgenen Quellen. Die Devise heißt also: Lieber fettarme Milchprodukte und mageres Fleisch sowie Zurückhaltung bei Gebäck, »Schokoladigem«, Chips und Co.

Feste Pflanzenfette wie Kokosfett und Palmkernfett bestehen im Gegensatz zu pflanzlichen Ölen ebenfalls zum allergrößten Teil aus gesättigten Fettsäuren und sind für eine herzgesunde Ernährung ungeeignet.

Vermeiden Sie des Weiteren Produkte mit gehärteten Fetten, die Sie auf der Zutatenliste an der Angabe »pflanzliche Fette, zum Teil gehärtet« oder »gehärtete Fette« erkennen können. Diese bestehen überwiegend aus gesättigten Fetten und haben zusätzlich noch sogenannte Transfettsäuren im Gepäck. Sie erhöhen den LDL-Cholesterinspiegel ebenfalls und senken zudem den Gehalt an schützendem HDL-Cholesterin. Gehärtete Fette findet man häufig in Knabberartikeln und Gebäck, in Fertiggerichten und frittierten Produkten.

Von den richtigen Fetten dürfen wir sogar mehr essen, als wir es gegenwärtig tun. Die besonders empfehlenswerten einfach ungesättigten Fettsäuren finden sich reichlich in Olivenöl und Rapsöl. Diese beiden Speiseöle haben heute den früher empfohlenen Ölen mit vielen mehrfach ungesättigten Fettsäuren wie Distelöl oder Sonnenblumenöl den Rang abgelaufen. Natürlich sollten Ihre Speisen nicht im Öl ertrinken, aber zwei bis drei Esslöffel Oliven- oder Rapsöl pro Tag dürfen durchaus sein, als Salatdressing, zum Kochen und Braten.

Die mediterrane Ernährungsweise ist ein schönes und empfehlenswertes Beispiel, wie man sich mit vergleichsweise viel Olivenöl bei gleichzeitig reichlich Gemüse, Obst, Hülsenfrüchten und Nüssen herzgesund ernähren kann.

Mehr Omega-3-Fettsäuren essen

Omega-3-Fettsäuren sind ganz besonders wertvoll für Herz und Kreislauf. Sie verbessern die Fließeigenschaften des Blutes und beugen damit der Thrombosegefahr vor, erweitern die Gefäße und schützen vor Herzrhythmusstörungen. Deshalb ist es empfehlenswert, ein- bis zweimal pro Woche fettreichen Fisch mit vielen Omega-3-Fettsäuren (siehe Seite 16) zu essen und außerdem für mehr Omega-3-Fettsäuren aus pflanzlichen Quellen zu sorgen.

Reichlich pflanzliche Lebensmittel verzehren

Essen Sie viel Gemüse, Obst, Getreidevollkornprodukte, Hülsenfrüchte und Nüsse, aber wenig Weißmehlprodukte und Zucker. Herzschützend wirkt vor allem die Mischung verschiedenster pflanzlicher Lebensmittel in der täglichen Kost, denn damit erhalten wir viel Gutes gleichzeitig: reichlich Vitamine und Mineralstoffe, sekundäre Pflanzenstoffe und Ballaststoffe sowie eine gute Sättigung mit vergleichsweise wenigen Kalorien. Dabei lässt sich kein einzelnes Lebensmittel oder einzelner Inhaltsstoff als »herausragend« bewerten, vielmehr ist es erst das Zusammenwirken aller Beteiligten, das für eine optimale Wirkung auf Blutzucker, Blutfette, Blutdruck, Herz und Kreislauf sorgt. Ähnlich wie bei einem Chor eine einzelne Stimme kaum zu hören ist, der ganze Chor aber sehr beeindruckend sein kann.

Zucker und Weißmehlprodukte müssen wir allerdings wieder einmal aus diesem Chor ausschließen. Wie schon erläutert, versorgen sie uns in erster Linie mit unnötigen Kalorien und kaum mit wertvollen Inhaltsstoffen.

Zu einer ausgewogenen herzgesunden Ernährung gehören in maßvollen Mengen auch tierische Lebensmittel, wie Milchprodukte, Fleisch und Fisch. Während es insbesondere bei Fleisch und Wurst magere Sorten sein sollten, sind beim Fisch auch die fettreichen Sorten wie Makrele, Hering oder Lachs zu empfehlen.

Was tun bei erhöhten Blutfettwerten?

Wenn die Blutfette zu hoch sind, kann es entweder der Cholesteringehalt sein, wobei es dann meist das gefährliche LDL-Cholesterin ist, oder die Triglyzeridwerte können angestiegen sein. Im ungünstigsten Fall sind beide Blutfette gleichzeitig erhöht.

Hohe Cholesterinwerte (Hypercholesterinämie)

Wenn Ihr Arzt bei Ihnen zu hohe Cholesterinwerte festgestellt hat, reicht es im Wesentlichen, wenn Sie sich an den gerade genannten drei Grundsätzen orientieren, denn sie sind die beste Voraussetzung zur Senkung erhöhter Cholesterinwerte. Auf die Einschränkung der gesättigten und der Trans-Fettsäuren sollten Sie wegen ihrer ausgeprägten cholesterinerhöhenden Wirkung ganz besonders achten. Davon profitieren Ihre Cholesterinwerte am meisten.

Dem **Cholesteringehalt** der Kost misst man längst nicht mehr die Bedeutung bei wie früher. Inzwischen weiß man nämlich, dass das Cholesterin in Eiern, Butter oder Innereien den Blutcholesteringehalt bei Weitem nicht so stark erhöht wie die gesättigten und Trans-Fettsäuren.

Dennoch sollte man es damit nicht übertreiben, und die Fachgesellschaften raten denn auch, dass es möglichst nicht mehr als 300 mg Cholesterin pro Tag werden sollten. Sie müssen aber keine Berechnungen über ihre tägliche Cholesterinmenge anstellen. Die Cholesterinzufuhr wird automatisch vermindert, wenn weniger fettreiche tierische Lebensmittel gegessen werden, denn bei ihnen sind gesättigte Fettsäuren und Cholesterin praktisch vergesellschaftet. Zur Orientierung haben wir in der Nährwerttabelle den Cholesteringehalt der Lebensmittel mit angegeben.

Hohe Triglyzeridwerte (Hypertriglyzeridämie)

Wenn Ihr Arzt bei Ihnen einen zu hohen Gehalt an Triglyzeriden im Blut festgestellt hat, gilt es, einige spezielle Punkte zusätzlich zu beachten.

Sofern Sie übergewichtig sind, ist die mit Abstand wichtigste Maßnahme für Sie das **Abnehmen**, denn der Triglyzeridgehalt hängt sehr stark vom Körpergewicht ab. Beim Abnehmen sinken die Werte, und zwar mit jedem Kilogramm. Mit keiner anderen Therapiemaßnahme können Sie bei Ihren Triglyzeriden so viel erreichen!

Außer Übergewicht lassen in erster Linie Alkohol und Zucker die Triglyzeride ansteigen. Verzichten Sie also am besten auf Alkohol und meiden Sie Zucker und zuckerreiche Lebensmittel wie Süßwaren, Gebäck, Limonaden oder Fruchtsaftgetränke, wo immer es geht. Süßstoffe wie Aspartam, Acesulfam K oder Saccharin haben keinen Einfluss auf die Triglyzeride.

Des Weiteren helfen die Omega-3-Fettsäuren dabei, die Triglyzeridwerte zu senken, allerdings wirken in diesem Fall nur diejenigen im Fisch. Daher gilt speziell bei einem hohen Triglyzeridgehalt: Essen Sie regelmäßig fettreichen Seefisch (siehe Tabelle Seite 17).

Was tun bei Bluthochdruck (Hypertonie)?

Bei Bluthochdruck und gleichzeitigem Übergewicht ist die wirksamste Maßnahme das Abnehmen (siehe Seite 170). Wer es schafft, sein Körpergewicht zu normalisieren, hat in vielen Fällen wieder einen normalen oder nur leicht erhöhten Blutdruck.

Darüber hinaus wurde Bluthochdruck-Patienten lange Zeit nur empfohlen, möglichst salzarm zu essen. Heute jedoch weiß man, dass neben weniger Salz ein herzgesundes Ernährungsmuster mit vielen pflanzlichen Lebensmitteln und wenig gesättigten Fetten (siehe oben) ebenfalls zu einer Senkung des Blutdrucks führt und empfehlenswert ist. Auch bei Bluthochdruck ist die mediterrane Ernährungsweise daher ein guter Weg.

Zusätzlich sollten Sie auf eine **mäßige Salzzufuhr** achten. Es sollten nicht mehr als etwa 6 g Kochsalz (entsprechend 2400 mg Natrium) pro Tag sein. Das lässt sich mit zwei Strategien leicht erreichen:

- Salzen Sie Ihre Speisen sparsam, wobei Sie nicht völlig auf das Salz verzichten müssen. Würzen Sie lieber mehr mit frischen, tiefgefrorenen oder getrockneten Kräutern aller Art und mit Gewürzen wie Paprika, Pfeffer oder Muskatnuss. Beachten Sie, dass fertige Gewürzmischungen wie zum Beispiel Steak- oder Grillgewürz meist auf Salzbasis hergestellt sind. (Schauen Sie dazu auf die Zutatenliste.)
- Sparen Sie insbesondere bei »verstecktem Salz«. Üblicherweise nehmen wir das meiste Salz gar nicht durch das Salzen der Speisen zu uns, sondern vielmehr mit Lebensmitteln, denen Salz bei der Verarbeitung zugesetzt wurde. Besonders salzreiche Lebensmittel haben wir in der nebenstehenden Übersicht zusammengestellt. Unverarbeitete Produkte enthalten von Natur aus wenig Natrium beziehungsweise Salz. Greifen Sie statt vorgefertigter Produkte auf Frisches zurück und bereiten es selbst zu. Damit können Sie eine Menge Salz sparen! Außerdem können Sie mit der Vielfalt von Kräutern und Gewürzen für eine viel größere geschmackliche Abwechslung sorgen als mit immer ähnlich schmeckenden Fertigprodukten.

Trinken Sie außerdem bei Bluthochdruck wenig oder gar keine **alkoholischen Getränke**, denn regelmäßiger Alkoholkonsum erhöht den Blutdruck ebenfalls.

Was man bei Diabetes mellitus beachten muss

Diabetes ist wohl eine der Erkrankungen, die immer noch häufig mit strenger Diät in Verbindung gebracht werden. Das stimmt heute glücklicherweise nicht mehr. Eine diabetesgerechte Ernährung sieht nicht anders aus als die besprochene **herzgesunde Ernährung**. Diese ist zum einen die beste Grundlage, um den gestörten **Zuckerstoffwechsel** günstig zu beeinflussen, zum anderen lässt sich damit gleichzeitig das **Herzinfarktrisiko**, das bei Diabetes sehr hoch ist, wirkungsvoll verringern. Spezielle Zusatzanforderungen gibt es nur wenige.

Die wichtigste ist auch hier das **Abnehmen** bei Übergewicht. Übergewichtige Patienten mit Diabetes leben mit einem massiv erhöhten Risiko für verschiedene andere gesundheitliche Störungen wie erhöhte Blutfette oder Bluthochdruck, und selbst wenige verlorene Kilos wirken sich bereits günstig aus. Die Empfehlungen zum gesunden Abnehmen (siehe Seite 170) gelten auch bei Diabetes.

Welche Lebensmittel sind besonders salzreich und welche salzarm?

Salzgehalt	Lebensmittel
sehr hoher Salzgehalt (über 3 g Kochsalz/100 g bzw. 1200 mg Natrium/100 g)*	• Dauerwurstwaren (z. B. Salami, Cervelatwurst, Mettwurst) und geräucherte Fleischprodukte (z. B. roher Schinken, Rauchfleisch, durchwachsener Speck, geräucherter Schweinebauch) • Räucherfisch (z. B. Räucherlachs, Räucherforelle) sowie gesalzene und marinierte Fischprodukte (z. B. Matjeshering, Seelachs in Öl, Bismarckheringe, Rollmops) • einige Käsesorten (z. B. Schmelzkäse, Roquefortkäse, Schafskäse) • Salzgebäck (z. B. Salzstangen) • eingelegte Oliven • Ketchup, Grillsoßen, Senf, Gewürzmischungen
hoher Salzgehalt (über 1 – 3 g Kochsalz/100 g bzw. 400 – 1200 mg Natrium/100 g)*	• viele Wurstwaren (z. B. Fleischwurst, Mortadella, Leberwurst, Bratwurst) • viele Fischerzeugnisse (z. B. Brathering, Bückling, Ölsardinen) • viele Käsesorten (z. B. Parmesan, Tilsiter, Gouda, Edamer, Camembert) • Brot, Brötchen, Cornflakes • viele Fertigprodukte und Fertiggerichte (z. B. Doseneintöpfe; Tiefkühlpizza) • vegetarische Brotaufstriche • gesalzene Nüsse
mäßiger Salzgehalt (0,3 – 1 g Kochsalz/100 g bzw. 120 – 400 mg Natrium/100 g)*	• Frischkäse • Gebäck, Kuchen, Zwieback • Gemüsekonserven in Dosen und Gemüsesauerkonserven (z. B. Mixed Pickles, Gewürzgurken) • Gemüsesäfte • Butter, Margarine, Halbfettmargarine
niedriger Salzgehalt (bis 0,3 g Kochsalz/100 g bzw. 120 mg Natrium/100 g)**	• Fleisch, Geflügel, Fisch, Eier • Milch, Dickmilch, Joghurt, Quark, Sahne • Mehl, Reis, Getreideflocken, Müsli, Nudeln • Frischgemüse, Kräuter • Obst, Obstkonserven, Obstsäfte • ungesalzene Nüsse • Pflanzenöle • Konfitüren, Honig, Zucker, Schokolade, Kakao, Süßigkeiten • Erfrischungsgetränke, Tee, Kaffee, Bier, Wein

* Die Salzzugabe bei der Herstellung von Lebensmitteln unterliegt gewissen Schwankungen, sodass beispielsweise eine Salami über 3 g Salz/100 g enthalten kann, eine andere vielleicht lediglich 2,5 g. Verschiebungen von Produkten zwischen zwei benachbarten Gruppen sind daher möglich.

** Hierbei handelt es sich um Lebensmittel, denen kein Salz zugesetzt wird und die natürlicherweise einen geringen Natriumgehalt aufweisen.

Kohlenhydratportionen (KH-Port.)

Diabetes-Patienten, die mit Insulin behandelt werden, müssen auf die Menge und Verteilung der für den Blutzucker wirksamen Kohlenhydrate zu den einzelnen Mahlzeiten achten, um die gespritzte Insulinmenge richtig zu dosieren. Auf Einzelheiten können wir an dieser Stelle nicht näher eingehen. Wir haben jedoch in unsere Nährwerttabelle die »Kohlenhydratportionen« (KH-Port.) mit aufgenommen, mit deren Hilfe sich der Gehalt an blutzuckerwirksamen Kohlenhydraten in den Lebensmitteln leicht abschätzen lässt. Eine KH-Portion entspricht 10–12 g Kohlenhydrate. Die KH-Portionen zeigen außerdem, welche Lebensmittel in welcher Menge bei gleichem Kohlenhydratgehalt gegeneinander ausgetauscht werden können. Zum Beispiel liefern 160 g Kartoffeln zwei KH-Portionen und damit ebenso viel wie 100 g gekochter Reis oder 75 g gekochte Nudeln. Die KH-Portionen haben heute in den Schulungen bei Diabetes die früher üblichen »Broteinheiten« (1 BE = 12 g Kohlenhydrate) oder »Kohlenhydrateinheiten« (1 KH = 10 g) vielfach abgelöst. Die KH-Portionen werden auf- oder abgerundet und jeweils als ganze oder halbe KH-Portion angegeben. Das ist für die Praxis ausreichend genau.

Glykämischer Index (GI)

Als weiteres »Hilfsmittel« bei Diabetes wurden eine Zeit lang Lebensmittel mit »niedrigem glykämischen Index« empfohlen. Der glykämische Index (GI) beschreibt, wie steil der Blutzucker nach dem Verzehr eines kohlenhydrathaltigen Lebensmittels im Vergleich zu Zucker (Glukose) ansteigt. Er ist von verschiedenen Faktoren abhängig, allen voran vom Ballaststoffgehalt. Ballaststoffreiche Lebensmittel lassen den Blutzuckerspiegel langsam ansteigen und haben einen niedrigen GI. Aus verschiedenen Gründen hat sich der GI in der Praxis jedoch nicht bewährt und wird heute nur noch wenig verwendet. Deshalb haben wir auf Tabellen mit dem glykämischen Index von Lebensmitteln verzichtet. Wenn Sie sich wie erläutert am Ballaststoffgehalt orientieren, ist das viel einfacher, und Sie sind auf der sicheren Seite.

Darf man bei Diabetes Zucker essen?

Zucker (gemeint ist der »normale« Haushaltszucker) ist heute für Patienten mit Diabetes nicht mehr grundsätzlich verboten, wobei ein paar Regeln zu beachten sind:

- Es sollte nur wenig sein. Zum Abnehmen sollten Sie schon wegen der Kalorien mit deutlich weniger Zucker auskommen.
- Am besten verzehren Sie den Zucker nicht »pur«, sondern gönnen sich lieber einen süßen Nachtisch oder ein kleines Stückchen Kuchen. Zum Süßen von Süßspeisen und Kaffee können Sie die kalorienfreien Süßstoffe verwenden.
- Da Zucker rasch ins Blut übergeht, ist er, wie jeder Patient mit Diabetes weiß, bei einer akuten Unterzuckerung geeignet.

Hohe Harnsäurewerte (Hyperurikämie)

Bei einem hohen Harnsäuregehalt im Blut, der unter anderem zu schmerzhaften Gichtanfällen führen kann, wird in erster Linie eine **purinarme Ernährungsweise** empfohlen. Harnsäure entsteht im Körper nämlich erst durch den Abbau von sogenannten Purinen. Diese können aus zwei Quellen stammen. Sie finden sich als Bestandteil unserer Erbsubstanz in fast allen Körperzellen, und da im Körper ja ständig Zellen ab- und neue aufgebaut werden, fällt laufend Harnsäure an. Diese Menge können wir nicht beeinflussen.

Zusätzlich nehmen wir Purine mit sehr vielen Nahrungsmitteln auf, die dann ebenfalls zu Harnsäure abgebaut werden. Es entsteht umso mehr, je purinreicher die Lebensmittel

Purinreiche und -arme Lebensmittel

Puringehalt	Lebensmittel*
purinreich	• Innereien (z. B. Leber, Niere, Bries) bis 900 mg • Fleisch und Geflügel bis 170 mg • Fisch und Fischerzeugnisse bis 300 mg • Krustentiere, v. a. Hummer, Miesmuscheln bis 300 mg • Hülsenfrüchte (z. B. Bohnen, Linsen), auch Sojabohnen und -produkte (z. B. Sojamehl) bis 200 mg
mittlerer Puringehalt	• Wurstwaren bis 120 mg • Trockenobst bis 100 mg • Getreide (z. B. Schrot, Flocken) bis 100 mg
purinarm	• Milch, Milchprodukte und Eier, fast purinfrei • Käse 10 – 30 mg • Getreideprodukte wie Brot, Brötchen, Nudeln 15 – 50 mg • Gemüse, meist unter 50 mg • Kartoffeln, meist unter 15 mg • Obst, meist unter 25 mg • Nüsse, meist unter 50 mg

* Die Werte sind als mg Harnsäureäquivalent pro 100 g Lebensmittel angegeben.

sind. Ihr Puringehalt wird meistens in »Harnsäureäquivalent« angegeben. Das beschreibt die Harnsäuremenge, die jeweils aus den enthaltenen Purinen im Körper gebildet wird. Die empfohlene purinarme Kost sollte höchstens 500 mg Harnsäureäquivalente pro Tag enthalten.

Es ist allerdings unmöglich, diese Menge exakt zu berechnen. Zum einen schwankt der Puringehalt der Lebensmittel beträchtlich und wird zusätzlich durch die Art der Zubereitung beeinflusst. Kochen beispiels-

weise verringert den Gehalt an Purinen, weil sie teilweise ins Kochwasser übergehen. Zum anderen werden verschiedene Purine vom Körper unterschiedlich gut aufgenommen. Daher lassen sich kaum zuverlässige Harnsäureäquivalente für einzelne Lebensmitteln beziffern. Man kann lediglich Größenordnungen angeben, anhand deren sich erkennen lässt, welche Lebensmitteln besonders viel Purine enthalten beziehungsweise welche purinarm sind. Dies zeigt die Übersicht oben auf dieser Seite.

Wie Sie sehen, sind Innereien ganz besonders purinreich. Verzichten Sie darauf. Auch Fleisch, Fisch und Wurstwaren enthalten viele Purine. Essen Sie möglichst nicht mehr als insgesamt 100 – 150 g pro Tag davon, und legen Sie zwischendurch fleisch- und fischlose Tage ein. Milch und Milchprodukte hingegen sind nahezu purinfrei und gut geeignet. Bevorzugen Sie dabei fettarme Sorten.

In pflanzlichen Lebensmitteln stecken – mit Ausnahme der Hülsenfrüchte – viel weniger Purine als in Fleisch und Fisch. Sie sind somit ebenfalls bei erhöhten Harnsäurewerten die empfehlenswerte Grundlage Ihrer täglichen Kost. Essen Sie aber Gerichte mit Hülsenfrüchten nicht häufiger als ein- bis zweimal pro Woche. Wie beschrieben hilft eine solche pflanzenbetonte Ernährungsweise auch beim Abnehmen, was bei übergewichtigen Patienten mit erhöhtem Harnsäurespiegel ebenfalls wünschenswert ist.

Trinken Sie sehr viel, am besten 2,5 – 3 l Flüssigkeit jeden Tag. Die reichliche Flüssigkeit hilft, die Harnsäure leichter über die Nieren auszuscheiden. Alkohol allerdings hemmt die Ausscheidung von Harnsäure und ist deshalb nicht geeignet. Kaffee, Tee und Kakao sind nach heutigen Erkenntnissen für Patienten mit hohen Harnsäurewerten unbedenklich.

Bei hohen Harnsäurewerten und Gicht gilt außerdem: Vermeiden Sie alle Exzesse beim Essen und Trinken! Sowohl ein überreichliches Schlemmen am Buffet mit viel Alkohol als auch das krasse Gegenteil, nämlich eine Fastenkur, können schmerzhafte Gichtanfälle auslösen.

Ernährung bei Rheuma

Bei verschiedenen rheumatischen Erkrankungen kann eine bewusste Ernährung den Krankheitsverlauf in vielen Fällen günstig beeinflussen und damit die medikamentöse Therapie unterstützen. Das gilt insbesondere bei der **rheumatoiden Arthritis**. Hier führen chronische Entzündungen in unterschiedlichen Gelenken auf die Dauer zu Schäden an den betroffenen Gelenken, die immer schlechter bewegt werden können. Außerdem kommt es zu einer Entkalkung der Knochen (Osteoporose). Die richtige Ernährung hilft, die Entzündungen zu hemmen und dem Knochenabbau vorzubeugen.

Für Rheumapatienten ist eine spezielle Omega-6-Fettsäure, die **Arachidonsäure**, besonders ungünstig. Sie kommt nur in tierischen Lebensmitteln vor, insbesondere in Fleisch und Eiern, und fördert die Entzündungs-

prozesse. Am wirkungsvollsten ist es daher, ganz auf Fleisch, Wurstwaren, tierische Fette und Eier zu verzichten. Wenn Sie jedoch gern hin und wieder etwas Fleisch essen möchten, wählen Sie am besten ein kleines Stück mageres Rind- oder Geflügelfleisch. Milchprodukte sind zwar ebenfalls tierische Lebensmittel, enthalten aber nur sehr wenig Arachidonsäure. Deshalb sind sie auch bei Rheuma erlaubt und sogar ganz wichtig, weil sie durch ihren hohen Kalziumgehalt zum Knochenerhalt beitragen. Bevorzugen Sie fettarme Produkte.

Entzündungshemmend wirken in erster Linie **Omega-3-Fettsäuren**, die reichlich in fettreichem Seefisch stecken (siehe Tabelle Seite 17). Deshalb sind mindestens zwei Fischmahlzeiten pro Woche empfehlenswert, und zwar bevorzugt aus fettreichen Sorten wie Hering, Makrele oder Lachs. Ergänzen Sie die Zufuhr durch die pflanzliche α-Linolensäure aus Raps-, Lein- oder Walnussöl.

Bei den rheumatischen Entzündungsprozessen entstehen zellschädigende **freie Radikale**. Um sie unschädlich zu machen, benötigt der Körper mehr **Antioxidanzien** als normalerweise. Reichlich pflanzliche Lebensmittel wie Vollkornprodukte, Hülsenfrüchte, Nüsse und insbeson-

dere viel Gemüse und Obst versorgen Sie nicht nur mit antioxidativen Vitaminen (**Vitamin E, Vitamin C und β-Carotin**), sondern gleichzeitig mit sekundären Pflanzenstoffen, die teilweise ebenfalls antioxidativ wirken. Um dem Knochenabbau entgegenzuwirken, sollten Sie auf eine ausreichende Zufuhr von **Kalzium** und **Vitamin D** achten. Wegen des erhöhten Bedarfs an den genannten Nährstoffen kann es unter Umständen sinnvoll sein, zeitweise zusätzlich Vitamin- bzw. Mineralstoffpräparate aufzunehmen. Besprechen Sie dies jedoch zunächst mit Ihrem Arzt.

Laktoseintoleranz (Milchzuckerunverträglichkeit)

Bei Menschen mit Laktoseintoleranz funktioniert die Verdauung von Milchzucker (Laktose) nicht richtig. Die Laktose kann nicht oder nur schlecht in ihre Bausteine gespalten und aus dem Darm ins Blut aufgenommen werden. Die Kost muss dementsprechend – je nach Schweregrad – nahezu laktosefrei (weniger als 1 g Laktose/Tag) oder laktosearm (8 – 10 g Laktose/Tag) sein. Wie viel Laktose ohne Beschwerden vertragen wird, ist individuell sehr unterschiedlich und lässt sich nicht vorhersagen. Deshalb muss im Einzelfall unter Anleitung eines Arztes oder einer Ernährungsfachkraft vorsichtig ausgetestet werden, welche laktosehaltigen Lebensmittel in welcher Menge beschwerdefrei verzehrt werden können.

In der nachfolgenden Tabelle (Seite 182) finden Sie den Laktosegehalt vieler Lebensmittel und Gerichte. Diese Aufstellung kann nur eine Auswahl sein, nicht zuletzt deshalb, weil für zahlreiche Produkte der genaue Laktosegehalt nicht bekannt ist und man für andere in unterschiedlichen Datenbanken sehr widersprüchliche Werte findet. Für die Praxis daher noch die folgenden Hinweise:

- Natürlicherweise kommt Laktose nur in **Milch** und **Milchprodukten** vor, wobei Milch selbst erfahrungsgemäß am schlechtesten vertragen wird.
- Obwohl **Sauermilchprodukte** wie Joghurt oder Dickmilch noch etwa 3 – 4 g Laktose/100 g enthalten, vertragen viele Betroffene sie gut. Durch die im Joghurt enthaltenen Milchsäurebakterien wird die Laktose weitestgehend abgebaut. Auch Frischkäse und Quark können viele Patienten ohne Beschwerden essen.
- Bei dem übrigen **Käse** wird die Laktose während des Reifungsprozesses allmählich abgebaut. Gereifter Käse wie Hartkäse,

Schnittkäse oder Camembert ist daher nahezu laktosefrei.
- Im Handel werden inzwischen zahlreiche spezielle **laktosefreie Milchsorten** und **Milchprodukte** angeboten, bei denen der Milchzucker gezielt gespalten wurde, was dazu führt, dass diese Milch deutlich süßer schmeckt als die übliche. Alle anderen Inhaltsstoffe der Milch bleiben erhalten.
- Laktose ist in allen Produkten enthalten, die mit Milch oder Milchprodukten hergestellt werden, wie Milchbrötchen, Milchreis oder Sahnetorte. Zahlreiche andere Lebensmittel, Speisen und Gerichte können, müssen aber keine Milch enthalten. Bei ihnen hängt der Milch- beziehungsweise **Laktosegehalt** von der jeweiligen Rezeptur ab. So gibt es beispielsweise viele Gebäck- und Kuchensorten wie etwa Rührkuchen, die sich mit oder ohne Milch zubereiten lassen. Bei verpackten Produkten hilft der Blick auf die Zutatenliste. Bei der Lebensmittelherstellung werden zahlreichen Produkten aus technologischen Gründen Laktose oder laktosehaltige Milchzutaten zugesetzt, so etwa häufig bei Wurstwaren, vielen Fertigprodukten und Fertiggerichten oder Süßigkeiten. Auch hier kann Ihnen ein Blick auf die Zutatenliste Klarheit bringen.

- Milch bzw. Laktose muss als Zutat in einem Lebensmittel grundsätzlich deutlich gekennzeichnet werden. Wenn Sie im Zutatenverzeichnis Begriffe wie »Milch«, »Milchpulver«, »Milchzucker«, »Laktose«, »Molke«, »Molkenerzeugnisse« oder »Sahne« finden, bedeutet dies immer, dass das betreffende Produkt Laktose enthält. Achten Sie auch auf zusätzliche Angaben wie »kann Spuren von Laktose enthalten«, »enthält eine Laktosequelle« oder »laktosefrei«.
- Auch zu unverpackten Lebensmitteln beispielsweise beim Bäcker oder an der Fleischtheke muss eine entsprechende Information erfolgen. Dies kann durch einen Aushang oder ein Schild bei den Lebensmitteln geschehen, im Restaurant durch einen Hinweis auf der Speisekarte. Von Natur aus laktosefrei sind Fleisch, Fisch, Eier, Getreide, Obst, Gemüse, Kartoffeln, Hülsenfrüchte, Nüsse und pflanzliche Öle. Bei ihnen kommt Laktose lediglich eventuell mit der Verarbeitung ins Spiel wie etwa bei Fischfilet in Sahnesoße, bei Kartoffelgratin oder Rahmgemüse.

Laktosegehalt ausgewählter Lebensmittel

Lebensmittel	Laktosegehalt (g/100 g)
Milchprodukte	
Kuhmilch	4,8 – 5,0
Schafmilch	4,7
Stutenmilch	6,2
Ziegenmilch	4,4
Fruchtmilch, Vanillemilch	3,1 – 4,7
Kakaotrunk, Trinkschokolade	4,0 – 4,8
Buttermilch	3,0
Fruchtbuttermilch	3,4
Crème fraîche	2,0 – 2,4
Dickmilch	4,0 – 4,2
Fruchtdickmilch	3,3 – 3,4
Joghurt	2,8 – 3,1
Fruchtjoghurt	2,3 – 2,6
Kefir	3,6 – 4,0
Fruchtkefir	3,3 – 3,4
Kaffeesahne	4,1
Kondensmilch	9,3 – 12,5
Milchpulver	35,1 – 50,5
Molkenpulver	65,9
Molke	4,2 – 4,7
Fruchtmolke	4,0
Sahne	3,2
saure Sahne	3,3
Schmand	3,1

Lebensmittel	Laktosegehalt (g/100 g)
Frischkäse, 50 – 60 % Fett i.Tr.	2,5 – 3,4
Frischkäse, 20 % Fett i.Tr.	3,6
körniger Frischkäse	3,3
Schichtkäse	3,6 – 3,8
Speisequark	2,6 – 3,2
Fruchtquark	2,0 – 2,3
Kochkäse	3,4 – 3,8
Fetakäse	0,5
Hartkäse (z. B. Chester, Emmentaler)	laktosefrei (< 0,1)
Schnittkäse (z. B. Gouda, Edamer)	laktosefrei (< 0,1)
Weichkäse (z. B. Camembert, Brie)	laktosefrei (< 0,1)
Butter	0,6
laktosefreie Milch	< 0,1
laktosefreie Schokomilch	< 0,1
laktosefreier Joghurt	< 0,1
laktosefreie Sahne	< 0,1
laktosefreier Frischkäse/Quark	< 0,1
Backwaren	
Milchbrötchen	1,3
Bienenstich	2,1
Hefekuchen, Hefegebäck	0,5 – 0,9
Käsekuchen	2,1
Quark-Sahne-Torte	2,4
Quarkstrudel	1,9
Sahnetorte	1,7

Laktosegehalt ausgewählter Lebensmittel

Lebensmittel	Laktosegehalt (g/100 g)
Schokoladenkuchen	0,8
Schokoladenplätzchen	0,8 – 1,6
zubereitete Gerichte	
Pfannkuchen mit Obst oder Gemüse	1,8 – 2,1
Rahmgemüse	1,0
Kartoffelgratin	0,6
Kartoffelpüree	1,0
Cremesuppen i. D.	0,4 – 0,7
Käsesuppe	1,7
Süßes	
Vollmilchschokolade	9,5
Milchschokolade mit Nuss/ Mandel oder diversen Füllungen	6,5 – 7,5
weiße Schokolade	7,6
Nuss-Nougat-Creme	1,9
Cremedessert i. D.	1,2

Lebensmittel	Laktosegehalt (g/100 g)
Crêpes mit diversen Füllungen	1,8 – 2,2
Dampfnudeln/Germknödel	1,0 – 1,5
Eiscreme (Milch-, Joghurteis)	4,0 – 6,7
Grießbrei	3,3 – 3,5
Milchreis	3,0 – 3,4
Mousse au chocolat	1,3
Quarkspeise mit Früchten	2,1
Vanille-, Schokoladenpudding	3,5 – 3,8
Vanillesoße	4,1
Soßen und Dressings	
Käsesoße	1,9
Rahmsoßen mit Sahne i. D.	1,1
Sauce hollandaise	0,4
Joghurtdressing	2,7
Sahne-, Schmanddressing	2,4

i. D. = im Durchschnitt

Fruktoseunverträglichkeit (Fruktosemalabsorption)

Bei einer Fruktoseunverträglichkeit (Fruktosemalabsorption) kann Fruchtzucker (Fruktose) schlecht aus dem Darm ins Blut aufgenommen werden und verursacht Verdauungsbeschwerden. Die Kost darf daher nur wenig Fruktose enthalten. Ähnlich wie bei der Laktoseintoleranz ist die verträgliche Menge individuell sehr unterschiedlich und muss unter fachkundiger Anleitung vorsichtig ausgetestet werden.

Die Tabelle auf Seite 185 zeigt Ihnen den Fruktosegehalt von Lebensmitteln. Wie die Laktose-Tabelle kann sie lediglich eine Auswahl darstellen. Für die Praxis gilt es unter anderem Folgendes zu beachten:

- Fruktosereich sind insbesondere **Obst** und alle **Obsterzeugnisse** wie Trockenobst, Obstkompott, Obstsäfte, Konfitüren; außerdem **Honig**.
- Die Verträglichkeit von Obst lässt sich verbessern, wenn Sie es auf **kleine Portionen** verteilen und diese zu einer Mahlzeit essen, zum Beispiel als Dessert. Durch die Mischung mit anderen Nahrungsmitteln verläuft die Verdauung langsamer, und die Fruktoseaufnahme wird verbessert. Dies gilt insbesondere, wenn fruktosereiche Produkte zusammen mit eiweiß- oder fettreichen Lebensmitteln gegessen werden.
- Lebensmittel, die mit Obst beziehungsweise Obstprodukten hergestellt werden, enthalten ebenfalls Fruktose. Das sind unter anderem Fruchtjoghurt, Obstquark und andere Milchprodukte mit Früchten; Müsli- und Flakesmischungen mit Rosinen und anderen (Trocken-)Früchten; Fruchteis, Süßspeisen mit Obst.
- Fruktose wird darüber hinaus häufig zum **Süßen von Lebensmitteln** verwendet oder wird ähnlich wie Laktose vielen Erzeugnissen aus technologischen Gründen zugesetzt. Daher können unter anderen folgende Produkte fruktosehaltig sein: Softdrinks, Backwaren, Süßwaren, Ketchup, bestimmte Wurstwaren und viele Fertigprodukte. Achten Sie bei verpackten Produkten immer auf die Zutatenliste. Bezeichnungen wie »Fruktosesirup«, »Fruchtzucker«, »Fruktose« oder »Maisstärkesirup« weisen auf die enthaltene Fruktose hin.
- Von Natur aus fruktosefrei sind Fleisch, Fisch, Eier und Milch, Speiseöle und -fette. Kartoffeln und Getreide sowie Getreideprodukte (Reis, Mehl, Brot) enthalten lediglich Spuren von Fruktose.

Fruktosegehalt ausgewählter Lebensmittel

Lebensmittel	Fruktosegehalt (g/100 g)
Obst und Obsterzeugnisse	
Ananas	2,4
Apfel	5,7
Apfelsine	2,6
Aprikosen	0,9
Avocado	0,2
Banane	3,6
Birne	6,7
Brombeeren	3,1
Clementine	1,7
Cranberrys	0,6
Erdbeeren	2,3
Feigen	5,5
Granatapfel	7,4
Grapefruit	2,5
Guave	3,4
Heidelbeeren	3,3
Himbeeren	2,1
Honigmelone	1,3
Johannisbeeren, rot	2,5
Johannisbeeren, schwarz	3,1
Kaki	8,0
Kirschen	4,8
Kiwi	4,4

Lebensmittel	Fruktosegehalt (g/100 g)
Limette	0,8
Mandarine	1,3
Mango	2,7
Mirabellen	4,3
Nektarine	1,8
Papaya	3,5
Maracuja	4,0
Pfirsich	1,2
Pflaumen	2,0
Reineclauden	4,0
Sauerkirschen	4,8
Stachelbeeren	3,3
Wassermelone	3,9
Weintrauben	7,4
Zitrone	3,5
Obstkonserven, gezuckert, i. D.	2,5 – 5,2
Rosinen	33,2
Trockenobst i. D.	5,0 – 30,0
Gemüse und Gemüseprodukte	
Artischocken	1,5
Aubergine	1,0
Blattsalate i. D.	0,2 – 0,6
Bleichsellerie (Staudensellerie)	0,6
Blumenkohl	0,9

Fruktosegehalt ausgewählter Lebensmittel

Lebensmittel	Fruktosegehalt (g/100 g)
Bohnen (Gemüsebohnen)	0,6
dicke Bohnen	2,2
Brokkoli	0,9
Chicorée	0,7
Erbsen (Gemüseerbsen)	0,2
Fenchel	1,1
Grünkohl	0,9
Gurke	0,9
Knollensellerie	0,1
Kohlrabi	1,1
Kürbis	1,3
Mangold	0,3
Möhre	1,3
Paprika (Gemüsepaprika) gelb	2,2
Paprika (Gemüsepaprika) grün	1,2
Paprika (Gemüsepaprika) rot	3,7
Porree	1,2
Radieschen	0,6
Rhabarber	0,4
Rosenkohl	0,9
Rote Bete	0,3
Rotkohl	1,8
Sauerkraut	0,3
Spargel	1,0

Lebensmittel	Fruktosegehalt (g/100 g)
Spinat	0,1
Stielmus	1,3
Tomate	1,4
Weißkohl	1,8
Wirsing	1,1
Zucchini	1,1
Zuckererbse	0,2
Zuckermais	0,4
Zwiebel	1,4
Gemüsesäfte i. D.	0,5 – 1,6
Gewürzgurken	0,8
Mixed Pickles	1,0
Pilze i. D.	0,1 – 0,3
Kartoffel gekocht	0,1
Hülsenfrüchte (Trockenprodukt) i. D.	‹ 0,1 – 0,8
Getreideprodukte	
Brot, Brötchen i. D.	‹ 0,1 – 0,5
Rosinenbrot	2,8
Milchbrötchen mit Rosinen	1,6
Cornflakes	2,8
Müsli i. D. (je nach Fruchtanteil)	1,5 – 4,7
Obstkuchen, -torten i. D. (je nach Obstsorte und -anteil)	1,7 – 5,3
Kuchen, Kaffeestückchen mit Rosinen	3,5 – 6,0

Fruktosegehalt ausgewählter Lebensmittel

Lebensmittel	Fruktosegehalt (g/100 g)
Milchprodukte	
Milchmixgetränke mit Früchten i. D.	0,6 – 0,8
Fruchtbuttermilch	0,2
Fruchtdickmilch	0,3
Fruchtjoghurt	0,3
Fruchtkefir	0,3
Fruchtquark	1,6
Süßes	
Honig	37,5
Konfitüren i. D.	13,5 – 21,7
Desserts mit Früchten i. D. (je nach Obstsorte und -anteil)	1,8 – 2,8
Obstsalat i. D.	4,0
rote Grütze	2,0
Fruchteis i. D.	1,7
zubereitete Gerichte	
Tomatensuppe	0,5
Pizza i. D.	2,5 – 2,7
Currywurst mit Soße	1,2

Lebensmittel	Fruktosegehalt (g/100 g)
Soßen und Dressings	
Tomatensoße	1,5
Zigeuner-, Schaschlik-Würzsoße	2,0 – 3,0
Tomatenketchup	9,0 – 12,0
Getränke	
Apfelsaft	6,4
Orangensaft	2,5
Fruchtsäfte i. D.	2,5 – 8,3
Apfelsaftschorle	3,2
Fruchtsaftgetränke i. D.	5,4
Colagetränke	2,1
Orangen-/Zitronenlimonade	3,4
Bitterlimonade	3,6
Malzbier	0,5
Weißwein, Rotwein i. D.	1,6

i. D. = im Durchschnitt

Literatur und Datenbanken

aid infodienst, Verbraucherschutz, Ernährung, Landwirtschaft e. V.: **Kennwort Lebensmittel – mehr als ein Lexikon.** Nachschlagewerk, CD-ROM. Bonn; 2013
Essen geht durch den Magen. Die kleine Ernährungslehre. Heft 1231. Bonn; 2010
Vitamine und Mineralstoffe – eine starke Truppe. Heft 1364. Bonn; 2014
Vollwertig essen und trinken nach den 10 Regeln der DGE. DGE/aid, Heft 400410. Bonn 2013
Das beste Essen in der Schwangerschaft. Heft 1605. Bonn 2013 (www.aid.de)

Belitz HD, Grosch W, Schieberle A. **Lehrbuch der Lebensmittelchemie.** 6. Aufl. Berlin: Springer; 2008

Deutsche Gesellschaft für Ernährung, Österreichische Gesellschaft für Ernährung, Schweizerische Gesellschaft für Ernährung (D-A-CH; Hrsg.): **Referenzwerte für die Nährstoffzufuhr.** 2. Auflage Bonn: Neuer Umschau Buchverlag, 2015

Deutsche Adipositas Gesellschaft. **Interdisziplinäre Leitlinie der Qualität S3 zur Prävention und Therapie der Adipositas.** Martinsried: DAG, 2014. www.adipositasgesellschaft.de/fileadmin/PDF/Leitlinien

EBISpro für Windows 2011. **Ernährungsanamnese, Beratungs- und Informationssystem auf der Grundlage des Bundeslebensmittelschlüssels.** Jürgen Erhardt. Entwickelt an der Universität Hohenheim/Stuttgart, 2011

Elmadfa I, Leitzmann C. **Ernährung des Menschen.** 5. Aufl. Stuttgart: Eugen Ulmer; 2015

Elmadfa I, Aign W, Muskat E, Fritzsche D. **Die große GU Nährwert Kalorien Tabelle,** Ausgabe 2014/2015. München: Gräfe und Unzer; 2014

Gorys E. **Das neue Küchenlexikon.** 7. Aufl. München: Deutscher Taschenbuch Verlag; 2001

Hahn A, Ströhle A, Wolters M. **Ernährung. Physiologische Grundlagen, Prävention, Therapie.** 3. Aufl. Stuttgart: Wissenschaftliche Verlagsgesellschaft; 2016

Heseker H, Heseker B. **Nährstoffe in Lebensmitteln.** Die große Energie- und Nährwerttabelle. 4. Aufl. Sulzbach/Taunus: Umschau Zeitschriftenverlag; 2013

Kasper H. **Ernährungsmedizin und Diätetik.** 12. Aufl. München: Urban und Fischer; 2014

Leitzmann C, Keller M: **Vegetarische Ernährung.** 3. Aufl. Stuttgart: Eugen Ulmer; 2013

Nährwertangaben verschiedener Erzeugnisse der Ernährungsindustrie (auf Basis von Internetdaten sowie Packungsangaben der Hersteller).

Nestlé Deutschland AG, Frankfurt/Main (Hrsg.): **Kalorien mundgerecht.** 15. Aufl. Neustadt: Neuer Umschau Buchverlag; 2014

Schauder P, Ollenschläger G (Hrsg.) **Ernährungsmedizin. Prävention und Therapie.** 3. Aufl. München: Urban und Fischer; 2006

Schweizer Nährwertdatenbank (Schweizerische Eidgenossenschaft; Bundesamt für Lebensmittelsicherheit und Veterinärwesen) www.naehrwertdaten.ch

Souci SW, Fachmann W, Kraut H. **Die Zusammensetzung der Lebensmittel.** Nährwert-Tabellen. 7. Aufl. Stuttgart: MedPharm Scientific Publishers; 2008

U. S. Department of Agriculture, Agricultural Research Service: USDA National Nutrient Database for Standard Reference, Release 27. Nutrient Data Laboratory Home Page, 2014. (www.ars.usda.gov/ba/bhnrc/ndl)

Ternes W, Täufel A, Tunger L, Zobel M. **Lebensmittel-Lexikon.** 4. Aufl. Hamburg: Behr's; 2005

Wisker E, Bergmann H, Schmelzer C, Treutter D, Rimbach G. **Grundlagen der Lebensmittellehre.** Hamburg: Behr's; 2006

Stichwortverzeichnis

**Bibliografische Information der
Deutsche Nationalbibliothek**
Die Deutsche Nationalbibliothek verzeichnet
diese Publikation in der Deutschen National-
bibliografie; detaillierte bibliografische Daten
sind im Internet über http://dnb.d-nb.de
abrufbar.

Programmplanung: Uta Spieldiener

Redaktion: Anne Bleick, Stuttgart
Bildredaktion: Christoph Frick

Umschlaggestaltung und Layout:
CYCLUS Visuelle Kommunikation, Stuttgart

Bildnachweis:
Umschlagfoto: Fotolia
Fotos im Innenteil: S. 4/5, 6, 10, 34, 168:
Stockfood

5. vollständig bearbeitete Auflage 2018

© 2018 TRIAS in Georg Thieme Verlag KG,
Rüdigerstraße 14, 70469 Stuttgart

© 1. Auflage 2009 bis 4. Auflage 2015
TRIAS Verlag in MVS Medizinverlage
Stuttgart GmbH & Co. KG
Oswald-Hesse-Straße 50, 70469 Stuttgart

Printed in Germany

Satz und Repro: Ziegler und Müller,
Kirchentellinsfurt
gesetzt in: APP/3B2, Version 9.1 Unicode
Druck: AZ Druck und Datentechnik GmbH,
Kempten

Gedruckt auf chlorfrei gebleichtem Papier

ISBN 978-3-432-10694-6
      1 2 3 4 5 6

Auch erhältlich als E-Book:
eISBN (ePUB) 978-3-432-10645-3

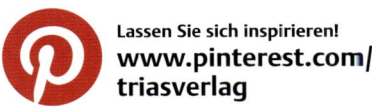

Lassen Sie sich inspirieren!
**www.pinterest.com/
triasverlag**

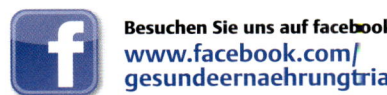

Besuchen Sie uns auf facebook!
**www.facebook.com/
gesundeernaehrungtrias**

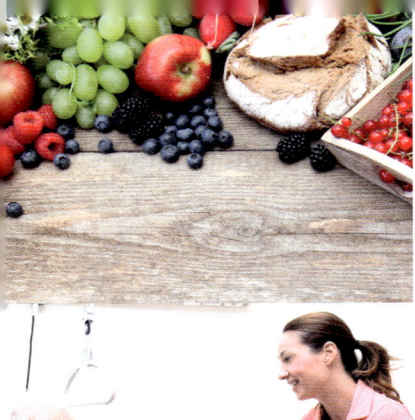
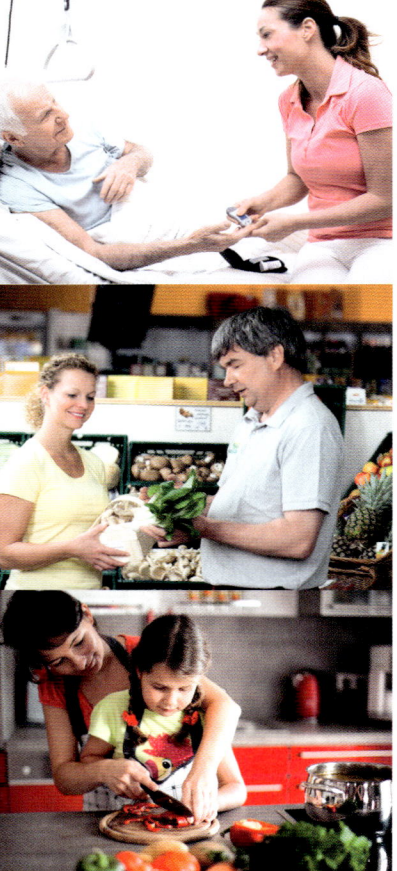
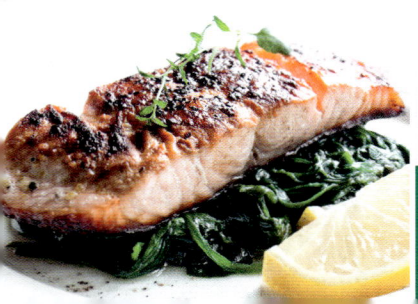

? Was unterscheidet **Diätassistenten** von anderen Ernährungsberatern?

▶ **Höchste Qualität: wissenschaftlich fundiert, praxisorientiert, personenzentriert**
Diätassistenten kennen die **aktuellen Forschungsergebnisse**, setzen diese alltagstauglich um. Dabei berücksichtigen sie immer die persönlichen Umstände und **Vorlieben** des Patienten und Ratsuchenden.

▶ **Medizinische und pflegerische Wurzeln**
Diätassistenten sind ein **staatlich geschützter** Heilberuf mit über **100-jähriger Tradition**. In der 3-jährigen Ausbildung, die bundeseinheitlich geregelt ist, wird umfassendes Wissen und praktisches Können vermittelt. Es ist der einzige **Heilberuf** für die Ernährungsberatung und Therapie.

▶ **Befähigung als Weg: Mitteilen, mitmachen, mitgestalten**
Diätassistenten erklären das richtige **Essen und Trinken bei Gesundheit und Krankheit** in verständlicher Sprache und ermöglichen die Umsetzung in den **Alltag**.

▶ **Ein Partner, dem man vertraut**
Die Ernährungsberatung durch Diätassistenten kann **durch Krankenkassen bezuschusst** werden. Sie stellen den Patienten in den Mittelpunkt und sind Teamplayer. Sie sind eigenverantwortlich therapeutisch tätig und arbeiten mit **Ärzten**, Pflegenden, der häuslichen **Krankenpflege**, mit Psychotherapeuten und anderen Therapieberufen zusammen.

! Wie Sie Diätassistenten finden können...

... weiß der Verband der Diätassistenten (VDD).
Das VDD-Fortbildungszertifikat garantiert höchste Qualität.
Zum Wohle und zur Sicherheit der Ratsuchenden.

Verband der Diätassistenten –
Deutscher Bundesverband e. V. (VDD)
Susannastraße 13, Postfach 104062, 45040 Essen

Telefon 0201 94685370 oder E-Mail: vdd@vdd.de

VDD

Auf www.vdd.de gibt es Informationen und
Diätassistenten mit Adressen in Ihrer Nähe.

Berufsverband Oecotrophologie e. V. (VDOE)

Der VDOE ist seit über 40 Jahren als berufspolitische Vertretung der Oecotrophologen, Haushalts-, Ernährungs- und Lebensmittel-wissenschaftler in Deutschland tätig. Zurzeit hat der Verband rund 4 000 Mitglieder. Der VDOE arbeitet unabhängig und ohne Verfolgung wirtschaftlicher Zwecke.

Arbeitsgebiete der Verbandsmitglieder

Durch das umfassende und vielseitige Studium sind auch die Tätigkeitsbereiche der VDOE-Mitglieder sehr vielfältig. So arbeiten diese beispielsweise in der Ernährungsberatung und -therapie, in der Forschung, Produktentwicklung und Qualitätssicherung, im Verbraucher- und Umweltschutz, aber auch in der Fort- und Weiterbildung, in der Presse- und Öffentlichkeitsarbeit sowie in der hauswirtschaftlichen Leitung.

Online-Suche im VDOE-Expertenpool

Im VDOE-Expertenpool unter **www.vdoe.de** können z. B. Verbraucher, Unternehmen oder Medien qualifizierte Fachkräfte für Ernährungs- und Verbraucherfragen bundesweit suchen. Der Online-Expertenpool ist nach Postleitzahlen, Orten und Tätigkeitsbereichen gegliedert. Durch einen Klick auf das jeweilige Spezialgebiet gelangen Ratsuchende zu den Kontaktdaten qualifizierter Beratungskräfte – beispiels-weise für Übergewicht oder Kinderernährung. Dieser Service des VDOE ist kostenlos.

Ausgezeichnete Ernährungsberatung

Beratungskräfte, die im Expertenpool mit dem Zertifikat „Ernährungsberater/in VDOE" ausgezeichnet sind, haben sich über das berufsbegleitende Weiterbildungsprogramm des VDOE besonders qualifiziert. Die Kosten einer Beratung durch vom VDOE zertifizierte Oecotrophologen werden ganz oder teilweise von den Krankenkassen übernommen.

Weitere Informationen unter:

www.vdoe.de
Berufsverband Oecotrophologie e. V. (VDOE)
Reuterstraße 161
53113 Bonn

Tel.: 0228/289 22-0
Fax: 0228/289 22-77
E-Mail: vdoe@vdoe.de

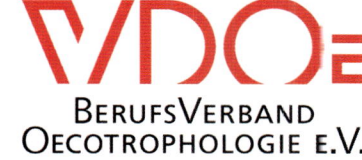

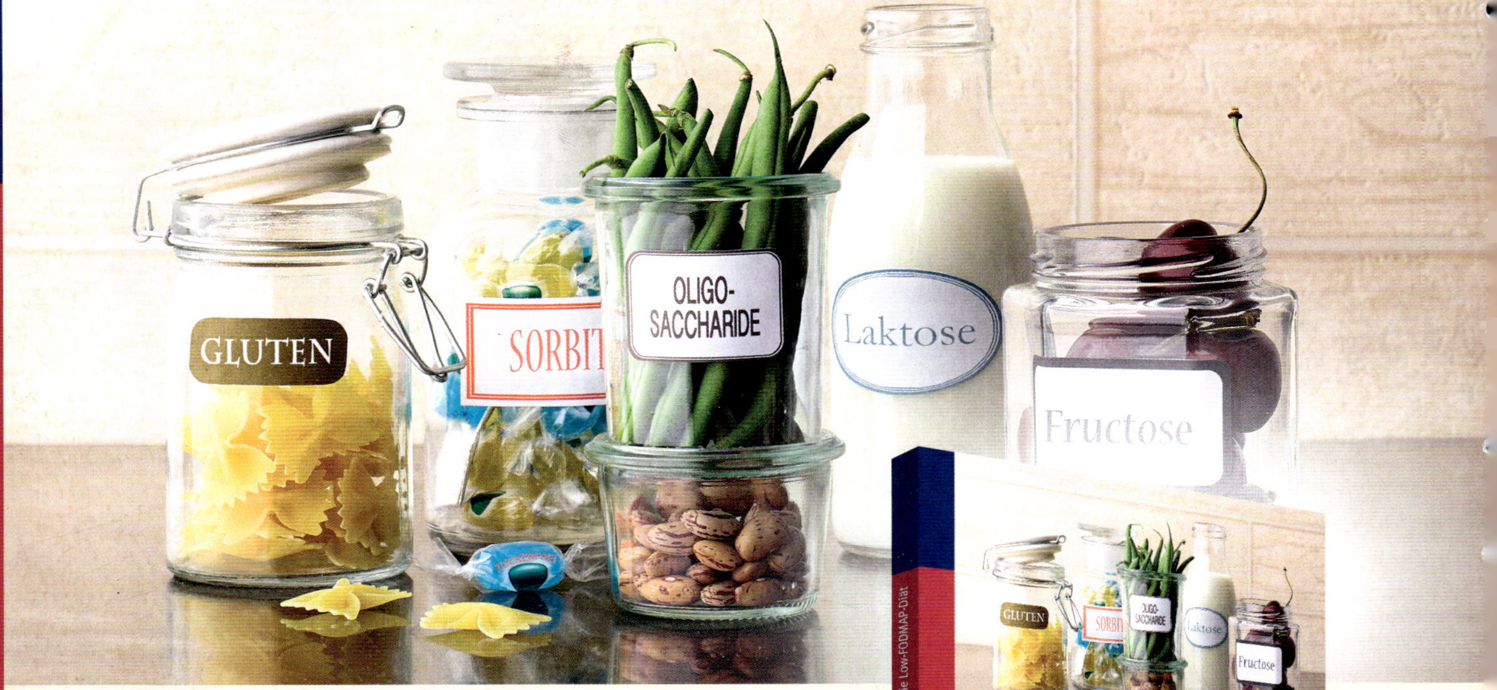

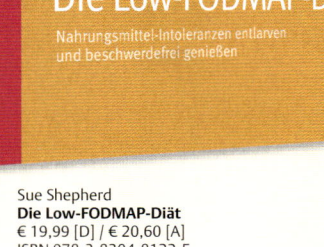

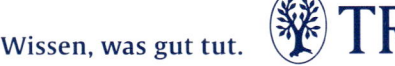